SOMMAIRE

auprès de sages, dans des ashrams, pour se livrer à la méditation. Il y a deux mille ans, le yoga commence à se structurer. Des noms de maîtres spirituels sont cités, ils fondent des écoles consacrées à la méditation. Vers le IVe siècle est rédigé le premier traité de yoga, les Yoga-sutra, qui sont en fait le résumé d'une philosophie, mais qui n'entrent pas dans le détail des techniques corporelles.

Les rapports entre l'orthodoxie hindoue et les maîtres du yoga ont toujours été complexes. Les brahmanes, les prêtres hindous, n'ont jamais apprécié la contestation du système des castes pas les yogis. En même temps, ils ont été obligés de reconnaître la sagesse de ces ascètes et leur sainteté, de les nourrir puisqu'ils faisaient vœu de pauvreté. Mais, vu leur nombre relativement réduit, les « professionnels du yoga » n'ont jamais constitué une menace pour les brahmanes – ni pour l'hindouisme. » (Le Monde des religions hors-série n°1-septembre 2003).

B - *Tentatives de définitions*

Le yoga, diamant bien taillé, reflète une couleur propre, des nuances subtiles selon le lieu où il est disposé et selon l'endroit d'où on le regarde. Ainsi, le yoga peut-il avoir des significations différentes et chaque individu, en fonction de son vécu, de sa pratique, de ses aspirations, y verra un aspect particulier. Comme pour de nombreux sujets (éducation, culture...) qui touchent l'être humain dans ce qu'il a de profond et en même temps qui favorisent sa diversité, qui en font sa richesse, les certitudes sont bien loin d'être acquises ! À l'image de ces trois aveugles qui, pour la première fois, ont l'occasion d'approcher un éléphant :

- *le premier aveugle touche la patte de l'éléphant et dit : « un éléphant ressemble à une grosse colonne »,*
- *le second tâte la trompe de l'éléphant et s'exclame : « non, un éléphant ressemble plutôt à un serpent »,*
- *et le troisième aveugle qui, lui, a saisi la queue affirme : « bien sûr que non, un éléphant ressemble plutôt à une longue balayette dont le manche serait souple ».*

Ces trois aveugles n'ont pas pu appréhender l'immensité de l'animal, sa spécificité, sa densité, à la fois par manque de recul et d'humilité.

Voici donc quelques définitions du yoga, proposées par différents maîtres indiens ou européens ; au lecteur et surtout au pratiquant de se faire son propre point de vue (si besoin est dans la mesure où pour apprécier une pomme, il n'est pas nécessaire d'en connaître ni sa définition ni ses propriétés !) :

- *«Yoga citta vritti nirodha* » (définition du yoga dans le second aphorisme du premier chapitre des Yoga-sutra de Patanjali) : moyen d'arrêter, maîtriser (nirodha*), le cours des modifications, l'activité (vritti*) mentale (citta*). Peut se traduire également par « suppression des fluctuations de la conscience », (voir page 14).*
- *« Quand les sens sont apaisés, quand l'esprit est en repos, quand l'intelligence ne s'agite plus, alors, dit le sage, le stade le plus élevé est atteint. Ce ferme contrôle des sens et de l'esprit a été défini comme étant le yoga. Celui qui l'atteint est délivré de l'illusion » (Kathopanishad*).*
- *« Ayant maîtrisé son esprit, grâce à l'ardeur de son yoga, ayant rejeté tout attachement, connaissant à fond le yoga, l'adepte avisé gagne, en sa solitude, d'être exempt de désirs. Comme un oiseau, prisonnier d'un filet, s'envolerait vers le ciel après avoir couper les rêts, l'âme de l'adepte, délivrée des liens du désir par le couteau du yoga, s'échappe à jamais de la prison du samsâra* » (Ksurika Upanishad*).*
- *« Le judo, l'aïkido, le kendo sont des disciplines qui conduisent vers la maîtrise et l'harmonie intérieure. Ce sont des techniques qui, bien comprises, visent le même but que le yoga » (Yogi Khane, « Invitation au yoga »).*
- *« Le yoga cherche à créer des conditions par lesquelles nous sommes toujours présents dans chaque action, à chaque instant. Tout processus qui nous permet d'appréhender quelque chose de plus élevé que nous-même est aussi du yoga » (Desikachar).*
- *« Le terme yoga désigne des exercices physiques et psychiques pour permettre à l'homme de découvrir son essence interne. Le yoga n'est*

donc pas un résultat, mais la technique, la méthode, la pratique qui permet d'atteindre ce résultat » (Maud Forget).

- *« Yoga signifie que maintenant vous êtes prêts à ne plus vous projeter dans le futur. Yoga signifie rencontrer la vérité telle qu'elle est » (Rajneesh).*
- *« Le yoga est une méthode destinée à restreindre la turbulence naturelle de nos pensées, laquelle empêche impartialement tous les hommes, de tous les pays, d'entrevoir leur vraie nature d'esprit » (Yogananda).*
- *« Le vocable yoga sert en général à désigner toute technique d'ascèse et toute méthode de méditation. Évidemment, ces ascèses et ces méditations ont été valorisées différemment par les multiples courants de pensée et mouvements mystiques indiens... Il existe un yoga classique, un système de philosophie exposé par Patanjali* dans son célèbre traité, les Yoga-sutra, et c'est de système qu'il faut partir pour comprendre la position du yoga dans l'histoire de la pensée indienne » (Mircea Eliade, « Yoga, immortalité et liberté »).*
- *« Le yoga est un état d'union ou d'unité de l'être subjectif avec le Suprême » (Shri* Aurobindo).*
- *« Le yoga est une voie de sagesse. Mais il est aussi une pratique, née en Inde, au sein d'une culture qui considère le corps comme une échelle conduisant vers le divin » (Kareh Tager).*
- *« Le yoga est probablement la plus ancienne technique de perfectionnement individuel que l'homme ait conçue (les plus anciens traités indiens sur le yoga datent d'environ 2500 ans). Il s'est surtout développé il y a très longtemps en Inde et au Tibet pour connaître à notre époque une expansion quasi universelle. Si les bases techniques peuvent être enseignées en groupe, le yoga reste une méthode basée sur l'effort individuel et l'autodéveloppement. C'est une discipline très complète qui s'étend à toutes les dimensions de la nature humaine. Elle apprend à chacun à se connaître et à cultiver son corps, son énergie, son tempérament, son cœur et son esprit » (André Delli-Zotti).*
- *« Le yoga n'est qu'un des six systèmes principaux de la pensée indienne qu'on nomme darshana : point de vue, manière particulière de voir, mais aussi miroir grâce auquel nous pouvons nous regarder.*

Dans différents types de yoga, on explique la même chose de plusieurs façons différentes, voilà tout. Les résultats sont identiques parce que ce ne sont là que des interprétations d'un fait unique » (Desikachar).

C - *Le yoga, d'abord un état d'esprit*

Dès lors que l'on considère le yoga comme un état et non comme une technique, alors tout le monde a raison : ceux et celles qui pensent pouvoir (et devoir) adapter le yoga et les intégristes qui ne souhaitent pas que celui-ci se propage, se vulgarise, c'est-à-dire que sa connaissance soit accessible au grand public, « au commun des hommes ». En effet, des orthodoxes, des intégristes, des puristes, il en faut car, en pratiquant le yoga 24 heures sur 24 dans une optique spirituelle totale, ils conservent, assurent la survie de la tradition léguée par les *Rishis**.

En revanche, et c'est le cas de la plupart des enseignants, si l'on souhaite faire connaître, expérimenter cet état particulier d'unité, de concentration intérieure (« lorsque l'esprit est en paix, l'état du yoga se produit »), alors il faut créer les conditions pour qu'un tel changement se produise. Ces conditions particulières sont obtenues par des moyens. Ces moyens, ce sont des techniques propres à la discipline du yoga et en particulier le *Hatha-Yoga**. « Ce moyen existe. Il est clair, précis et concret. Objectif, sans mystère. Ce moyen est le *Hatha-Yoga**. Science parfaite. Adaptable à tous et en toutes circonstances. Nous devons passer par l'équilibre du corps, par l'équilibre physiologique (et neurophysiologique) pour trouver l'équilibre psychologique et psychique. Toutes les réponses à nos problèmes sont dans le corps » (Gérard Blitz, « Yoga. La règle du jeu »).

Ainsi ce ne sont que les moyens que l'on adapte et non l'état d'esprit avec lequel l'activité est abordée. Adaptation en vue d'un objectif unique (« *Yoga citta vritti nirodha** ») ou tout au moins, plus modestement afin de créer les conditions pour que surgisse cet état particulier propre au yoga qui n'est ni de l'ordre du raisonnement, ni de l'ordre du savoir, ni de l'ordre du langage, mais se situe « au-delà ».

« ...Il faut toujours avancer progressivement dans le yoga... La manière dont on structure une pratique doit dépendre, en dehors de l'état dans lequel on se trouve au départ, de ce que vont être nos activités ensuite. Une séquence destinée à préparer le corps pour jouer au tennis doit être différente de celle par laquelle on cherche à se détendre, sans s'assoupir, pour travailler au bureau... Plus on se confronte à la pratique et mieux on comprend comment observer et comment découvrir quel est le point de départ, qui est nécessairement variable... Il est essentiel d'observer l'état dans lequel on se trouve avant de commencer. » Qui parle ainsi de l'adaptation du yoga même pour se préparer à jouer au tennis ? Shri T.K.V. Desikachar (« Yoga, entretiens sur la théorie et la pratique », cf. bibliographie), le directeur responsable du Krishnamacharya Yoga Mandiram de Madras, qui porte le nom de son père dont il a reçu l'essentiel des connaissances et de l'expérience. Il est ainsi le symbole vivant de la possibilité de transmettre un enseignement d'une grande authenticité, par rapport à la tradition et aux écritures, qui soit en même temps à la portée et utilisable par les occidentaux (qui soit dit en passant peuvent pratiquer un yoga dit « intégral », malgré, ou peut-être grâce aux obstacles engendrés par notre civilisation dite moderne).

D - *Les différents milieux de pratique*

« Dans tout ce que la nature opère, elle ne fait rien brusquement. »
LAMARCK

S'il y a encore trente ans les adeptes du yoga étaient fort peu nombreux, il n'en va plus de même aujourd'hui. Un grand nombre de personnes aspire à une pratique régulière, adaptée, pouvant être poursuivie tout au long de la vie. En réponse à ce besoin croissant, se sont multipliés les écoles, instituts... et donc le nombre de professeurs de yoga ne cesse d'augmenter. À ce phénomène s'est ajouté celui d'une meilleure compréhension de cette discipline grâce à une solide formation de bon nombre d'enseignants, à son adaptation aux occidentaux tant au niveau de la forme que du contenu, à sa vulgarisation menée d'une façon intelligente par de sérieuses revues ou livres ainsi qu'à sa médiatisation (cependant peut-être parfois trop formelle, en ne présentant que le côté spectaculaire).

Ce besoin nouveau a eu pour conséquence d'amener progressivement de nombreuses structures à ouvrir des cours et donc à recruter des professeurs ; sans oublier bien sûr le prosélytisme de bon nombre d'enseignants ou simplement d'adeptes. Ce développement spectaculaire s'est traduit en outre par la création de nombreuses associations permettant à chacun de participer à l'élaboration et à l'aménagement des modalités d'action.

Quasiment tous les organismes qui assurent une action sur le plan socioculturel ou dans le domaine des loisirs proposent une activité « yoga ». Quelle maison des jeunes, maison de quartier, centre d'animation n'a pas « son » professeur ?

Les écoles de sports, les Directions Départementales de la Jeunesse et des Sports introduisent de plus en plus cette discipline dans leur programme ainsi que beaucoup d'entraîneurs ou tout au moins utilise-t-on souvent des techniques largement inspirées du yoga même si cela n'est pas dit (stretching, sophrologie, training-autogène, eutonie...). Dans le milieu scolaire, le développement de la pratique du yoga adaptée aux enfants ne fait que progresser grâce à la résultante de trois actions : celle d'instituteurs ou de professeurs, eux-mêmes pratiquants, qui introduisent le yoga dans leurs classes ; celle menée par des associations ou des professeurs de yoga qui s'efforcent de compléter la formation des enseignants en leur proposant des moyens pratiques, efficaces adaptés aux besoins et aux facultés de compréhension des enfants. Enfin, l'action récente, menée conjointement par le ministère de la Jeunesse et des Sports, par celui de l'Éducation Nationale et par les communes : les « contrats bleus » devenus « Contrats d'Aménagement du Temps de l'Enfant » puis « Aménagement du Rythme de Vie des Enfants » (A.R.V.E.) qui ont permis à des milliers d'enfants d'être initiés. Un courant se dessine également en direction des professions médicales, paramédicales et des centres hospitaliers ou de cliniques. C'est ainsi que certaines maternités proposent des séances de yoga en complément de cours donnés par les sages-femmes ; le personnel soignant se voit aussi proposer des cours ou simplement des séances de relaxation voire même des stages dans le cadre de la formation continue.

On peut noter également l'introduction du yoga dans beaucoup d'entreprises par l'intermédiaire des comités, dans le cadre des loisirs ou même sur le lieu de travail : le yoga devient alors une activité utilitaire et professionnelle (diminution de la fatigue, habileté manuelle favorisée, gestion de l'énergie grâce en particulier aux techniques de relaxation...). Enfin, de plus en plus d'associations, de fédérations, de méthodes, utilisent ce qui leur semble utile dans le riche héritage du yoga : techniques respiratoires prises ici par le stretching ; techniques de relaxation prises là par la gymnastique volontaire ou la sophrologie ; et bien d'autres emprunts effectués et intégrés très rapidement que l'on ne peut empêcher. Mais cet échange interdisciplinaire est-il favorable au yoga ou au contraire ne risque-t-il pas de le dénaturer complètement et de le vider de toute substance ?

E - *Une discipline millénaire pour le monde d'aujourd'hui*

« J'ai découvert que tout le malheur des hommes vient d'une seule chose, qui est de ne pas savoir demeurer en repos dans une chambre. »

Blaise PASCAL

Pour le yoga, l'une des plus anciennes pratiques corporelles connues au monde, le XXe siècle éprouve un regain d'intérêt. Effet de la mode ou besoin réel, cette discipline bien comprise et convenablement transmise permet de renforcer les structures physiologiques et psychiques de l'individu et d'améliorer son équilibre. Alors que les techniques scientifiques connaissent un essor extraordinaire, que notre société offre un certain confort matériel, un grand nombre d'êtres humains restent angoissés et les taux d'alcoolisme, de suicides, de maladies mentales ne sont pas en nette régression. Des millions d'êtres humains ont de plus en plus de mal à faire face aux problèmes de la vie quotidienne et, pour tenter de diminuer un profond malaise, ils courent après de vaines illusions : jeux, drogues de toutes sortes qui les rendent de plus en plus dépendants. La vente de somnifères, de tranquillisants, de pilules contre la migraine ne cesse d'augmenter. Ces remèdes soulagent peut-être temporairement ; quand les effets s'estompent, les problèmes resurgissent. Mais il n'y a pas non plus de remède miracle par le yoga. C'est par une pratique régulière, assidue, que petit à petit les bienfaits se font ressentir : l'adepte devient plus calme, plus détendu ; contrôlant davantage ses émotions, ses pensées, il n'en est plus l'esclave et devient donc plus disponible, canalisant mieux son énergie pour répondre aux besoins de la vie, qu'ils soient d'ordre familial, professionnel ou social. Outre le développement de nos potentialités et de notre vitalité, cette discipline millénaire nous offre la possibilité de devenir notre propre spectateur : davantage de recul, de distance par rapport à ses problèmes, pour éviter de transformer un ou des soucis en montagnes infranchissables. Enfin le yoga nous fait retrouver notre unité et notre place dans l'univers : la spiritualité puise alors sa source dans le quotidien et les actes de la vie quotidienne prennent eux-mêmes un sens sacré. Nous découvrons, peu à peu, grâce en particulier à la relaxation et à la méditation, que passé-présent-futur forment une continuité sans coupures et que des liens solides bien que subtils nous relient avec tout ce qui compose l'univers.

Ce sentiment de continuité se développe par le yoga, qui, bien que pratique millénaire, répond aux questions que se pose l'homme moderne et apporte des solutions aux problèmes engendrés par le mode de vie qu'il a lui-même créé. En effet, le yoga conduit à s'interroger sur l'alimentation (quantité et qualité), sur l'environnement (respect de la nature, « écologie ») et sur les relations existant entre les êtres humains ainsi qu'entre l'homme et les autres êtres animés. Mais il permet également, grâce en particulier aux postures, aux exercices respiratoires et à un esprit positif, de conserver son équilibre et son capital santé et par là même de ne pas offrir un terrain favorable à toutes sortes de maladies. Enfin les techniques de concentration extrêmement variées favorisent le développement de l'attention, de la mémoire et de ses capacités de travail : on peut voir là les conséquences extraordinaires que cela pourrait avoir dans le domaine de l'éducation des enfants.

Pour mieux vivre le monde d'aujourd'hui, il faut donc respecter les traditions dans tous les domaines. Cela n'empêche nullement la recherche, la découverte et les inventions ; une tradition, c'est-à-dire une transmission par la parole et par l'exemple, est, par définition, quelque chose de vivant : c'est alors le lien idéal entre le passé et le présent. Or, le yoga permet ce pont dans le temps et constitue lui-même un pont. Pont intérieur qui est toujours là mais caché à notre conscience ; l'alchimie intérieure qu'est le yoga, peu à peu, lui redonne son éclat et le chercheur de vérité peut alors, à son gré, passer d'une rive à l'autre du fleuve du temps.

F - *Les objectifs du yoga*

La base fondamentale du yoga traditionnel est qu'il existe en l'homme un principe de lumière, une paix, une sérénité intérieure, mais que les drames de l'existence forment un voile qui cache à l'être humain cette réalité profonde. C'est cette méconnaissance (*avidyâ**) qui va l'empêcher d'agir. *Avidyâ**, c'est l'ignorance d'une série d'actes ratés de façon inconsciente, plus les *samskaras*, mémoires cellulaires des vies antérieures qui nous plongent dans une répétition incessante. Grâce à la pratique du yoga, nous pouvons vaincre les quatre *kleshas**, sources de fiction, d'illusion, et répondre à la question fondamentale de l'être humain : qui suis-je ?

On peut répondre de plusieurs manières à cette question : par le nom et la forme (description de soi, carte d'identité) ; en parlant du corps, en s'incarnant, par une définition sociale (je suis ouvrier, enseignant...) ; par rapport à ses biens, en parlant de ses qualités et de ses défauts ; en définissant son caractère (tempérament) par rapport à différents types : actif non-actif, émotif non-émotif, primaire, secondaire ...Le yoga nous propose une réponse en profondeur, une identification fondamentale nous faisant découvrir la racine de l'ego, les causes de nos réincarnations, le mécanisme d'appropriation et de séparation, cause de notre solitude, de notre mesquinerie, de notre petitesse.

Ce qui nous empêche de devenir « comme une lumière dans un endroit sans vent », ce sont ces *kleshas** :

- *Asmytâ : le sens du je, nécessaire pour me structurer mais qui entraîne l'ego dans un processus de séparation (j'ai oublié que je suis l'un, unique et mon moi se pose en s'opposant), d'individualisation (illusion que je suis cause de mon projet, ce qui cause ma solitude) et d'appropriation (je ramène tout à moi).**

- *Raga* (attachement, passion) : c'est par la cessation des désirs que je deviens libre et ne suis plus entraîné par un processus de dépendance (agréable-désagréable), d'avidité (toujours plus), d'accumulation.

- *Dvesha* : ce sont les répulsions, les aversions, le dégoût, la haine qui pourtant font partie de la réalité et qui, acceptés, augmentent ma lucidité.

- *Abhinivesha : c'est mon instinct de conservation qui crée une peur, non motivée, celle de la mort et, par voie de conséquence, celle de la souffrance.**

Le yoga nous propose donc des moyens pour se sortir de ces *kleshas**, de cet *avidya** :

- Les *tapas : premier moyen, autodiscipline, efforts grâce aux *asanas** (postures) et au *prânâyâma** par une pratique intensive.**

- *Svâdhyâya : la connaissance de ce que je suis au niveau de mon corps grâce à l'étude de « mon moi », l'étude des textes sacrés et des textes spirituels.**

- *Îshvara- pranidhâna : c'est la confiance en la providence, la dévotion au Seigneur, le lâcher-prise, le non-faire pour communier avec l'Atman et le fait de rejoindre mon centre.**

- Être en *prânâyâma : attendre après l'inspiration, serein, attendre après l'expiration, à vide.**

- *Vibhûti-yoga : sentir partout la présence de l'absolu.**

- Agir sans attachement, sans espoir de récompense, sans y tenir.

- Se libérer des *kleshas par la méditation afin de découvrir le « singe fou » du mental, c'est-à-dire un mental guidé par les sens (ou un mental pareil au torrent de la montagne). La méditation pendant laquelle on laisse filer les nuages sur notre écran mental (qui n'est pas à confondre avec l'esprit). Il faut devenir le spectateur qui regarde le film du mental, être une conscience témoin, penser sa pensée.**

Dans le second aphorisme du premier chapitre des *Yoga-sutra**, *Patanjali** écrit :

« Voici la présentation du yoga : le yoga, c'est la cessation de l'agitation de l'esprit alors la conscience est rétablie dans sa propre forme sinon elle se confond avec les vritti ».*

Cette phrase : « Le yoga est la cessation de l'agitation de l'esprit » doit être comprise dans le contexte, « *yoga citta vritti nirodha** ». Etudions-la mot à mot.

***Citta**, c'est le mental, la conscience, l'esprit, étudiés en Occident grâce à différentes théories (empiriste, bergsonienne ou phénoménologique).**

Le mot *vritti peut se traduire par « tourbillons qui créent un enchevêtrement de nœuds compliqués ». *Vritti**, ce sont les activités de l'esprit ou les produits de l'activité de la conscience. Il existe cinq catégories de vritti* :**

- les connaissances exactes fruits de la perception, de la déduction et d'un ensemble de témoignages ;

- la connaissance erronée : ce sont les erreurs de raisonnement, les illusions de la perception ;

- les images (*vikalpa) qui ne correspondent pas forcément au réel mais au monde intérieur ;**

- *nidra : les images du rêve où je crois être présent ;**

- les souvenirs : l'objet qui a disparu est toujours là.

Quant à *nirodha, il signifie moyen d'arrêter, suppression, maîtrise, réfrènement.**

Grâce donc à la pratique du yoga et à celle de la méditation en particulier, l'être vit ici et maintenant (*Sat**), devient conscience (*Chit**), et trouve la grâce (*Ananda**), s'ouvre à l'énergie cosmique. Ce calme obtenu, cette sérénité, cette harmonie est un des trois états de conscience possibles (*sattva**). Le premier est *tamas** : obscurité, inertie. Son action est négative car l'être qui est mû par *tamas* s'intéresse aux effets particuliers et non à la cause. Le deuxième état de conscience est *rajas** : c'est l'activité mais qui fait que je regarde les êtres comme séparés si je me laisse entraîner par la recherche de la puissance et la soif de jouissance.
Enfin, le troisième état est appelé *sattva** : les vagues du lac de l'esprit cessent de s'agiter et l'eau redevient limpide. Ce calme est loin d'être une inactivité, mais est au contraire une manifestation de la puissance intérieure maîtrisée. Cet état de conscience me permet de voir dans tout être une existence cosmique, indivisible, impérissable. C'est pourquoi le yoga traditionnel cherche à amener le mental sur le chemin du retour à l'essence de l'intelligence pour que l'esprit puisse retrouver sa véritable nature.

Point de vue de Gérard Blitz (voir p. 69) :
la transmission du yoga aux occidentaux (FIDNY-INFO n°2)

« Dans le contexte de notre société, quel est l'usage du yoga ? Car il y a dans la transmission du yoga un phénomène nouveau : le yoga a été transmis à des Occidentaux. Depuis la nuit des temps, cette transmission s'est faite en Inde de manière ininterrompue. Le Maître transmet l'enseignement, non pas dans ses détails mais dans sa profondeur. Il ne transmet que l'essentiel car il laisse la liberté totale à celui qui reçoit de l'interpréter. Il respecte la personnalité de l'autre. C'est par ce fait que l'autre, à son tour, pourra enrichir le yoga. Qu'en est-il des Occidentaux ?

Le yoga est comme un courant qui prend sa source dans un très lointain passé. Sur son parcours, des Maîtres ont enrichi successivement ce courant. Mais celui-ci, bien qu'enrichi, reste toujours le même. Personne ne peut s'arroger le droit d'en revendiquer la plus petite parcelle de paternité. Certains ont enrichi plus que d'autres : *Patanjali**, Nathamuni, Krishnamacharya...

Nous devons nous poser la question : « quel est l'usage que nous pouvons faire de cette science, chez nous, aujourd'hui ? ». Je ne me suis jamais éloigné de cette préoccupation et je n'ai jamais été tenté de copier l'application du yoga tel que je le voyais en Inde.

La première chose que nous devons dire et répéter, c'est qu'étant fort heureusement rattachés au yoga par l'essentiel que sont les écritures, nous devons, à partir de là, absolument aborder ce problème à partir de ce que nous sommes. Copier les Indiens dans la manière d'utiliser le yoga est une erreur. Nous sommes, par notre culture et par la société dans laquelle nous vivons, dans une situation complètement différente. Nous sommes tous, croyants ou incroyants, marqués dans nos gènes par la culture judéo-chrétienne. Nous ne cherchons pas à former des sages. Notre culture est traditionnellement sociale.

En Inde, l'enseignant qui donne son cours n'a que peu de rapports avec ses élèves en dehors de celui-ci. Pour nous, ceci est très insuffisant. Notre plaisir dans nos cours est aussi la convivialité. Nous avons un souci de liberté, un souci d'égalité, un souci de fraternité. C'est inscrit dans nos lois et dans nos cœurs. Nous avons une attitude différente. Je ne critique évidemment pas le moins du monde la société indienne, je constate que chez nous l'usage du yoga n'est pas le même, ne peut être le même.

Nous devons tenir compte du contexte dans lequel nous vivons et raisonner à partir de ce que nous sommes aujourd'hui. Nous vivons dans une société de plus en plus matérialiste, de plus en plus égoïste, où l'homme se protège et se renferme sur lui-même, où la relation devient de plus en plus difficile.

Notre rôle n'est pas de former des sages mais bien d'aider des gens à vivre.

On peut tout faire faire au yoga. Notre priorité en utilisant ce merveilleux moyen, est de rendre les gens plus responsables, capables de s'assumer, de s'exprimer, d'être en meilleure santé. Je crois que cela doit être la limite de notre ambition.

Ce qui nous intéresse, ce sont les grands courants, les instructions, l'inspiration des Écritures qui nous ont été donnés et qui sont la racine de l'enseignement.

Nous devons utiliser ces Écritures pour éclairer la pratique car il n'y a que la pratique qui peut nous donner accès à l'état de yoga.

Le yoga est un *état*. Pour le connaître, le mental doit être maîtrisé. Le *Hatha-Yoga** est un *moyen*. Neutre. Préalable à tout, à la portée de tous.

Le yoga est ***transmissible***.

Les moyens dont nous disposons sont simples, doivent être constamment simplifiés. Le professeur doit travailler surtout sur lui-même. Il doit faire preuve d'une grande rigueur envers lui-même.

La priorité est à la vie de tous les jours, terriblement dure. C'est dans ce contexte que nous devons utiliser cette énorme science. Que pouvons-nous proposer d'autre à notre époque ?

Je crois que le but ultime du yoga est l'*ouverture du cœur*, pour les judéo-chrétiens que nous sommes. C'est là la nouveauté. Nous avons un enrichissement à apporter au courant. Il est à situer dans ce contexte qui pourrait être occidental. »

G - *Les textes fondamentaux*

La lecture des textes sacrés de l'Inde nous donne une idée des objectifs du yoga traditionnel et le sens de cette pratique afin de guider notre quête du bonheur, de la joie.

- *Les Veda (1500-800 avant J.-C.) : au nombre de quatre, ce sont des recueils de prières, d'hymnes, de formules se rapportant au sacrifice et à l'entretien du feu sacré. (Veda : « le savoir par excellence », « la science parfaite »).*
- *La Baghavad-Gita (1er siècle) : livre dans lequel dix-huit titres de chapitre nous parlent du yoga à travers la description du chemin d'Arjuna* désorienté qui a perdu le sens de son action, mais qui, grâce à Krishna*, retrouvera sa raison de vivre en s'harmonisant avec l'univers. L'image centrale de ce texte représente un char tiré par quatre chevaux emballés, symbolisant quatre forces : l'intellect, l'intuition, la sensibilité et la sensualité. Il s'agit de maîtriser ces chevaux sauvages tout en sachant que c'est Krishna* qui tient les rênes, sinon l'être retombe dans les quatre kleshas* (ignorance, sens de l'ego, désir, peur de la mort). La Baghavad-Gita est donc un art de vivre, un art de mourir.*

- *Les Upanishad (700-300 avant J.-C.) : ils nous parlent de l'expérience des rishi* de la vie intérieure. Ils se présentent eux-mêmes comme des supports menant à une réalité supra-naturelle. Le terme Upanishad se traduit par « équivalence » ou par « être assis auprès de ». Upanishad désigne un enseignement oral reçu auprès d'un maître. Cet enseignement insiste sur l'équivalence entre l'âme individuelle (Atman*) et la création de l'univers (Brahman*) et sur l'équivalence entre le microcosme et le macrocosme. Au nombre de 108, ces écrits constituent la partie philosophique des Veda*.*
- *Les Yoga-sûtra* de Patanjali* (IVe siècle avant J.-C.) : textes constituant une vision rigoureuse de la pratique du yoga grâce à une classification en huit étapes ou plus exactement en huit piliers, huit parties (ashtânga*), (cf. « Les piliers du yoga ») présentées sous forme d'aphorismes.*
- *Le Hatha-yoga pradipika : « la petite lampe du hatha-yoga* ». C'est un traité qui expose d'une façon systématique toutes les pratiques et les conceptions propres à cette branche du yoga.*

Ces textes nous montrent que nous avons en nous de quoi répondre à nos misères et à nos inquiétudes : ils nous donnent les raisons du désarroi de notre mental, nous permettent de trouver le chemin intérieur, le chemin du cœur qui brille en nous, celui de la lumière qui ne demande qu'à éclairer notre route ; ils nous parlent de l'importance de la vie quotidienne dans le chemin du yoga et nous disent que tout est douleur ou joie selon l'état du mental et que, lorsque la lumière intérieure est découverte (se recentrer), cette lumière est présente en toute chose (présence de l'atman*). Enfin, ils nous déconseillent de nous attacher aux pouvoirs développés par la pratique du yoga.

La voie choisie dépendra alors des imperfections dont l'individu est affligé au départ, des énergies qui sont en lui et dans lesquelles il peut puiser, et selon que prédominent en lui l'activité intellectuelle, consciente, le besoin de travail et de discernement, les aspirations affectives, la soif d'ascèse, d'absolu.

À chacune de ces catégories correspond l'un des yogas principaux vers lequel le pratiquant s'orientera en fonction de son état présent et de son évolution.

H - Les différentes formes de yoga

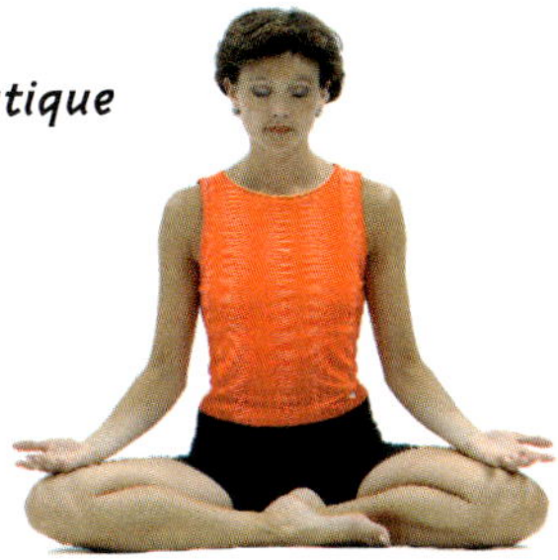

- ***HATHA-YOGA*, présenté dans ce guide pratique***
- ***JAPA-YOGA****
- ***JNÂNA-YOGA****
- ***RÂJA-YOGA****
- ***KUNDALINÎ-YOGA ou LAYA-YOGA****
- ***YOGA-NIDRÂ****
- ***KARMA-YOGA****

Afin de répondre aux besoins de chacun, plusieurs voies ou formes de yoga sont possibles. Elles respectent ainsi les croyances, le tempérament, la culture de chaque adepte. Mais le yoga est semblable à un courant qui prendrait sa source dans un lointain passé : bien que les rivières soient multiples, l'eau est une. Il est donc nécessaire d'avoir constamment à l'esprit que les principales branches ou formes de yoga ne sont que des moyens :

- *HATHA-YOGA : c'est la forme la plus connue en Occident. « *Hatha** » signifie « force », «violence » ou « contre sa propre volonté ». Cette voie est appelée ainsi car le *hatha-yoga** exige en effet une discipline rigoureuse. Le mot « *hatha** » se compose également de deux syllabes : « *ha* », le soleil et « *tha* » la lune. L'objet du *hatha-yoga** est donc, d'après cette interprétation symbolique, d'équilibrer dans l'organisme, l'écoulement des énergies solaire et lunaire, d'unir les contraires, d'harmoniser toutes les forces en présence. LE *HATHA-YOGA**, VOIE PRÉSENTÉE DANS CE MANUEL, privilégie l'utilisation de postures, d'exercices respiratoires et de techniques de concentration.**

- *RAJA-YOGA : yoga procédant essentiellement par la méditation. *Râja** signifie « roi », « gouverneur », avec comme racine « *raj* », « régner sur ». La méditation, bien plus qu'une technique est essentiellement un état. État de paix intérieure, d'harmonie, de quiétude. La méditation est un isolement mais jamais une isolation : elle permet de vivre plus intensément le moment présent ; de percevoir, grâce au silence, les bruits de**

l'éveil, les rumeurs de la conscience, conscience qui se retrouve grâce à son propre miroir (voir du même auteur « La méditation pour tous », Éditions Jacques GRANCHER).

- *JAPA-YOGA** : yoga qui utilise la répétition à haute voix, à voix basse ou mentalement, d'un nom sacré, d'une très brève prière, ou d'un *mantra**(brève formule sacrée d'invocation) donné par un *guru**. Grâce à ces répétitions, l'esprit se fixe, se concentre et l'adepte entre dans un état de méditation.

- JNANA-YOGA* : yoga dans lequel la raison joue le rôle prépondérant. *Jnâna** signifie « connaissance de la vérité » (racine *jnâ*, connaître). Grâce à des exercices intellectuels, des études approfondies, le yogi essaie de discriminer les projections de son ego et la réalité, de retrouver le contenu secret des choses du monde.

- *BHAKTI-YOGA** : yoga de la dévotion du culte, de l'union avec toute existence par l'amour. Cette forme de yoga comporte le ritualisme qui se traduit par des gestes, la contemplation visuelle d'une divinité choisie (par exemple *Krishna**), la prière, le *japa**(récitation d'une litanie).

- *KARMA-YOGA** : yoga dans lequel l'action joue un rôle prépondérant. Le yogi se perfectionne grâce au travail, à l'activité mais sans attendre aucun résultat. Il se réalise, s'unit à l'Âme Suprême à travers l'action. Grâce à une conscience aiguë, il vit avec plus d'intensité, de présence, tous les actes de la vie quotidienne.

- *YOGA-NIDRA** : yoga de « l'éveil dans le sommeil ». C'est une méthode efficace de relaxation élaborée par Swami Satyananda (voir bibliographie). Elle vise à un parfait équilibre mental et physique tout en pouvant contribuer à la « réalisation du Soi ».

- *KUNDALINI-YOGA** : ce n'est en fait qu'une forme de *hatha-yoga** qui vise à éveiller l'énergie subtile (*kundalini**), représentée par un serpent lové à la base de la colonne vertébrale. En fait, tous les yogas recherchent cet éveil soit directement grâce à des techniques, soit indirectement par la présence du Divin quand l'ego est dissolu.

Tout yoga visant à la « dissolution de l'être individuel se fondant dans l'Existence » porte le nom de *LAYA-YOGA**.

Ces différentes approches permettent d'utiliser la science du yoga à partir de ce que nous sommes, ici et maintenant. Pour cette raison, le yoga peut être pratiqué par tous, à n'importe quel âge et dans n'importe quelle culture. Le yoga est donc TRANSMISSIBLE et à travers les *YOGA-SÛTRA**, *PATANJALI** a énuméré et classé les moyens les mieux appropriés pour utiliser cette voie.

II - LES PILIERS DU YOGA

Pour mieux comprendre la position du yoga dans l'histoire de la pensée indienne, il faut donc partir d'un ouvrage classique : les *yoga sutrâ**, traité de *PATANJALI** et composé de 185 courts aphorismes. (La Bhagavad Gita expose également le but du yoga grâce au dialogue entre *Krishna** et *Arjuna**). Ces *yoga sûtra** comprennent quatre chapitres (*pada**) :

- *Le Damadhi Pada qui commence par donner une définition du yoga : « le yoga est la cessation de l'agitation de l'esprit alors que la conscience est rétablie dans sa propre forme » ; ou bien « le yoga est le moyen d'arrêter le cours des modifications mentales » ou « c'est le moyen de supprimer les fluctuations de la conscience ».*
- *Le Sadhana Pada (Sadhana* : pratique assidue, entraînement spirituel). Ce chapitre expose les moyens pour amener le corps, la force bioénergétique, les sens et le mental sous contrôle.*
- *Le Vibhuti Pada qui traite des pouvoirs qui traversent la vie du yogi dans sa quête.*
- *Le Kaïvalya Pada (aboutissement de l'évolution) parle de la libération finale et précise le concept de chitta*.*

Pour arriver au but, des moyens appropriés sont donc nécessaires et *Patanjali** les énumère dans le deuxième chapitre. Il les décompose en *ashtânga**, terme pouvant être traduit par « pilier » ou « membre ». Les deux premiers *ashtânga** décrits sont *yama** et *niyama**, discipline morale, conduite individuelle, comportements, styles de vie aussi importants donc que la pratique des *âsana** (postures).

Les 8 piliers du Yoga (selon PATANJALI*)

*YAMA**
(comportement, discipline)

*DHARANA**
(concentration)

*ASANA**
(posture)

*SAMADHI**
(état de supraconscience)

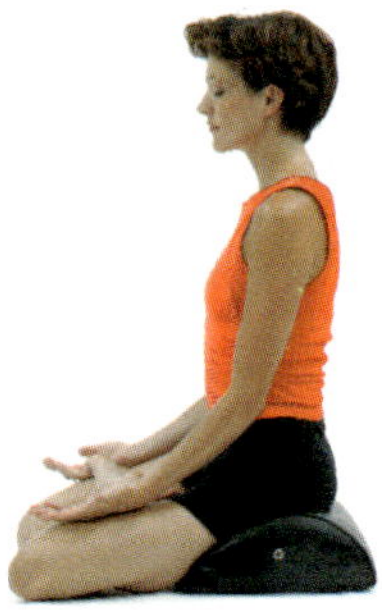

*PRATYAHARA**
(retrait, domestication des sens)

*PRANAYAMA**
(contrôle rythmique de la respiration)

*DHYANA**
(méditation)

*NIYAMA**
(comportement, discipline)

*Patanjali** n'est pas le « créateur » de la « philosophie » yoga, ni « l'inventeur » des techniques yogiques. Dans les *Yoga-Sutrâ**, il expose d'une manière claire un ensemble « de pratiques ascétiques et de recettes contemplatives, que l'Inde connaissait depuis des temps immémoriaux » (Mircea Eliade, « *Yoga, immortalité et liberté* »). Parmi les techniques conservées par la tradition, *Patanjali** n'a retenu que celles vérifiées par une expérience séculaire, s'adressant aux personnes de son époque et de son pays, c'est-à-dire aux Indiens du IVe siècle avant notre ère ; il faut donc tenir compte des changements intervenus depuis, sur les plans tant physiologique que psychologique et surtout ne pas essayer de « plaquer » une certaine forme de yoga sur les personnes qui ne sont pas prêtes.

A - *Les règles de vie*

1 - *Yama**: comportement dans la vie, discipline. *Patanjali** décompose cette sorte de grand commandement en cinq principes :

a/ *Ahimsa* : ce mot est composé du préfixe « *a* » qui signifie non et de « *himsa** » qui signifie l'action de tuer ou la violence. Mais sa signification dépasse le simple commandement négatif de « ne pas » (ne pas tuer) ; *ahimsa* exprime la notion d'amour, pas seulement pour son prochain mais pour toute la création. On s'aperçoit que le commandement est de plus en plus d'actualité du fait d'un très grave déséquilibre écologique. L'écologie, science qui étudie les rapports des êtres vivants avec leurs milieux, insiste sur le respect de l'environnement, élément indispensable pour vivre en harmonie avec les autres, l'univers tout entier. Or c'est la violence qui est à la base de tout conflit, tout déséquilibre. Cette violence, qui est un état d'esprit, naît de la peur, de la faiblesse, de l'ignorance ou de l'agitation ; et c'est surtout de la peur que l'on doit se libérer pour changer son point de vue sur la vie et donner à son esprit une orientation positive : peur de l'autre, peur de perdre ses moyens d'existence, sa santé, sa réputation. En fait, c'est encore « Vivre ici et maintenant » qui supprime cette peur de la vie, cette peur de la mort. On doit aussi s'imprégner d'ahimsa* dans toutes les pratiques corporelles (état d'esprit à l'origine donc de toutes les disciplines dites « douces »).

b/ Satya **:** c'est la vérité mais une vérité totale, c'est-à-dire un accord complet entre les pensées, les actes et les paroles. Ainsi, Amour et Vérité deviennent-ils les deux aspects de la Réalité. Très facile à écrire mais ô combien difficile à vivre dans notre société dite moderne et civilisée ! Abus de confiance, calomnies, escroqueries, vols existent bel et bien et font partie de l'information quotidienne. Cependant à toutes les époques et dans tous les pays, des êtres ont toujours refusé cet état de fait et ont lutté de toutes leurs forces pour qu'éclate la vérité. De grands noms sont ainsi inscrits dans l'Histoire : le Christ, Gandhi, Martin Luther King ; mais également des milliers « d'obscurs » ont œuvré et œuvrent encore aujourd'hui autour d'eux ; de milliers de petites gouttes de rosée, ils forment ainsi une mer d'espérance.

Il est aussi très frappant de constater combien les enfants ont horreur qu'on leur mente et que le « pourquoi » est leur instrument de prédilection pour satisfaire leur quête de savoir. Ils veulent aller jusqu'au bout de la Réalité, de la Vérité. Ceux et celles qui ont la chance de conserver ce moi enfant formeront plus tard cette véritable armée de chercheurs qui font progresser les Arts, les Sciences, la Justice et qui veulent conserver à tout prix les bases d'une société humaine digne de ce nom.

c/ *Asteya* (*a* : non ; *steya* : voler) **:** pouvoir se libérer des désirs conduit non seulement à une grande maîtrise de soi, mais aussi à vivre avec un minimum vital et à éviter les illusions du pouvoir, de la richesse, de la renommée ou des plaisirs. Vouloir posséder ce qui appartient à autrui conduit automatiquement à des actions nuisibles, mais la notion d'*asteya* comprend aussi celle d'abus : de propriété, de confiance, de nourriture. Ce principe d'*asteya* est surtout un état d'esprit qui demande une grande lucidité envers soi-même et fait donc apparaître encore une fois cette nécessité impérieuse d'une démarche de connaissance de soi.

d/ *Aparigraha* : signifiant amasser, thésauriser, ce principe est en fait l'autre facette d'*asteya**. De même qu'il ne faut pas essayer de prendre ce dont on a pas vraiment besoin, de même on ne doit pas prendre ce qui n'est pas immédiatement nécessaire et qui n'est pas le fruit d'un travail. Amasser des biens est un manque de confiance en la Vie, en Dieu, et risque de dégénérer très vite en avidité ou en obsession du gain. Combien de personnes, même déjà très à l'aise financièrement, ne pensent qu'à gagner de l'argent, encore et davantage. Mais dans quel but ?

e/ *Brahmachârya* : a le sens de vivre en *Brahman**, c'est-à-dire que « l'aspirant » vit la continence sexuelle et se consacre aux études religieuses. Cette économie d'énergie ayant pour but de favoriser sa recherche personnelle et son évolution spirituelle. Mais, brahmachârya n'a pas pour fondement la négation ou l'interdiction ; simplement le yogi, absorbé par ses études et vivant constamment en *Brahman**, n'a pas sa vie aiguillée ou perturbée par le désir sexuel (sans compter la pratique du *hatha-yoga** qui régularise ses énergies). Cependant, il ne faut pas croire que la voie du yoga ne soit réservée qu'aux célibataires. On pourrait même dire au contraire dans la mesure où la vie de famille entraîne des responsabilités sociales et morales et permet de mettre véritablement en pratique *yama** et *niyama** sans illusion, sans fuite, sans tricherie.

2 - ***Niyama**** : comme il existe cinq *yama**, abstinences, il existe aussi cinq *niyama**, observances, ou disciplines psychologiques positives qui visent à mettre le yogi en conditions favorables pour un progrès spirituel.

a/ *Shaucha* : cette notion de pureté se situe à plusieurs niveaux. C'est tout d'abord une règle d'hygiène pour la propreté du corps, son bien-être et sa santé. La pratique du *hatha-yoga** ou d'une activité physique et sportive bien conduite sont des moyens efficaces pour entretenir et développer au maximum ses possibilités corporelles : les toxines sont éliminées, le corps est tonifié, la circulation sanguine est favorisée et l'oxygénation se fait dans de meilleures conditions, surtout en qualité. *Shaucha* c'est aussi la propreté interne obtenue grâce à divers procédés de purification, de nettoyage (*kriyas**) du nez, de l'estomac, de l'intestin. Les exercices de *prânâyâma**, quant à eux, aèrent et purifient les poumons, équilibrent les énergies vitales en ayant une action sur les nerfs. Cette notion de *shaucha* se situe également et surtout au niveau de l'esprit et les exercices cités précédemment aident à cette sorte d'hygiène mentale en permettant d'éliminer les émotions négatives et en favorisant la « culture » de l'esprit positif : la haine, la colère, la convoitise, la cupidité, l'illusion, l'orgueil, le découragement, le désespoir sont balayés, brûlés par un feu intérieur.

Cette purification du corps, des pensées, des paroles nécessite automatiquement une attention particulière accordée à la nourriture. Le respect de certaines règles assure un bon équilibre organique et donne santé, force, énergie. Les chemins de la spiritualité sont déjà suffisamment difficiles à parcourir sans qu'en plus on y ajoute l'obstacle créé par un corps malade, affaibli.

b/ *Samtosha* : c'est le contentement, ici et maintenant, de ce que l'on est, de ce que l'on a, de ce qui nous arrive. Ce terme de conten-

tement doit être compris dans le sens d'attitude sereine, calme, tranquille envers toutes choses ; c'est-à-dire que face à ce qui apparaît comme des difficultés matérielles (maladie, manque d'argent...), il ne faut pas, en plus, accumuler des difficultés d'ordre psychologique comme le défaitisme ou la colère qui ne font que créer des tensions supplémentaires et entraînent une dépense d'énergie inutile.
Qu'est-ce que l'insatisfaction sinon le fait qu'il n'y ait pas de coïncidence entre un de nos désirs et la réalité. Grâce au yoga, les désirs ne sont pas tués mais seulement transcendés, en particulier par la pratique de la concentration poussée qui entraîne l'être tout entier dans un état de méditation. Dans cet état, la conscience peut relativiser le désir et même en observer son fondement. On s'aperçoit alors que chaque désir n'est qu'une production de l'esprit causée uniquement par les sens. C'est donc la maîtrise de ces sens qui peut nous permettre de conduire harmonieusement notre vie, à l'image du conducteur du char qui sait diriger son attelage de chevaux indisciplinés.

c/ Tapas **:** effort ardent, ferveur, autodiscipline, austérité, ascèse, chaleur. Tous ces mots traduisent l'idée que l'adepte souhaite se forger le caractère en vue d'atteindre un certain objectif dans la vie. Cette volonté de transformation s'applique aussi bien au corps qu'à la parole ou à l'esprit. C'est un ensemble d'habitudes qui façonnent notre personnalité et nous, humains, avons la grande chance de pouvoir les choisir, ou d'en changer si on sent qu'elles nuisent à notre paix intérieure. De nouvelles acquisitions permettent ainsi de développer des qualités qui, de tout temps, ont caractérisé un véritable être humain : un mélange de courage, de force et de sagesse, une intégrité sans faille, une simplicité profonde, une tranquillité d'esprit liée à un parfait équilibre général.

d/ Svâdhyâya **:** c'est l'étude de soi (dans le sens également d'éducation) qui peut se situer à trois niveaux.

- *Étude du livre intérieur écrit, lu et corrigé par le sujet lui-même. Observant son comportement, il comprend les causes de ses actes et ainsi peut transformer, si nécessaire, un ou plusieurs éléments de la mosaïque qui compose son être.*

- *Étude et respect du livre de la Nature : l'univers parle à l'être humain grâce à des symboles. Malheureusement un ensemble d'éléments qu'on appelle Progrès, Confort font que nous sommes aujourd'hui complètement coupés des éléments naturels et nous ne comprenons plus le langage du vent, des rivières ou des arbres. Or, leur énergie est identique à la nôtre et on ne peut vivre en harmonie avec soi-même que si on vit en harmonie avec eux. D'où la nécessité impérieuse que ressent tout citadin de retrouver un contact étroit, intime, quasiment charnel avec l'herbe de la campagne, le bruit, les odeurs de la mer ; le calme, la majesté de la montagne ; la plénitude et le silence du ciel.*
- *Étude et respect de tous les livres sacrés. Leur lecture permet de mieux comprendre le sens de la Vie et le pourquoi de telle ou telle religion, fondement de toute société humaine.*

e/ Îshvara pranidhâna : toutes les actions humaines sont consacrées à des forces supérieures (Dieu, énergie cosmique...). On peut dire que le yoga est une science permettant de faire surgir le divin qui est en nous et qui nous relie les uns aux autres. Mais tant que le petit moi nous harcèle de sa présence, on ne peut se laisser baigner par l'énergie, la force de la *Bhakti**, ni s'unir avec amour à toute existence, ni s'ouvrir à la Vérité.

Ainsi le respect de ces grandes règles de conduite va aider l'adepte sur le chemin de la vie et lui permettre de faire face aux différentes situations journalières. Cependant, il peut même renforcer sa vigilance en pratiquant un ensemble d'exercices appropriés à chaque moment de la journée.

→ B - *Âsana* : la posture*

Une posture (*âsana**) peut être définie comme une position corporelle vécue longtemps, dans l'immobilité, dans l'aisance (mais avec fermeté), la respiration étant tranquille et l'attention focalisée (concentration) sur certains points précis (prise de conscience).

Chaque posture proposée en yoga n'est (normalement) pas le fruit du hasard, car elle doit s'inclure dans une structure, squelette de la séance : rythme respiratoire, préparation (prise de conscience, observation), choix de la ou des postures, exercices de concentration et relaxation en étant les différents éléments.

a/ Aisance et fermeté (*sukha** et *sthira**)

L'aisance se situe principalement avant et pendant la posture. Elle permet une élongation de muscles décontractés, le muscle pendant les exercices de yoga devant être détendu, relâché tout en étant étiré. L'aisance va de pair avec la lenteur de l'exécution : l'étirement lent, progressif, continu, va reculer la limite d'élasticité du muscle.

La fermeté dans la pratique va se développer par le choix d'un nombre donné de respirations pour vivre la posture et s'y tenir. Ou bien par la construction d'un emploi du temps dans lequel sera inclus le temps réservé aux séances ou aux exercices de yoga, en essayant de respecter ce programme volontaire. Cette fermeté n'exclut en aucune façon la douceur qui s'accompagne même d'une grande relaxation dans l'exécution des gestes.

b/ L'immobilité

Tout en veillant à la décontraction musculaire et à l'aisance, l'adepte du yoga doit s'installer dans la posture dans une parfaite immobilité. Cela lui permettra non seulement de respirer plus calmement, mais surtout d'observer ainsi les éléments qui participent à la posture de yoga : il est beaucoup plus facile d'observer dans l'immobilité que dans le mouvement, du moins pour des personnes peu habituées au travail corporel.

L'immobilité dans la posture va permettre surtout aux muscles de se détendre pendant la phase d'étirement. L'immobilité favorise le relâchement et l'observation des sensations musculaires qui deviendra de plus en plus profonde, subtile, au fur et à mesure de la pratique (conscience de pensées par exemple dans les postures de concentration).

c/ Le temps

Le tourbillon de la vie ordinaire où tout va vite, où le temps de chacun est compté, doit cesser sur le tapis de yoga. Arrivé dans la salle de yoga, il faut déjà prendre le temps de se changer, de s'installer même si on est en retard de quelques minutes et que les autres pratiquants ont commencé leurs exercices préparatoires. Mais la notion de temps intervient essentiellement durant la séance de yoga : s'installer lentement dans la posture ou effectuer lentement l'exercice conseillé ; vivre longtemps la posture de façon à bénéficier de tous les effets produits. S'installer dans la détente confortablement, dans cette détente qui suit le travail postural. Selon les maîtres, les écoles, les courants, le temps est très variable et peut aller de une à quinze, voire trente minutes dans une posture. Ce qui importe, c'est cette notion fondamentale qui caractérise le yoga : vivre longtemps une posture dans l'immobilité.

d/ La respiration

Elle est malheureusement très courte et parfois saccadée chez la plupart de nos contemporains. Or c'est elle qui conditionne l'énergie vitale de tout individu ainsi que ses émotions. L'apprentissage d'une respiration ample, profonde, ne peut se faire en une séance et l'accent sera mis d'abord sur la connaissance des différentes respirations : abdominale, costale, sous-claviculaire et respiration complète (dont nous reparlerons en détail dans le chapitre consacré à la respiration).

L'adepte s'installera dans la posture sans bloquer sa respiration et vivra cette posture avec une respiration « normale », sauf exercice spécifique donné par le professeur. Comme tout est lié dans la pratique du yoga, s'il bloque sa respiration, il risque de créer des tensions (pas cependant chez les pratiquants expérimentés). Le ventre dur, la cage thoracique étriquée créent des obstacles à une bonne ventilation et c'est pourquoi la relaxation, les exercices respiratoires (mouvements de bras, par exemple) et les postures ne pourront que favoriser le développement harmonieux de la respiration.

Enfin, il ne faut pas seulement concevoir la respiration comme un apport d'oxygène et un rejet de gaz carbonique, mais aussi comme le véhicule privilégié de l'énergie cosmique pouvant être plus tard guidé, maîtrisé grâce à des exercices spécifiques (*prânâyâma** voir page 202).

e/ La concentration

C'est un des traits fondamentaux de la pratique du yoga, quelle que soit la forme adoptée (*bhakti**, *mantra**, *hatha-yoga**...). Se concentrer, c'est rassembler ses facultés pour l'observation d'un objet unique. Ces centres d'observation sont les suivants : la concentration sur la technique correcte, sur la respiration, sur une prise de posture lente et uniforme, sur une immobilité détendue, sur la partie du corps sollicitée pendant le travail ; l'attention est aussi portée sur l'état dans lequel on se trouve avant la posture (détente, respiration...) et les sensations produites après le travail. On observera également son état d'être en début et en fin de séance, habitude qui pourra être élargie à tout moment de la journée, avant, pendant et après tous les actes de la vie quotidienne.

f/ La prise de conscience

La plupart des civilisés n'habitent pas leur corps ou n'y prêtent intérêt que lorsque celui-ci donne des signes de fatigue, de maladie. Nous avons à notre disposition une merveilleuse mécanique vivante : le corps, et une sorte de projecteur dont nous pouvons intensifier à volonté l'amplitude : la conscience.

Grâce à la relaxation, on pourra déjà sentir davantage son corps puis observer par exemple les points de contact de ce corps avec le sol ou avec les vêtements. Petit à petit, cette observation ira en s'affinant, qu'elle se fasse au niveau de la visualisation ou qu'elle soit de l'ordre de la perception tactile. Par le travail des postures, de contraction et décontraction, de mouvements spécifiques, l'adepte va prendre conscience des muscles et des ligaments. Il portera ensuite son attention sur la respiration qu'il allongera, approfondira. Enfin, il pourra plus tard prendre conscience de ses différents organes. Il est à signaler que cette prise de conscience peut se faire à n'importe quel moment de la journée, que ce soit chez soi ou au travail.

Les caractéristiques d'une posture

Douleur prohibée

Écoute des effets produits

Lenteur pour quitter la position

Adaptation quelle que soit la personne, le lieu

Équilibre du tonus

Sensation d'unité de globalité

Intérêt énergétique

Intérêt physiologique : étirement et renforcement musculaire

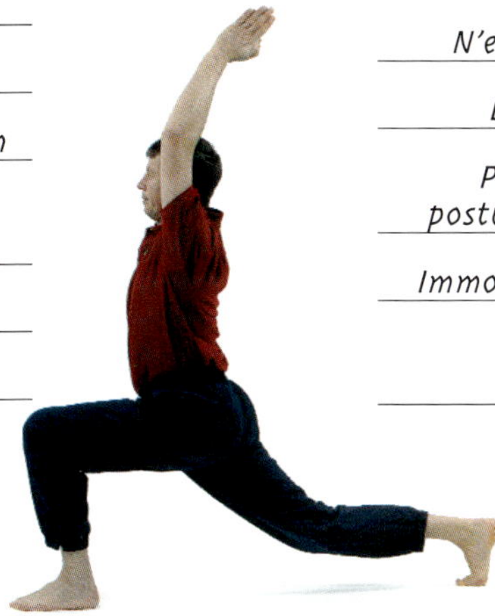

N'est pas un but. N'est qu'un moyen, un outil

Lenteur pour s'y installer

Possibilité de visualiser la posture avant de s'y installer

Immobilité (apparente), durée

Respiration consciente, calme, domestiquée

Concentration sur un point particulier

Équilibre entre douceur et fermeté

→ C - *Prânâyâma* : contrôle rythmique de la respiration*

Indispensable à la connaissance de la pratique du Yoga, cette véritable science de la « CIRCULATION DE L'ÉNERGIE GRÂCE À UNE RYTHMIQUE RESPIRATOIRE » ne peut être traitée qu'en introduction dans ce manuel pratique consacré principalement aux postures. (Il faut répéter cependant que la notion même de « posture » induit celle de *prânâyâma** et que le yoga forme un tout indivisible). Deux ouvrages ont été exclusivement consacrés à l'étude de cette pratique (voir bibliographie).

Pour un non-initié, cette conception du vivant peut paraître bizarre, farfelue, étrange, mais imaginez un instant être dans une pièce fermée dans les années 1850 : sur un mur se trouve un petit objet sur lequel vous devez appuyer. À chaque fois que vous exercez une pression, un autre objet qui vous paraît être du verre, situé au milieu du plafond, produit une sorte d'éclair dont la clarté est comparable à celle du jour. Quel magicien a pu concevoir une telle invention ? Par quelle magie, subterfuge, le fait de presser sur un petit morceau de métal peut-il produire ce que nous offrent habituellement l'orage ou le soleil ?

Depuis l'invention de l'électricité, vous n'êtes plus étonné, bien sûr, qu'en appuyant sur un interrupteur, la lumière arrive, « comme ça », comme par « enchantement » ? Le geste est tellement devenu habituel que vous ne pensez ni aux fils électriques qui relient l'interrupteur à l'ampoule, ni à ceux qui doivent nécessairement relier la pièce à un générateur, lui-même relié à une centrale.

Pour appréhender la notion d'énergie, il vous suffit maintenant de faire un tout petit effort d'imagination : le cosmos, l'Énergie de l'univers qui produit la Vie, peut être comparé à une grosse centrale électrique. Elle fournit, elle est imprégnée de *PRANA**, le souffle vital, la force de vie. Chaque individu a dans son « véhicule corporel » plusieurs petits générateurs, les fameux « *chakras** », desquels partent des fils électriques les « *nâdîs** ». Et comme on le fait aisément aujourd'hui grâce aux lampes halogènes, l'intensité lumineuse peut être réglée en fonction des besoins, des souhaits : en fonction de l'intensité, des rythmes, du nombre de respirations rythmées, on peut régler à volonté « l'ambiance mentale » et énergétique recherchée : ce sont les différentes « techniques » de *prânâyâma** qui vont faire circuler le *prâna** à travers les *nâdîs**, les canaux d'énergie.

1 - Notion d'énergie, de corps subtil

La notion d'énergie, de corps subtil, n'a pas été seulement étudiée et développée en Inde ; on la retrouve dans toutes les civilisations sous des appellations différentes : en Chine c'est le *chi*, au Japon le *ki* ; on retrouve cette activité invisible emplie de l'énergie du cosmos dans la tradition grecque avec le « pneuma » ; les Pascuans (habitants de l'île de Pâques) attribuent le déplacement des gigantesques statues à une force mystérieuse appelée « mana » ; les pythagoriciens avaient eux aussi conscience de cette puissance invisible qu'ils nommaient le

« corps lumineux » alors que, pour les Pères de l'Église, ce corps transfiguré porte le nom de « corps glorieux » ; au Mexique, en Afrique, au Tibet, en Égypte, partout on retrouve cette notion d'énergie. En yoga, ce souffle vital, le principe de Vie, cette force infinie et omniprésente qui se manifeste partout dans l'univers, porte le nom de *pranâ**. Cette force d'énergie (la *kundalinî**) peut être réveillée, maîtrisée grâce à un contrôle rythmique du souffle et ce *pranâ** contrôlé par le mental. Ces exercices de conscience dirigée portent le nom de *prânâyâma** : de « *pra*, » préfixe signifiant « vers l'avant » ; « *an* » : racine de *prana**, respirer ; *a-yama*, maîtrise, contrôle. Cette maîtrise de ce souffle/énergie est une véritable science, nécessitant un apprentissage progressif, lent, ainsi que beaucoup de rigueur et de précision. Grâce au *prânâyâma**, l'énergie cosmique va être captée et se transformer dans des centres d'accumulation d'énergie, ou espaces vibratoires, appelés *chakra** (littéralement « roue, cercle »). Quant à la circulation de ce *prâna**, elle se fait à travers des sortes de canaux, les *nâdîs**, vaisseaux faisant partie d'un réseau ayant des ramifications dans tout le corps. Cette circulation d'énergie sera facilitée, outre les exercices de *prânâyâma**, par le travail des postures (diminution des blocages), et le travail de la conscience, en particulier l'observation du souffle.

2 - Les *chakras** et les *nâdîs**

La notion d'énergie (qui est un point de vue) élaborée par les sages de l'Inde peut être étudiée à travers quelques mots clés : *chakras-kundalinî-nâdîs** et abordée grâce au concept de *shiva-shakti**. Dans la perspective d'un yoga traditionnel, la réalité ultime serait un couple, complémentaire, comprenant un aspect immuable, *shiva**, et une énergie créatrice, *shatki**. Mais, lorsque intervient le processus d'incarnation dans la matière, il y a oubli de la source, l'Un, l'Unique, immuable, indestructible.

Si l'être humain incarné n'a pas conscience de cette force, il en a l'aspiration. Comme nous l'avons écrit dans les chapitres précédents, l'étude du yoga permet l'affinement de la sensibilité, une véritable connaissance de soi et la prise de conscience de cette fantastique potentialité d'énergie qui est en nous, mais trop souvent inconsciente, à l'image d'une espèce de « serpent enroulé, endormi ». Cette force d'énergie, la *kundalini**, peut être éveillée, grâce aux exercices de hatha-*yoga**, au *prânâyâma** et à la méditation. Cette énergie ou *pranâ** est partout dans l'univers et se trouve représentée dans le corps par les *nâdîs**, par lesquels elle circule. Les ramifications de ces *nâdîs** forment ce qu'on nomme le corps subtil de l'homme. Il existerait trois *nâdîs** majeurs et plusieurs *nâdîs** principaux.

a/ Les trois *nâdîs majeurs**

Ces trois *nâdîs** se nomment *sushumnâ**, *idâ** et *pingalâ**. Chacun de ces circuits a un champ d'application, une fonction précise.

- *Sushumnâ* : il va du cervelet à la base de la colonne vertébrale (au plexus sacré). Ce canal d'écoulement d'énergie est localisé dans la moelle épinière (canal de l'épendyme). C'est par ce conduit que l'énergie cosmique pénètre dans le corps.*
- *Idâ* et Pingalâ* : ce sont les canaux de distribution du prâna* négatif (idâ*) et positif (pingalâ*). Le faisceau lunaire va du poumon gauche à la partie gauche du cœur (idâ*) et le faisceau solaire (pingalâ*) part du poumon droit et aboutit à la partie droite du cœur.*

b/ Quelques *nâdîs principaux**

- *ghandari : coin de l'œil gauche à la jambe gauche en passant derrière la chaîne sympathique gauche ;*
- *hastijihva : de l'œil droit au gros orteil du pied droit ;*
- *pusha : de l'oreille droite à l'abdomen ;*
- *yashavini : de l'oreille gauche à la jambe gauche en passant devant le sympathique droit et en suivant le nerf sciatique ;*
- *alambusha : allant à la bouche ;*
- *kuhu : allant aux organes reproducteurs ;*
- *shankini : allant aux organes sécréteurs ;*
- *saraswati : aboutissant aux nerfs hypoglossaux en rapport avec l'organe de la parole ;*
- *damini : aboutissant aux seins ;*

Cette connaissance des nâdîs (surtout des trois majeurs) permet une* *meilleure utilisation du pranayama* dans la mesure où le courant pranique passe alternativement :*

- *par la narine droite sous forme de prana* positif dans pingala*,*
- *par la narine gauche sous forme de prana* négatif dans ida*.*

c/ Les chakras

À l'interaction des *nâdîs** se situent des espaces vibratoires, sortes de centres d'énergie, les *chakras**, mot signifiant « roue ». Ces centres sont en rapport étroit avec la santé physique, mentale et l'évolution personnelle de l'homme (les sept *chakras** correspondent à sept états de conscience). La quantité d'énergie produite par chaque *chakra** doit être légèrement supérieure aux besoins des fonctions régies par le *chakra**, au risque d'un dérèglement fonctionnel.

Grâce au *prânâyâma**, l'énergie est captée à travers les *nâdîs** et vient se mettre sur un même plan vibratoire que le *chakra** visé. Ce travail de transformation d'énergie qui est un réflexe naturel peut être rendu volontairement conscient par des exercices respiratoires. Pour contrôler davantage ces *chakras**, des moyens mnémotechniques peuvent être utilisés tels que les *mantras** et les *mandalas** : le *mantra** est la prononciation d'une syllabe « germe » qui détermine l'ambiance vibratoire du *chakra** ; le *mandala** est un schéma qui correspond à la représentation géométrique du *chakra**. De plus, les *chakras** ont des couleurs particulières et des correspondances symboliques avec les éléments de l'univers (animal symbolique, éléments naturels, planètes...).

Bien que les *chakras**, puisque « espaces de vibration », soient en relation étroite avec les ganglions, le plexus et les artères (tout comme les méridiens et les points d'acupuncture), ils sont des centres d'énergie relativement autonomes.

Les *chakras** sont au nombre de sept. Quelle que soit la technique de yoga employée (éveil brutal ou progressif), le yogi cherche à éveiller ces centres et plus particulièrement *sahasrara-chakra** qui relie l'énergie cosmique à notre énergie et définit ainsi l'état actuel de notre évolution. Cependant, pour qu'il y ait harmonie, tous les *chakras** doivent être éveillés afin que la *kundalinî** émerge de son siège, le *muladhara-chakra**.

d/ Description des chakras

1 - *Sahasrara-chakra* : il est en quelque sorte le chef d'orchestre de tous les *chakras**. Situé au sommet du crâne, « cette porte de passage », ce centre d'énergie permet de s'ouvrir à l'infini, à la « non-forme ». C'est là que la *kundalinî**, force d'énergie, s'unit avec *Shiva** et que le yogi atteint le « *nirvikalpa samadhi* » (« super conscience ») où toute notion de séparation et de dualité se dissout. Conscience et énergie ne font plus qu'un. Son *mandala** (schéma mnémotechnique) est représenté par un cercle entouré de mille pétales (mille *nâdîs** prennent naissance à cet endroit). C'est le siège des facultés mentales, de la sensibilité, de l'intelligence et de la volonté. C'est le centre de la relation entre l'esprit universel (conscience cosmique) et le caractère individuel (conscience karmique), lesquels définissent notre état actuel d'évolution. Tous les yogis recherchent la maîtrise de cet espace de vibrations qui assimile l'énergie à la désincarnation autant qu'à l'incarnation. Le yogi recherche également pour ce centre des affinités avec les ambiances causales de la création afin de s'y identifier (enrichissant la mémoire de ce centre psychique et permettant l'orientation du corps subtil).

2 - *Âjnâ-chakra* : ce centre de commandement (où se situe la glande hypophyse) est le premier *chakra** touché par les vibrations de sahasrara qui se dirigent ensuite vers les autres centres par le canal de la *nâdî-sushumnâ**. Son *mandala** qui a la forme d'un cercle orné de deux pétales contient les lettres *HA** et *THA**, respectivement symboles de la lumière solaire, d'énergie positive et de la lumière lunaire, d'énergie négative. Ajna, ayant un pouvoir modulateur sur les systèmes nerveux, commande les fonctions physiques qu'ils coordonnent avec les fonctions intellectuelles et psychiques. Le graphisme sanskrit du vocable *OM**, principe de l'ambiance d'*âjnâ*, se situe en son centre cinétique ; ce point d'équilibre des forces praniques se place à l'intersection de deux lignes : une ligne verticale passant par le milieu du sommet du crâne ; une ligne perpendiculaire au front (1 cm au-dessus de la racine du nez). Il est dit que celui qui peut se concentrer sur *âjnâ* parvient à dissoudre le karma causé par ses vies passées et à obtenir ainsi la libération.

3 - *Vishuddha chakra* : ce *chakra** aux 16 pétales (16 nâdîs* partent donc de ce centre) est à la base de la gorge, et la concentration sur ce centre permet de développer le pouvoir de la parole, mais donne aussi accès à l'*akâsha**, espace subtil où sont inscrits tous les événements. La glande endocrine en correspondance avec la thyroïde produit la thyroxine qui intervient dans la croissance et le métabolisme.

4 - *Anahata chakra* : ce centre d'énergie se situe à l'endroit du plexus cardiaque et régit l'émotivité, la sentimentalité, le courage ; la concentration sur ce centre permet une ouverture aux autres et développe le rayonnement d'amour. Ses douze pétales donnent à penser qu'il y aurait une correspondance avec les douze méridiens de la circulation d'énergie dans le corps (en particulier, les circuits du cœur, des poumons et le maître du cœur sont régis directement par ce centre). À l'intérieur du *mandala**, « l'étoile de David », symbole de la puissance cosmique (énergies mâle et femelle) et l'action d'*anahata* sur les méridiens (et donc la fonction des organes) font de ce *chakra** le siège de l'expression de soi.

5 - *Manipura chakra* : ce centre se situe dans la *nâdî* sushumnâ** au niveau du nombril. Il contrôle les fonctions hépatiques, gastriques... et est l'accumulateur des énergies provenant des autres *chakras**. Étincelant comme un joyau, l'élément feu y est prédominant et permet l'expression et la conscience de la vitalité physique (c'est le *hara** où est accumulé le *ki**, la conscience-énergie pour les Japonais). La concentration sur ce centre augmente le pouvoir d'autoguérison, la vitalité, grâce à l'apport pranique des respirations abdominales.

6 - *Svadhisthana chakra* : situé à la racine de l'organe génital et dominant la partie intérieure de l'abdomen, ce *chakra** reçoit le *prana** d'origine alimentaire qu'il redistribue ensuite (nous voyons là l'importance d'une alimentation saine et bien équilibrée). La respiration complète et les barattages (*nauli**...) améliorent le bon fonctionnement des éléments dépendants de ce centre. Une relation existe entre les *chakras** les uns envers les autres et le lien avec *manipura** (énergie), *muladhara** (sexualité) et *anahata** (émotivité) démontre l'influence de la diététique sur tous nos comportements.

7 - ***Muladhara chakra*** : *mula*, racine ; *adhara*, support ; entre anus et organes génitaux, à la base de la colonne vertébrale, ce centre est la racine de *sushumna** rencontrant aussi les *nadis**, ida* et *pingala** ; c'est dans ce *chakra** que siège la *kundalini** qui distribue son énergie dans les autres centres et, lorsqu'elle s'éveille, vient s'éclater en *sahasrara chakra** par l'intermédiaire d'*âjnâ* ; ces trois centres étant liés grâce à la *nâdî sushumnâ*, canal de transport pranique.

Le développement de la conscience de ces *chakras**, en plus des effets bénéfiques qu'il procure, permet la réalisation de sa spiritualité à travers la mort de l'ego et la recherche de soi. Deux possibilités s'offrant quant au chemin à suivre pour découvrir cette unité avec la globalité de son être :

- *par le paroxysme, en développant ce qui est déjà le plus développé. Par exemple, grâce au yoga de l'action ou par des voies « abruptes » et « rapides » telles que la méditation zen ;*
- *par l'équilibre, voie plus longue mais moins périlleuse, et en choisissant par exemple la pratique du yoga qui respecte les étapes de Patanjali* et permet l'existence à la fois dans le monde « matériel » et « spirituel ».*

D - *Pratyâhâra* : retrait des sens, détachement*

Ce cinquième pilier du *Râja-yoga** et du *Hatha-yoga** se traduit par « retrait des sens ». L'esprit s'est émancipé de la domination des sens et des objets des sens. Il y a une abstraction des facultés sensorielles et une intériorisation de l'attention.

Les sens ne sont que des fonctions psychophysiologiques par lesquelles nous recevons des informations sur certains éléments du milieu extérieur de nature physique (vue, audition, toucher) ou chimique (goût, odorat). Ces informations reçues par le système nerveux central vont produire des sensations plus ou moins agréables ou désagréables ou vont engendrer chez certaines personnes des désirs. Si l'esprit s'identifie à l'objet ou devient l'esclave de ces désirs, la personne peut être entraînée dans un processus d'accaparement, de « plus-avoir » au lieu d'un « plus-être ».

Selon la « philosophie » du yoga, la conscience se manifeste selon trois *guna**, c'est-à-dire trois formes, trois manières d'être. Ces trois qualités sont :

- *Rajas**: qualité de mouvement, d'action qui rend une personne active, énergique, tendue vers un but, volontaire. Elle risque, si elle suit trop ce « penchant », de se laisser entraîner par la passion, son ambition, voire son avidité.*
- *Tamas**: cette deuxième forme représente l'inertie, l'obscurité, l'ignorance, notamment en matière de spiritualité. Une personne qui est mue essentiellement par cette manière d'être, peut se laisser emporter par la colère ou peut rester longtemps prisonnière du filet de ses propres illusions.*
- *Sattva**: c'est une manière d'être conduite par le principe d'équilibre, d'harmonie. La droiture, la sincérité, la bonté conduisent les pas de la personne vers la clarté et la sérénité. L'adepte du yoga est une personne comme les autres, mais par sa sâdhanâ*, c'est-à-dire la pratique d'une discipline spirituelle, une recherche, une quête, il va pouvoir se connaître de mieux en mieux et chercher à vivre d'une manière équilibrée, sereine, c'est-à-dire « sattvique ». Rien ne peut troubler sa paix intérieure.*

E - *Dhâranâ* et dhyâna* : concentration poussée et méditation*

- *Dhâranâ*: stade plus poussé de pratyâhâra*. C'est un travail de concentration sur un point précis.*
- *Dhyâna*: méditation profonde.*

Grâce aux exercices respiratoires (et en particulier au *pranayama**), au travail postural, à la relaxation, l'adepte a déjà appris à diriger son attention afin de devenir à la fois de plus en plus vigilant et de plus en plus conscient. Cet état de conscience permet d'être réceptif à toutes les manifestations de l'être, que ce soit au niveau des tensions, des émotions ou des pensées. Cependant, cette attention peut être davantage développée grâce à des exercices de concentration. Il est facile d'observer que nos sens sont constamment sollicités par des objets extérieurs, ce qui a pour effet de disperser notre énergie. Cette énergie doit être rassemblée, concentrée et tous nos sens, notre mental, notre être entier « tendus » vers un objectif unique. Cette tension vigilante vers un but ultime aura des effets beaucoup plus bénéfiques si elle s'accompagne d'un « lâcher-prise », d'une attitude de « non-faire », pour employer une terminologie commune au yoga et au zen. Le chat est sur ce point un modèle du genre : détendu, relâché, allongé nonchalamment sur le flanc, il peut en une fraction de seconde bondir, détaler ou combattre.

L'étape suivante est celle de la méditation qui n'est pas à proprement parler une technique mais un état ; par contre, pour s'introduire dans cet état ou, plus exactement, pour retrouver cet état, qui est permanent en nous, les yogis ont élaboré, structuré une sorte de méthode qui, suivie avec patience, persévérance, et grâce à une progression équilibrée, donne des résultats indiscutables.

1 - Les supports de la concentration et de la méditation

a/ La posture

Comme pour la pratique des *asanas**, elle doit être ferme (*sthira**) et agréable, aisée (*sukha**). Ferme signifie stable, fixe, assurée, solide et indique l'immobilité ; cette fermeté s'adresse aussi bien au corps physique qu'au mental qui est invité à prendre une attitude déterminée, décidée, résolue ; l'aisance est synonyme de confort, de douceur, grâce surtout à la relaxation dans l'effort. Méditer signifiant retrouver son centre, son « moyeu », l'adepte doit trouver le point du juste équilibre entre effort-fermeté et aisance-douceur.

La colonne vertébrale doit être étirée, sans tension. Les yeux sont clos ou semi-ouverts, selon les méthodes. Le corps est placé en position assise, différente selon les possibilités de chaque adepte.

b/ L'état d'esprit

Les techniques de concentration bien que précises et rigoureuses ne doivent pas prendre le pas sur la façon de les utiliser. Voici quelques conseils permettant de pratiquer dans un certain état d'esprit :

- *Être modéré en toutes choses : par exemple n'aborder le demi-lotus que très progressivement ; ne pas vouloir « à tout prix » rester dans la posture, essayer au contraire d'établir un dialogue tendre avec ses muscles, son mental.*
- *Apprendre à devenir un observateur impartial, sans porter de jugement de valeur ; s'introduire de plus en plus dans un rôle de témoin neutre qui se contente de noter, d'enregistrer tel ou tel phénomène (sensations diverses, cheminement des pensées...).*
- *Accorder beaucoup d'importance au lieu de pratique (mêmes critères que ceux évoqués pour le travail postural).*
- *Trouver le juste milieu entre l'indulgence envers soi-même (fatigue corporelle par exemple) et la fermeté, la volonté.*

c/ L'attention

Une fois installé dans la posture de méditation, l'attention est dirigée vers des « objets de concentration » afin de focaliser le mental sur un point précis. Les exercices de concentration, nombreux et très variés, permettent à chaque adepte de trouver la technique qui lui convient le mieux (voir page 206).

2 - Les effets de la concentration-méditation

Bien qu'il s'agisse de pratiquer « sans but et sans profit », les conséquences d'une méditation régulière et persévérante sont nombreuses :

- *la possibilité, à tout instant, de se « recentrer », de retrouver sa paix intérieure,*
- *le développement de la sensation de verticalité de la colonne vertébrale qui va induire une attitude psychologique positive, favoriser la ventilation et la circulation énergétique,*
- *la sensation d'être dans un corps plus conscient, plus habité,*

- *l'abandon de tous les obstacles à notre réalisation, en particulier l'état d'aveuglement (ou d'ignorance),*
- *un meilleur contrôle du mental en devenant un spectateur plus conscient,*
- *un ralentissement du rythme cardiaque ; on peut ainsi, à volonté, reposer le cœur,*
- *une meilleure coordination entre le cerveau et le corps, c'est-à-dire entre la pensée et l'action, d'où une rapidité accrue des réflexes et des prises de décision,*
- *un changement d'état de conscience qui donne une qualité d'être à l'image de ce qu'est devenu le souffle : ouvert, dilaté (joie), tranquille (état de paix), ténu (désirs contrôlés),*
- *le développement de la patience, de l'équanimité, de la liberté (sans attache) ; ce dernier point est important car il permet de ne pas « s'identifier » à un échec, une réussite, une tristesse dus à un événement « extérieur à soi ». Ne suis-je plus un être humain parce que je viens de perdre le championnat du monde ? Ne puis-je donc me définir uniquement en étant champion de ... ? Ne suis-je donc qu'un titre, une médaille ? La méditation permet, dans le brouhaha du chaos intérieur, de découvrir le silence intérieur. Ainsi, l'esprit apprend à être tranquille au milieu du mouvement physique et mental. La conscience personnelle perd ce désir qui la pousse à faire des expériences incessantes ou bien, dans l'action, elle vit et agit dans cet état d'humilité qui est celui d'un observateur neutre, impartial. Cette observation nous montre la superficialité de notre moi, agité, bavard, chaotique, dispersé, alors que le moi profond est lui calme, pacifié, ouvert et que la conscience de son existence nous fait vivre dans une liberté inconditionnelle, « une plongée dans l'innocence »,*
- *un relâchement total de tous les muscles du corps en ne conservant qu'un juste tonus musculaire. Cet état de « lâcher-prise » permet à l'énergie d'être dans le royaume de la non-dualité : cette énergie n'est plus divisée, dispersée, fragmentée en pensées et en émotions contradictoires ; la dualité du sujet et de l'objet, de l'observateur et de l'observé n'existe plus. L'énergie est là, rassemblée à sa source, dans sa totalité, sa plénitude. Quand l'être a l'occasion de se mettre*

en mouvement, c'est l'énergie tout entière qui s'exprime, une énergie qui n'est plus portée par la force des impulsions, des pensées, des émotions. Il n'y a plus de division entre l'intérieur et l'extérieur, entre l'individuel et l'universel. Dans cet état de relaxation, une nouvelle énergie est libérée et un changement de métabolisme s'opère grâce à la qualité créatrice de cette énergie qui maintient l'être dans un état d'éternelle fraîcheur, de joie profonde,

- *dans l'état de méditation, le champ de l'attention est très large et l'intensité de l'attention très profonde car il n'existe nul centre qui dirige le mouvement et pas de circonférence qui le limite. Ainsi, ce mouvement sans tensions ne peut pas nous épuiser quelle que soit l'activité en cours. On se sert alors du corps d'une autre manière et l'esprit œuvre d'une façon qualitativement différente.*

F - *Samâdhi* : état « d'enstase », de supra-conscience*

C'est un état « d'absorption » que Mircea Éliade (« Le yoga, immortalité et liberté ») appelle « enstase » plutôt qu'extase car le yogi n'est pas sorti de soi mais au contraire réalise un retour à soi, retrouve la véritable nature de son âme. Lorsque le yogi s'établit définitivement dans ce centre immobile de l'âme, qui est paix et béatitude, il obtient la libération du cycle des naissances, il se libère des liens du *Karma**, il connaît le *Nirvâna**, l'immersion de son moi dans l'existence infinie, l'illumination intérieure.
Le corps et les sens du yogi entrent dans un repos total alors qu'il est cependant pleinement éveillé. Cet état est difficilement descriptible par les mots : c'est une expérience unique de la conscience, une connaissance intime de la Vérité, de la Paix infinie, d'une joie indicible. Les notions de « je », de « mon » sont noyées dans un océan de béatitude. Il n'existe plus ni « intérieur », ni « extérieur », tout n'est que fusion entre « soi » et « Soi ».

Afin de mieux saisir « l'idéal » du yogi, voici deux textes : le premier est extrait de la Bhagavad Gita ; il donne des indications précises et techniques sur le comment de la méditation. Le second est un texte attribué à Shankara (appelé aussi Shankarâcharya, « maître Shankara »), célèbre professeur du VIIIe siècle (après J.-C.) de l'advaïta-vedânta (une des écoles du Vedânta selon laquelle, dans le macrocosme comme dans le microcosme, l'Un, l'Absolu est seul, vrai et réel, tandis que la manifestation, la multiplicité ne sont qu'une illusion).

• « *L'ascète doit se recueillir sans cesse, retiré à l'écart, solitaire, contrôlant son esprit, n'aspirant à rien, dépossédé de tout, après s'être ménagé sur un emplacement purifié un siège stable, ni trop élevé ni trop bas, recouvert d'une étoffe, d'une peau d'antilope ou d'herbe sacrée. Là, la pensée ramassée en une seule pointe, maîtrisant ses opérations mentales et sensorielles, installé sur son siège, il s'unifie dans le yoga en vue de se purifier. Maintenant affermi le corps, la tête et le cou dans le même aplomb et dans l'immobilité, le regard concentré sur la pointe de son nez, sans le laisser porter en différentes directions, l'âme apaisée, exempte d'angoisse, fidèle à l'observance de la chasteté (...) qu'il se tienne dans cette posture tendu vers moi.*
Se ramenant ainsi sans cesse à l'unité, l'adepte du yoga dont les facultés mentales sont maîtrisées accède à la paix où – but suprême – s'éteint toute misère. » *Bhagavad Gita, VI*

Le chant de l'âme, Atmas Satkam de Shankarâcharya

• « *Je ne suis ni ego, ni raison, je ne suis ni esprit, ni pensée,*
Je ne puis être entendue, ni emprisonnée dans des mots, ni humée, ni entrevue,
Dans la lumière et dans le vent, on ne me trouve, ni même sur terre ou dans le ciel,
Je suis conscience et joie incarnée, Béatitude du Bienheureux.
Aucun élément ne m'a modelée, aucune enveloppe charnelle n'est mon refuge,
Je n'ai ni parole, ni mains, ni pieds : rien par quoi évoluer,
Je suis conscience et joie, Béatitude dans l'Absorption.
J'ai rejeté la haine et la passion, j'ai conquis l'illusion et l'avidité,
Aucun soupçon d'orgueil ne m'a effleurée, ainsi l'envie n'a jamais pu lever en moi ;

Au-delà de toutes croyances, hors d'atteinte de toutes richesses, plus loin que la liberté, plus loin que les désirs,
Je suis conscience et joie, et la Béatitude est ma parure.
Vertu et vice, plaisir et souffrance ne sont pas mon lot,
Non plus que textes sacrés, sacrifices, prières, ou pèlerinages,
Je ne suis ni nourriture, ni repas, ni encore celui qui mange,
Je suis conscience et joie incarnée, Béatitude du Bienheureux.
Aucune crainte de mort ne m'agite, aucune distinction de race ne me déchire,
Aucun parent ne m'a jamais appelée enfant, aucun lien de naissance ne m'a jamais tenue,
Je ne suis ni disciple, ni maître, je n'ai ni famille, ni amis,
Je suis conscience et joie, et me fondre dans la Béatitude est ma fin.
Je ne suis ni connaissable, ni connaissance, ni connaissant, l'absence de forme est ma forme,
J'habite parmi les sens, mais ils ne sont pas ma demeure,
Toujours sereine et en harmonie, je ne suis ni libre, ni esclave,
Je suis conscience et joie et c'est dans la Béatitude que l'on me trouve. »

Comment utiliser ce manuel ?

"L'endroit pour agir correctement c'est celui où on se trouve. »
*Swami Sivananda**

A - Rappel d'anatomie et de physiologie

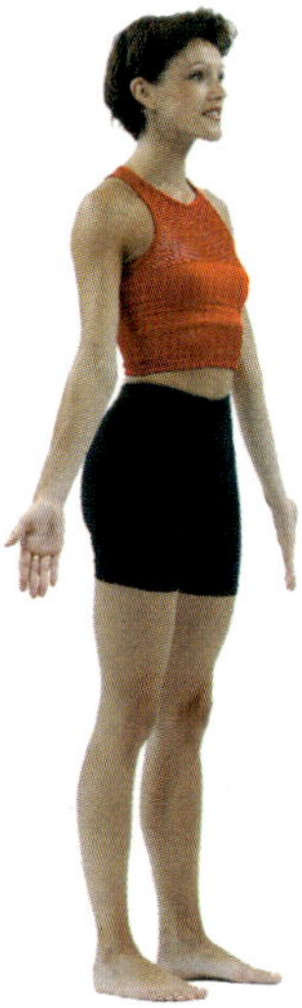

Ce chapitre présente des bases extrêmement simples d'anatomie. Un mouvement ou une position mettent en jeu trois systèmes : les os qui constituent le squelette ; les articulations qui relient les os entre eux ; les muscles qui les mobilisent.

Les mouvements et positions du corps peuvent se réaliser dans une infinité de directions lorsque s'additionnent les jeux de plusieurs articulations. C'est pourquoi, dans la pratique du yoga, il existe tant de postures. (Les mouvements ou positions décrits dans ce chapitre ne concernent que ceux utilisés dans la plupart des cours).

Les positions et les mouvements sont décrits à partir d'une position de référence, appelée « position anatomique » :

- **Debout, les pieds sont parallèles, bras le long du corps, paumes vers l'avant, cou dans le prolongement du tronc, regard parallèle au sol.**

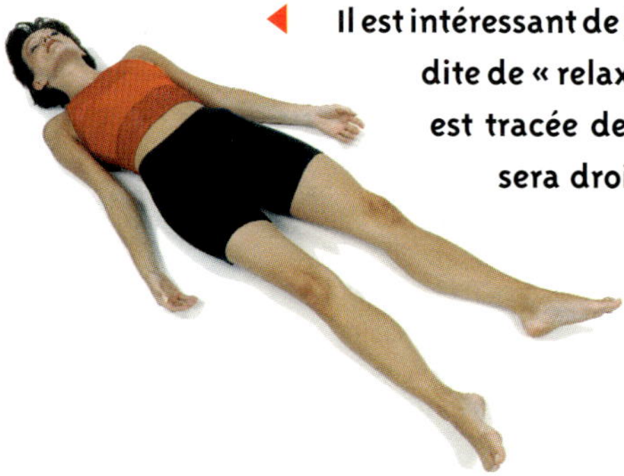

- **Il est intéressant de faire le rapprochement avec la position dite de « relaxation » : dans les deux cas, si une ligne est tracée des talons à l'arrière de la tête, celle-ci sera droite.**

LES POSITIONS DU BASSIN

« neutre »

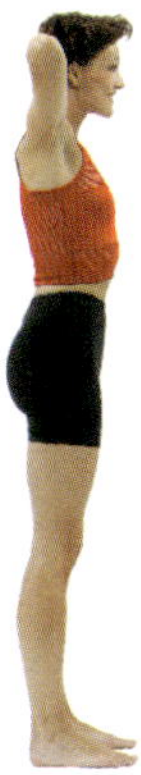

« rétroversion »

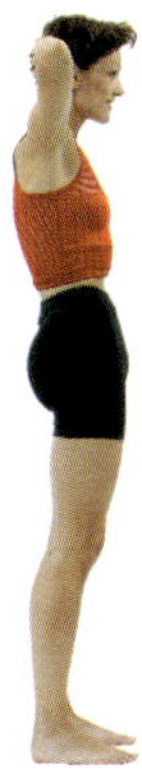

« antéversion »

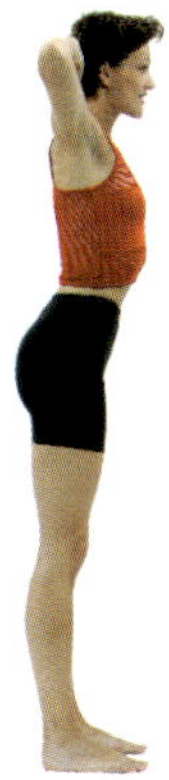

L'AUTOAGRANDISSEMENT

Il permet un renforcement de la musculation profonde du tronc. On peut pousser vers le haut ses mains, doigts croisés, placées sur la tête. On peut mettre sur le crâne un livre ou un sac de riz. Cette tonification se travaille également grâce aux différentes postures de méditation (voir p. 198) et celles conseillées pendant le *prânâyâma** (voir p. 202). Pendant le cours, on peut s'aider d'un bâton afin de faire prendre conscience de cette sensation de verticalité :

Réduire les courbures en position debout

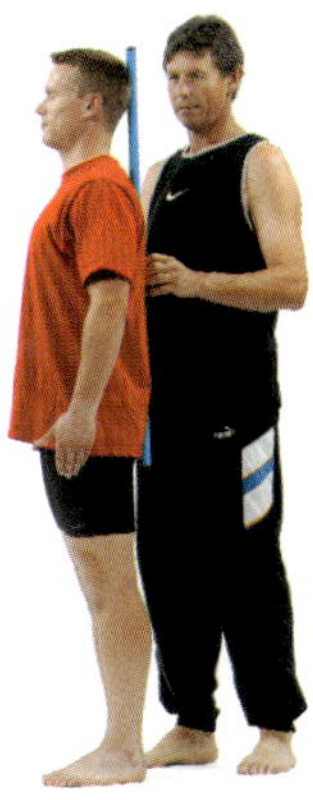

ou en position assise

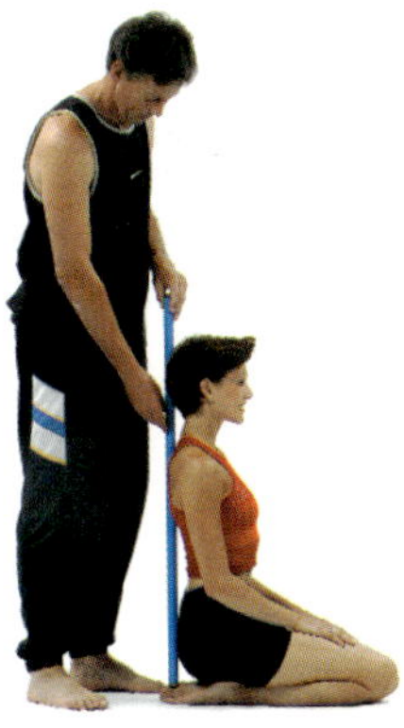

autoagrandissement, seul (*tadâsana*) voir p. 172

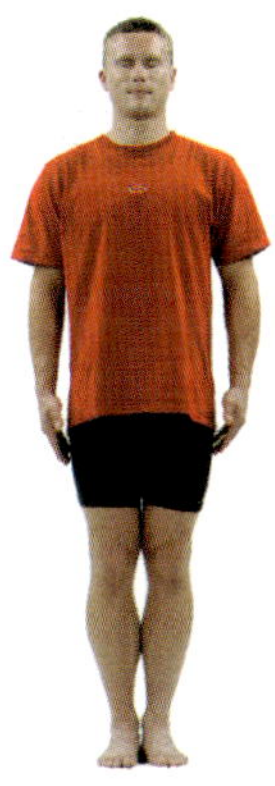

LES FLEXIONS

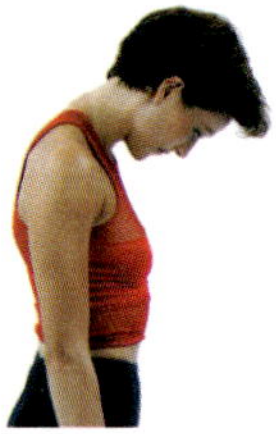

Cou

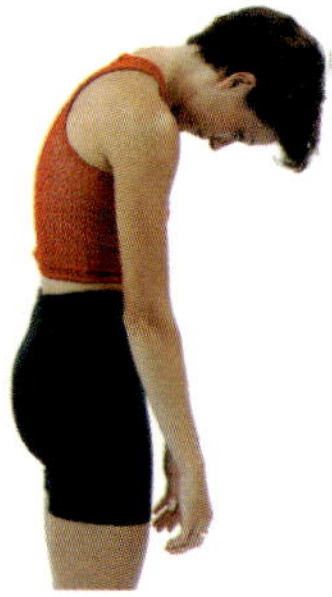

Dos (flexion dorsale)

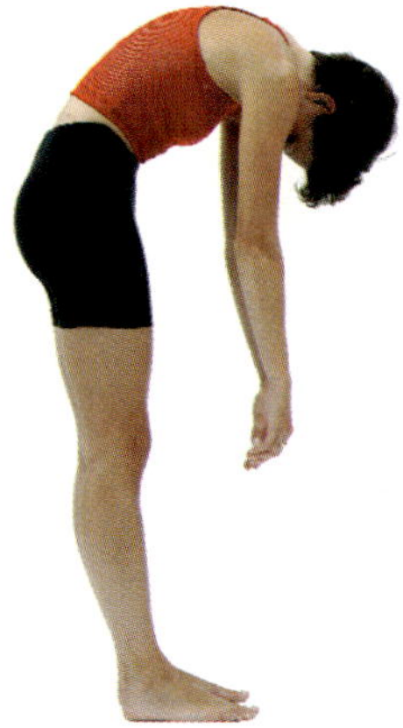

Flexion lombaire

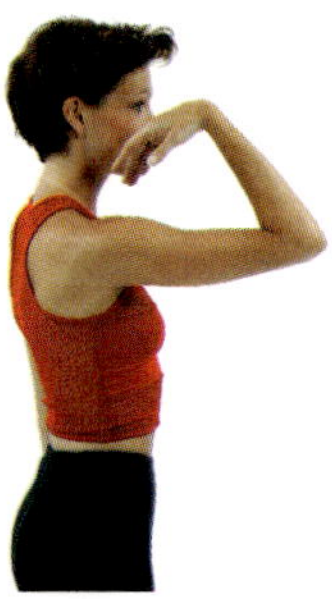

Coude

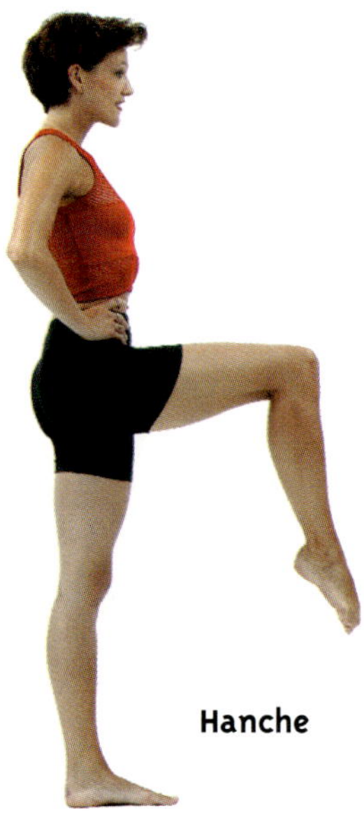

Hanche

Flexion de hanche
sans flexion du tronc

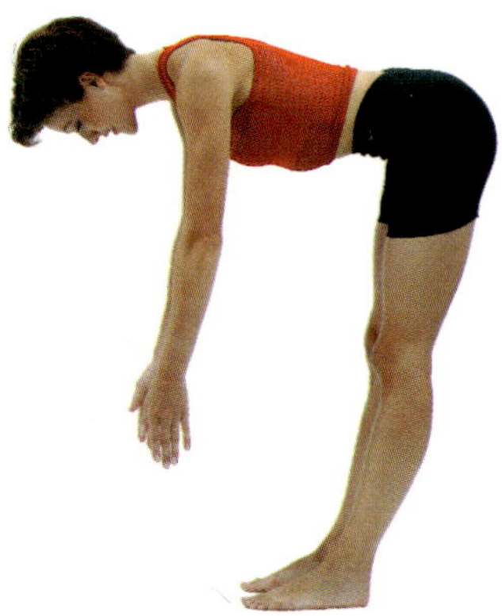

LES FLEXIONS (suite)

Genou

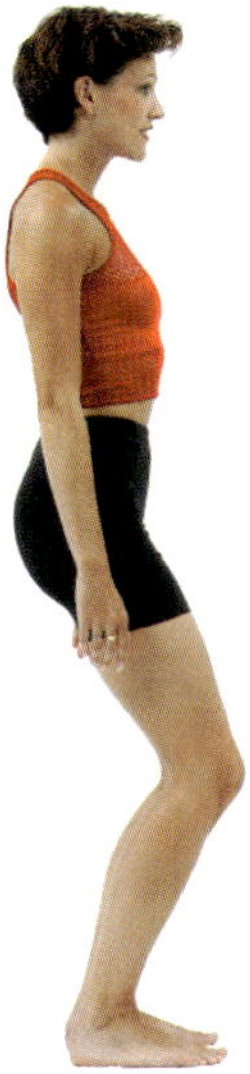
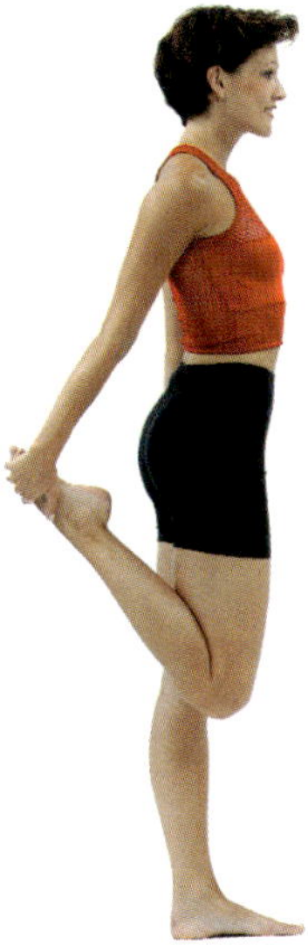
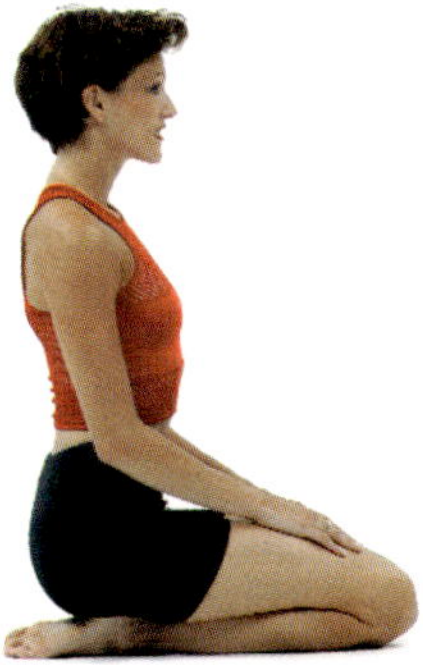

Pied (flexion dorsale)

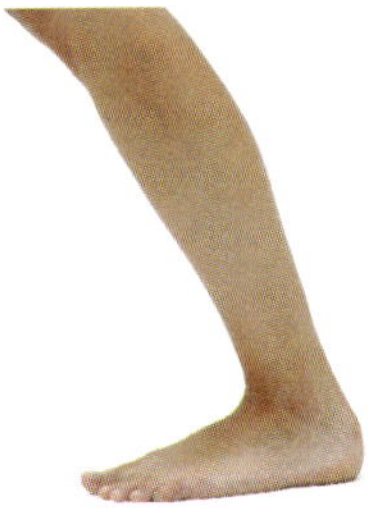

**Pied
(flexion plantaire,
appelée aussi extension)**

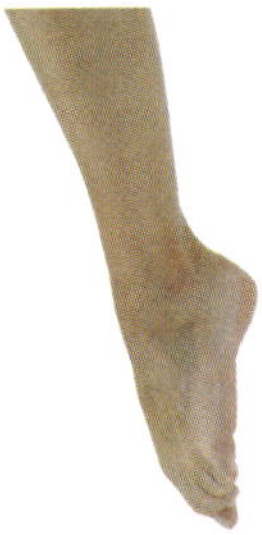

Poignet

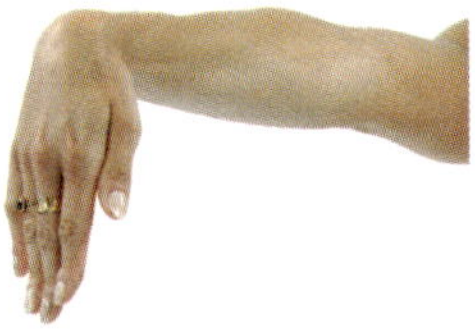

LES EXTENSIONS

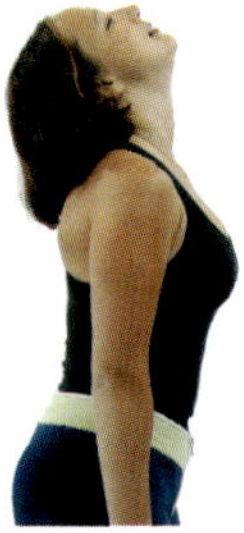

Cou

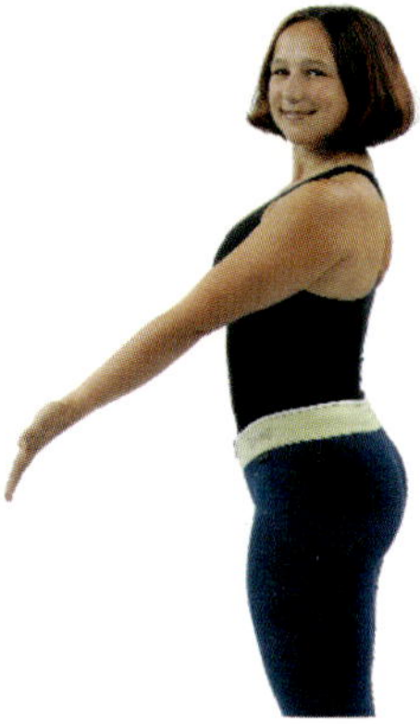

Coude

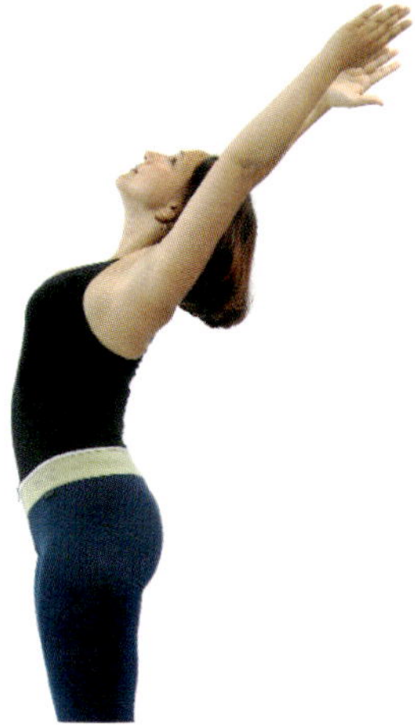

Tronc

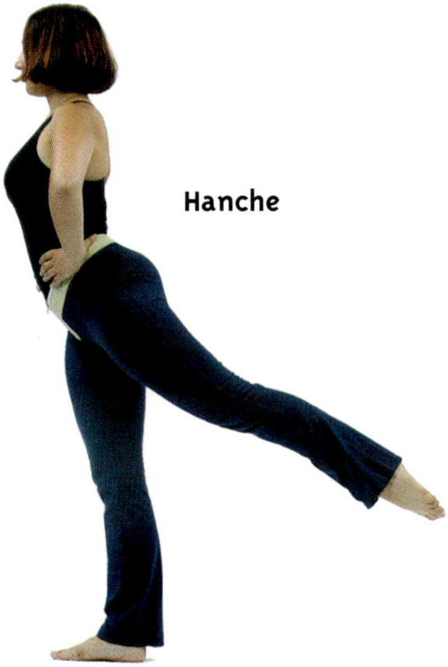

Hanche

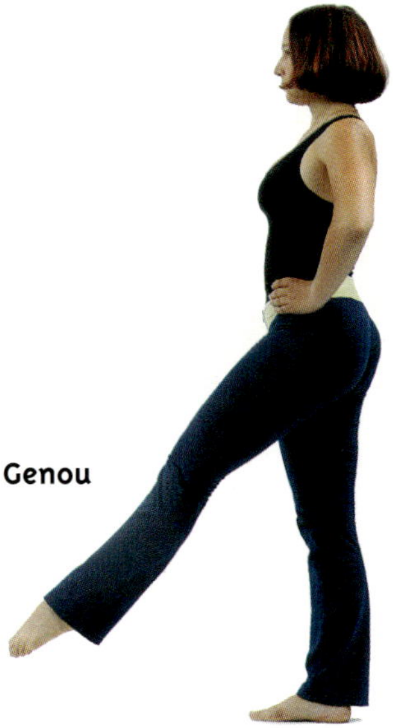

Genou

LES INCLINAISONS

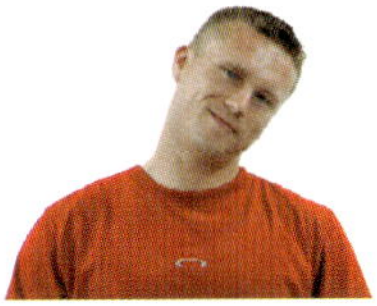

Cou

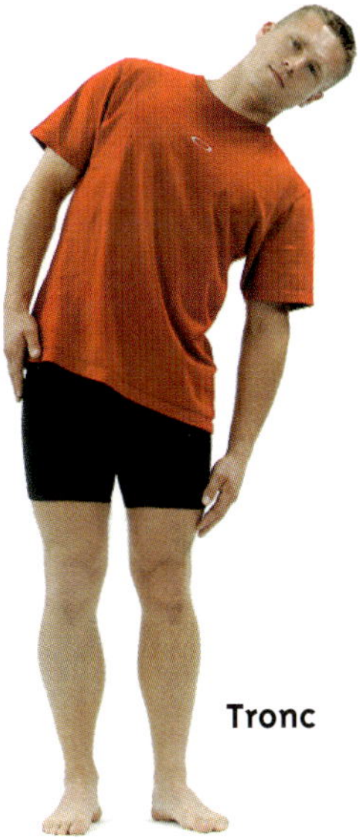

Tronc

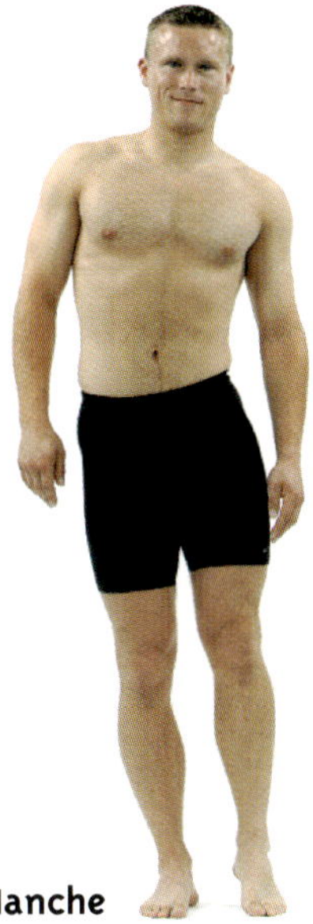

Hanche

LES ROTATIONS

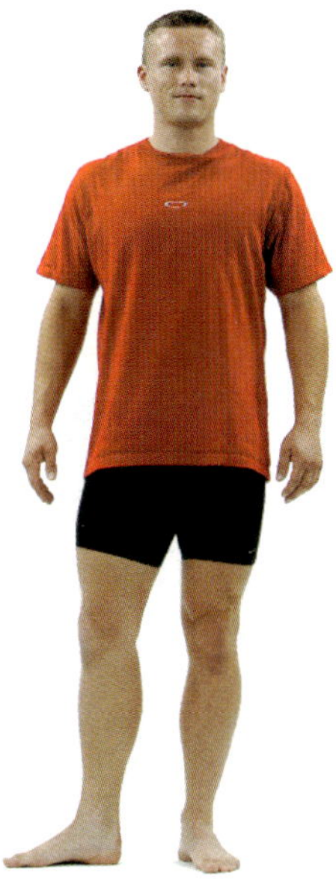

Genou (devant être légèrement fléchi pour cette rotation externe. La rotation interne du genou porte la tubérosité antérieure du tibia en dedans)

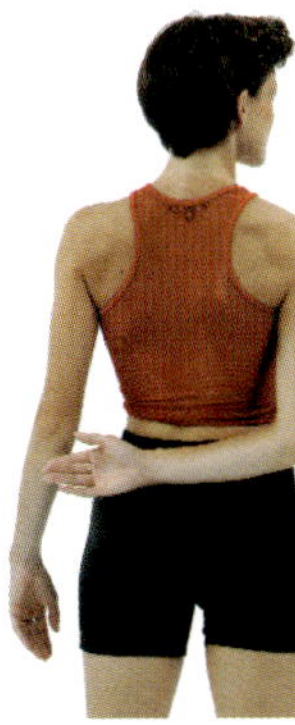

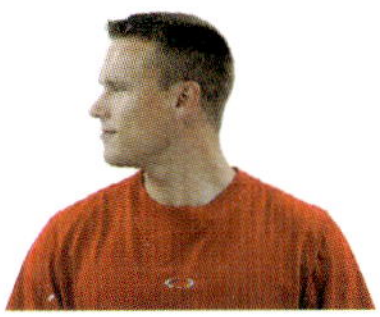

Cou

Épaule (rotation interne)

Hanche : dans la rotation externe (pied en dehors) ou interne (pied en dedans), le fémur tourne sur son axe (cette rotation externe de hanche est nécessaire pour effectuer la position du lotus ou du demi-lotus sans abîmer les genoux ou les chevilles)

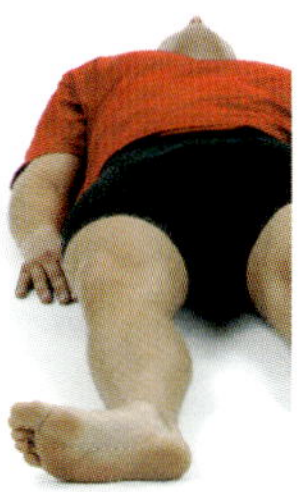

LES ADDUCTIONS

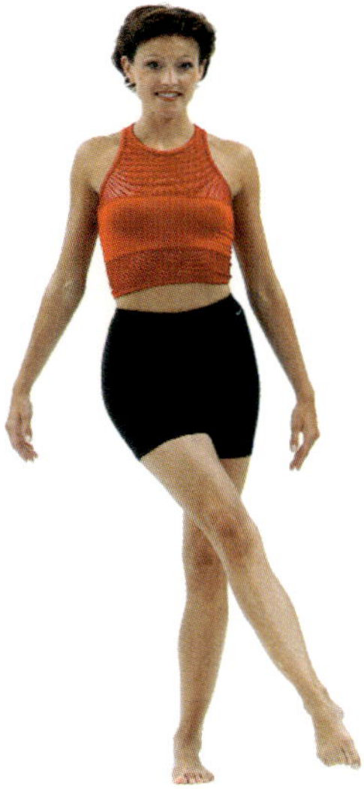

Hanche

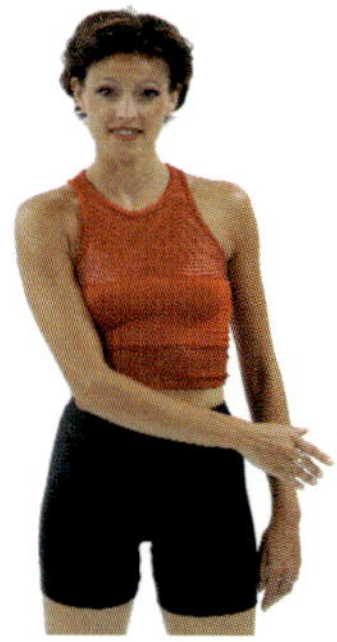

Épaule (bras devant le thorax ou dans le dos)

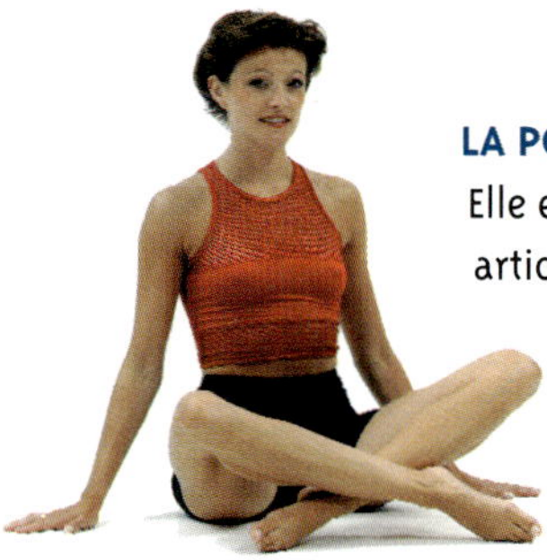

LA POSITION ASSISE (en tailleur)

Elle est l'exemple d'un additionnement de positions de plusieurs articulations en :

- flexion
- abduction
- rotation externe

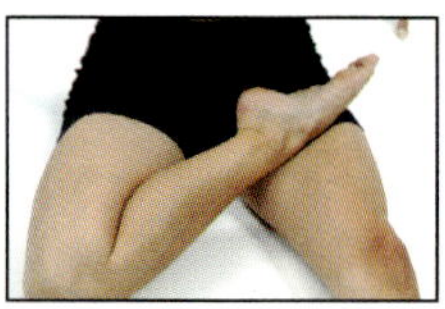

ainsi que la POSITION DU DEMI-LOTUS qui combine (au niveau du pied) :

- abduction
- supination
- flexion plantaire

(ces trois associations formant une INVERSION)

LES ABDUCTIONS

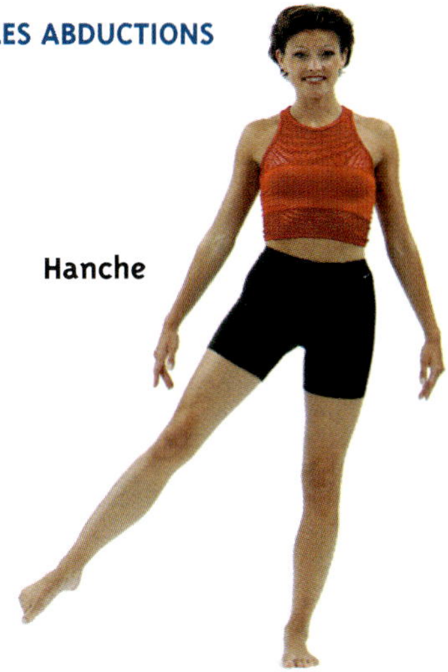

Hanche

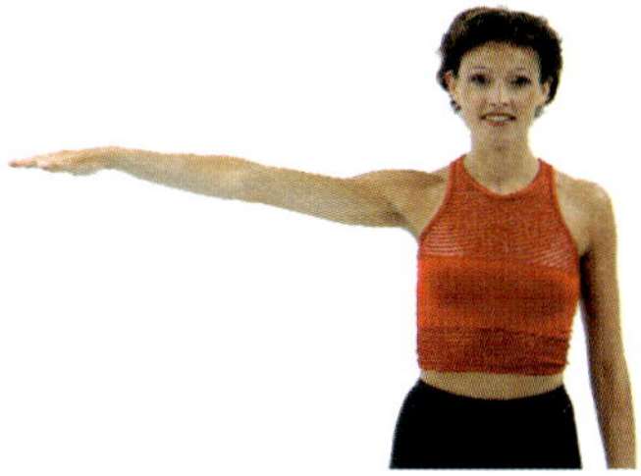

Épaule

L'ANTÉPULSION

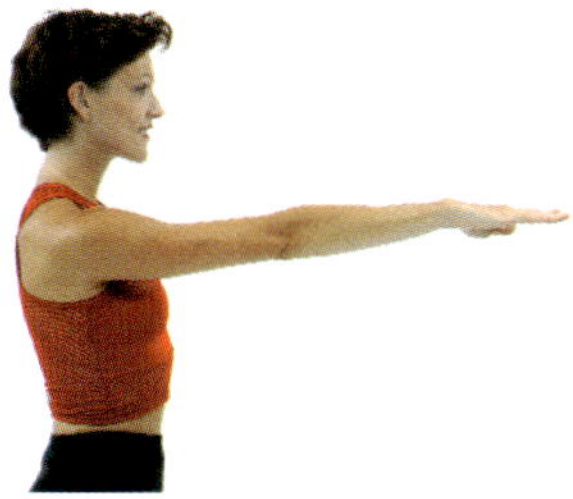

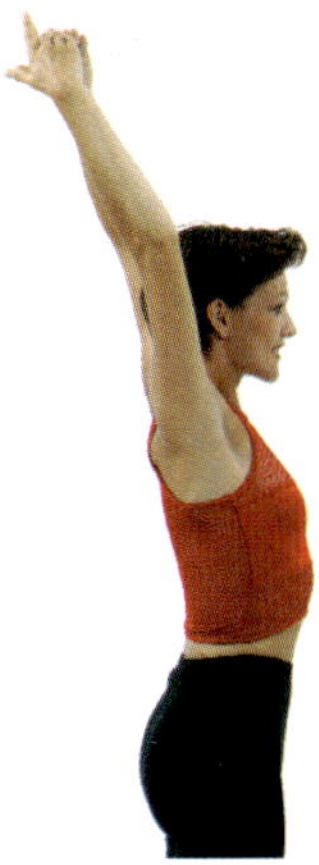

Une antépulsion avec une amplitude extrême entraîne une extension vertébrale et une ouverture thoracique.

LA RÉTROPULSION

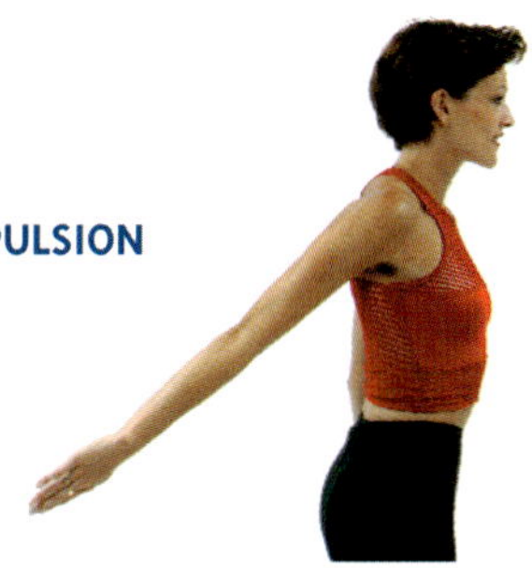

B - LA CLASSIFICATION DES POSTURES

Des centaines de postures et d'exercices peuvent donc être vécus par les pratiquants du yoga. Plusieurs classifications existent. Celle proposée dans ce manuel pratique se veut un moyen efficace de clarification permettant un emploi méthodique des postures. Elle doit faciliter la pédagogie et la compréhension de l'anatomie pour les enseignants. Quant aux élèves, ils pourront progresser avec méthode, rigueur et sans danger.

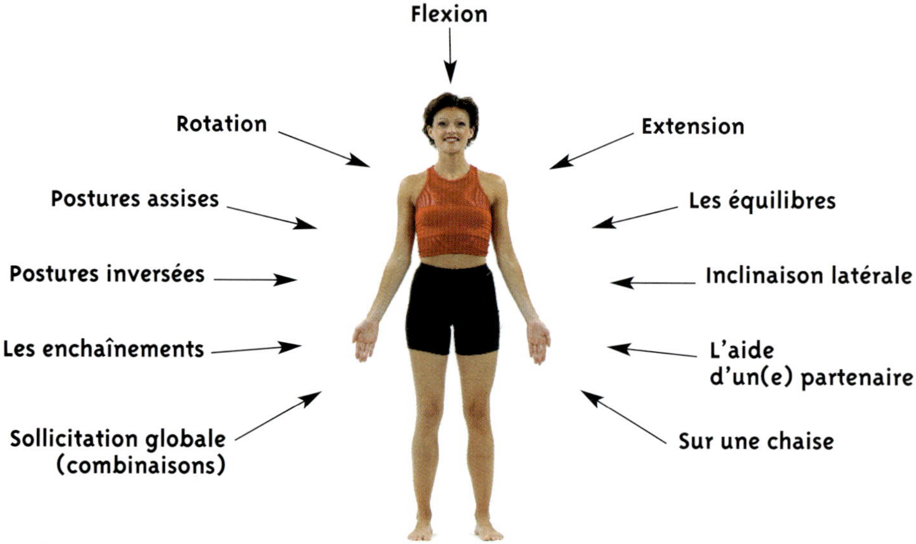

C - CONSEILS POUR UNE PRATIQUE EFFICACE

1 - La tenue

Elle doit être souple, permettant une grande liberté de mouvements (jogging, justaucorps, short,... Certaines personnes pratiquent même en maillot de bain). La tenue « idéale » étant celle avec laquelle on se sent le plus à l'aise.

- *Il est préférable de pratiquer pieds nus afin d'augmenter les sensations proprioceptives au niveau des plantes et d'autre part, de bénéficier d'un apport énergétique.*

- *Éviter les vêtements ou les ceintures qui serrent trop fort, empêchant ainsi de bien respirer, ce qui serait un comble dans la pratique du yoga.*
- *Prévoir des vêtements chauds pour la fin de la séance, surtout si celle-ci se termine par une relaxation.*

2 - Les accessoires

- *Un tapis de sol, personnel si possible, pour des raisons d'hygiène, afin de bien délimiter son espace et pour augmenter le confort lors des exercices au sol ;*
- *un coussin ou une couverture qui, pliés ou roulés, s'avéreront très utiles pour décambrer (placés sous les cuisses) ou pour plus d'aisance au niveau du cou (placés sous la tête). Pendant la relaxation, le pratiquant pourra utiliser la couverture pour ne pas avoir froid.*

3 - Le lieu

La pratique du yoga ne nécessite qu'un espace très réduit. Il n'y a pas besoin de matériel et l'adepte peut donc pratiquer dans n'importe quel lieu. Si possible, celui-ci devra être bien aéré, calme, tranquille et convenablement chauffé. Si le pratiquant en a la possibilité, il pourra aménager un endroit spécifique de son logement pour sa pratique afin de créer une ambiance de recueillement, d'imprégner son inconscient d'une certaine régularité. Certains adeptes s'aident d'images, de représentations de divinités, d'encens ou de musiques permettant de s'intérioriser.

4 - Le moment

L'idéal serait de pratiquer deux séances journalières : une le matin, de bonne heure, dès le réveil, à jeun ; une le soir, après une journée de travail ou d'activités, avant le dîner.
Mais la réalité est toute autre pour bon nombre de personnes : souvent on va « faire du yoga » une ou deux heures par semaine avec « son » professeur. Et bien, c'est mieux que rien ! Il faut laisser faire le temps,

attendre que l'alchimie intérieure se fasse et petit à petit domestiquer son corps, apprivoiser son mental pour pratiquer, encore pratiquer, peut-être de plus en plus, mais surtout de mieux en mieux.
Et puis un jour, peut-être, l'adepte ne fait plus cette différence entre une séance et la vie quotidienne : toute la journée il agit, il se comporte comme un yogi, calme, serein en toutes circonstances.

5 - La durée

Celle-ci varie en fonction du temps dont dispose l'adepte lorsqu'il s'agit de sa pratique personnelle. Qu'elle soit de 15 à 75 minutes, c'est surtout la qualité de concentration, l'assiduité qui importent.
En ce qui concerne les cours avec un professeur, il faut bien évidemment compter avec les contraintes institutionnelles, les habitudes culturelles et les obligations de chacun. Généralement, les séances durent entre une heure et une heure trente, et un ou deux cours par semaine sont proposés.
Il faut essayer de « s'entraîner » le plus régulièrement possible afin d'acquérir de bonnes habitudes et de créer une sorte de (re)conditionnement positif.

D - CONSEILS AUX PRATIQUANTS EXPÉRIMENTÉS ET AUX ENSEIGNANTS

1 - Le professeur de yoga

La pédagogie est, à la fois, une science de l'éducation et une méthode d'enseignement. Elle a pour but de former, d'instruire, de cultiver, d'éduquer, c'est-à-dire de permettre à chacun de développer ses aptitudes en lui inculquant des principes. Les objectifs peuvent être à court ou long terme, généraux ou particuliers. Ils varient en fonction de nombreux facteurs : les motivations des pratiquants, leurs aptitudes ; les conditions de travail, les moyens d'évaluation, les compétences du professeur. Quand ce professeur est-il dit « qualifié » ? Quels sont les critères de jugement de valeur ? Est-il qualifié par rapport à des diplômes, par rapport au nombre d'années de pratique, d'enseignement, par rapport à ses responsabilités locales, nationales au sein d'associations, d'écoles, de fédérations ? Ou est-il qualifié par rapport à la tradition yogique qui est surtout un état d'esprit ?

Le professeur de yoga se doit d'être reconnu socialement (même d'un groupe restreint) s'il veut transmettre cette discipline, la vision du monde qu'elle fait naître, ou tout simplement pour exercer son activité sur un plan professionnel. Les critères de qualification peuvent être étudiés à deux niveaux : un minimum de connaissances énumérées dans les chapitres précédents pouvant donner lieu à des sanctions (examens, diplômes). Les conséquences de l'acquisition de ce savoir sont : des risques limités quand aux erreurs possibles (en *Hatha-Yoga** particulièrement, pratique extrêmement logique, rigoureuse et précise) ; donner un minimum de garanties aux publics auxquels on s'adresse ; pouvoir démontrer, quand il le faut, le bien-fondé de cet art ou de cette science qu'est le yoga : on peut alors opposer des arguments solides (anatomie, physiologie entre autres) aux détracteurs de cette discipline, qui, bien que n'ayant souvent pas approfondi le sujet, brandissent des épouvantails (lotus, posture sur la tête pour prouver les dangers sur le plan physiologique ; confusion entre relaxation et hypnose ; une vision erronée de la méditation ; une accumulation de clichés concernant les objectifs du yoga...). Mais le yoga a-t-il besoin d'être défendu ?
L'état d'esprit dans lequel est vécu, enseigné le yoga : il n'y a pas là de critères scolaires ou universitaires, mais un ensemble d'attitudes, de comportements face aux problèmes du monde, à la vie en groupe ; la façon dont on se situe dans l'univers, sa place dans la société, ses liens avec l'ordre cosmique.

Pas de confusion possible entre professeur de yoga et *guru**

L'ensemble des traditions nous affirme que la « libération » n'est pas à rechercher ailleurs qu'en nous-mêmes. Le *guru** n'est donc là, prêt de nous, que pour nous permettre de lever les voiles qui nous empêchent de voir notre nature essentielle. Il sert de relais avec le *guru** intérieur, nous donne des indications précises pour nous orienter vers l'essentiel.

Mais devenir disciple demande une préparation humble et persévérante. Il est nécessaire tout d'abord de mettre un peu d'ordre à l'intérieur de soi, de mieux se centrer, d'être moins superficiel, de se débarrasser de bon nombre de conditionnements, de peurs, de convoitises, de besoins, d'attachements.

La discipline du yoga peut permettre cette purification et créer ainsi les conditions pour que la relation maître-disciple soit efficace et féconde. Le professeur de yoga peut donc jouer ce rôle de « préparateur », ce qui est déjà énorme. N'est-ce pas grâce à tout le travail des instituteurs(trices) de maternelle, de cours préparatoires et élémentaires (qu'on appelle d'ailleurs « maîtres » et « maîtresses » !) que les enfants peuvent continuer leurs études supérieures ? Le professeur de yoga peut donc jouer un rôle d'initiateur et accompagner l'élève jusqu'à un certain point. Mais à un moment donné, et tous les « grands spécialistes » du yoga le reconnaissent, le maître est indispensable.

Jean Varenne va encore plus loin puisqu'il dit : « Le yoga, il faut, pour le pratiquer, être sous la direction d'un maître qui a préalablement donné l'initiation ; or celle-ci est réservée aux seuls renonçants. Impossible donc de confondre cette discipline avec une gymnastique, ni avec une philosophie mondaine : le yoga est l'un des chemins conduisant à la Délivrance ceux qui sont aptes à y accéder et la bonne volonté, en la matière, ne suffit pas. » (« *Le yoga et la tradition hindoue* » *Editions Retz*).

Il est donc vrai que la sagesse ne s'acquiert pas en trois jours de stage ! Le chemin, parfois long et ardu, demande des efforts, de la discipline, de la persévérance, qualités qui se développent par une pratique régulière et sincère même « d'un petit yoga pépère » (pour reprendre l'expression d'André Van Lysebeth) ou d'une « gymnastique évolutive » (exprimée par Nil Haoutoff). Ainsi *guru** et professeur jouent-ils un rôle complémentaire. Comment monter vers les hautes cimes sans un entraînement préalable, l'acquisition d'une bonne technique et d'une grande résistance pour faire face aux multiples obstacles, au découragement éventuel, à l'abandon toujours possible ?

Ces hautes cimes de notre monde intérieur sont à notre portée. Il suffit d'un déclic pour en commencer l'ascension : une prise de conscience après un événement douloureux ; une rencontre ; la lecture d'un livre, voire même d'une simple phrase.
Mais ce peut être tout simplement après une séance de yoga où le mental, devenu paisible, laisse entrevoir quelque chose d'autre, d'inhabituel, nos sens étant alors tournés vers l'intérieur.

Cet autre regard révèle, dans un silence intérieur, le réel dépouillé. Mais ne vaut-il mieux pas un « petit » yoga où les élèves pratiquent des « posturettes » que pas de yoga du tout ? Voici deux anecdotes citées par André Van Lysebeth (voir bibliographie) qui a été un précurseur quant à la diffusion systématique du yoga grâce à ses ouvrages et sa revue. (Extraits d'une interview d'André Van Lysebeth par Michèle Moreau de Melen dans la revue Viniyoga n°28 de décembre 1990) :

- *« Ce n'est un secret pour personne que Gérard Blitz a été un des fondateurs du Club Méditerranée et un de ses animateurs principaux. C'était aussi un adepte du yoga puisqu'il était secrétaire de l'Union Européenne des Fédérations Nationales de Yoga (U.E.F.N.Y.). C'est lui qui a imposé le yoga dans les villages du Club. Et qu'est-ce qu'il a fait pour trouver des enseignants ? Il a fait venir Eva Ruchpaul (formatrice et directrice d'une école de yoga) et lui a dit : « Pouvez-vous former des professeurs ? Vous avez une semaine ». On a pris les professeurs de ski et pour ne pas les perdre en été, on les a choisis pour enseigner le yoga. Entre-temps, ils s'occupaient aussi du bar, de l'animation... Bien sûr, il y a eu le meilleur et le pire. Il y a eu*

d'excellents professeurs de yoga au Club mais d'autres ont fait cela pour ne pas être virés. Ces professeurs ne seraient admis par aucune fédération. Néanmoins, ils ont amené pas mal de gens au yoga.
Pour ma part, jamais je ne dirai à un professeur d'enseigner telle méthode ou de telle façon. Chacun le fait en fonction de sa personnalité et de son approche du yoga. Ces différentes manières d'enseigner peuvent perturber les débutants ou ceux qui ne connaissent rien au yoga. C'est pourtant là sa vraie richesse.

Vous avez une très longue expérience de la transmission du yoga et de ses différents aspects. Tenant compte de cette expérience et du fait que votre enseignement a lui-même évolué, comment concevez-vous l'enseignement en Occident et quelle différence faites-vous entre ce dernier et la relation professeur-élève (guru-shishya) classique de l'Inde ?*

La relation guru-disciple telle qu'elle existe en Inde est assez difficile à saisir pour un Occidental. Le guru* est celui qui est porteur de la tradition, il est censé être le modèle et il prend son élève en charge. C'est une relation extrêmement profonde entre deux personnes qui, de ce fait, réduit considérablement le nombre de disciples et limite la diffusion. En Occident, on a surtout diffusé, ce qui suppose un enseignement plus collectif.*

On peut ou non le regretter, mais le fait est que la diffusion de ce que j'appelle un Hatha-Yoga à but hygiénique non seulement sur le plan physique mais également mental, qui était l'idée de S. Shivananda, a permis à des centaines de milliers de personnes de pratiquer le yoga en Occident. Et même si les « orthodoxes » estiment qu'il s'agit là d'un yoga tout à fait mineur, mieux vaut un yoga mineur que pas de yoga du tout.*

Nombreux sont ceux qui ont commencé à pratiquer le yoga uniquement pour soulager un problème physique, insomnie, stress, problème digestif... pour découvrir ensuite une autre dimension. Pour illustrer ce propos, j'aime raconter ce qui s'est passé, voici quelques années à Zinal, lors d'un stage de zazen donné par Deshimaru*. Parmi les participants, il y avait un gars qui restait des heures dans la position zazen*. Deshimaru* lui ayant demandé comment il était venu au Zen* à son âge, il avait répondu : « J'ai commencé à faire du yoga... pour pouvoir lacer mes chaussures ». Quelques années plus tard, il était à Zinal pour faire du Zen*. Imaginez qu'on lui ait dit, sous prétexte d'orthodoxie : « Désolé, mais le yoga n'a pas pour but de lacer ses chaussures et d'ailleurs les yogin marchent pieds nus... ».*

2 - Les points de repère de la démarche pédagogique

Cette démarche pédagogique peut se résumer grâce à ce « cycle pédagogique ». Ce n'est surtout pas un vélo de course, mais plutôt un bon « routier », solide, résistant, qui doit pouvoir nous conduire au « retour à l'être ».

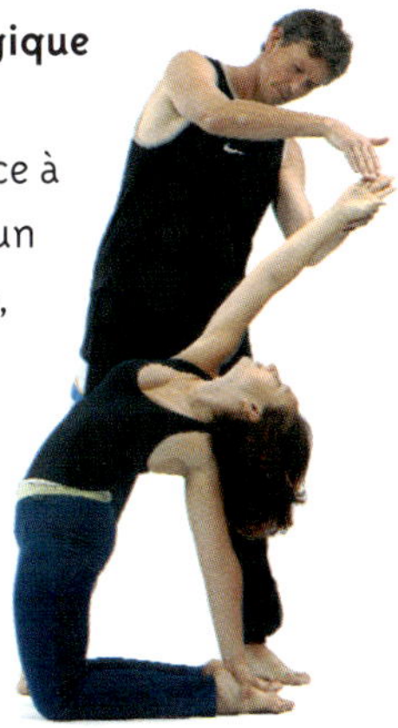

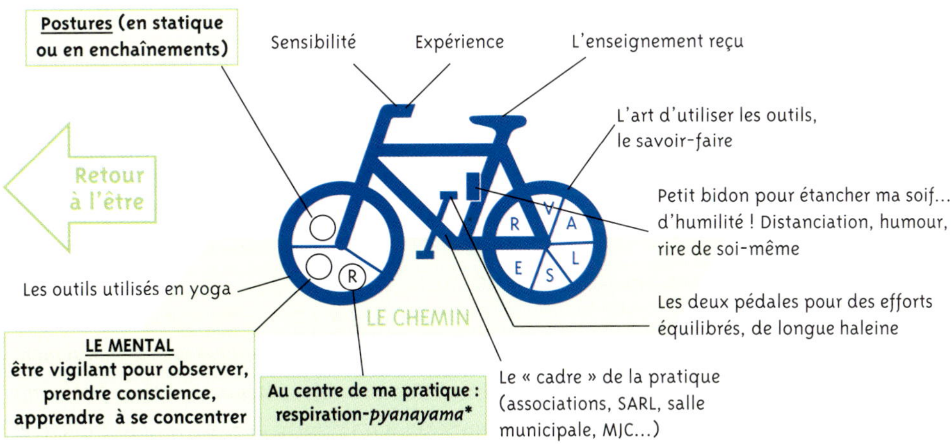

Les outils dont on dispose en yoga (postures, mental, respiration) ne vont être efficaces que si leur utilisation est appropriée. Un moyen mnémotechnique simple permettant d'illustrer ce savoir-faire consiste à utiliser le verbe **VALSER**. Autour de ces six points de repère, l'enseignant et le pratiquant assidu pourront constamment progresser dans leur envie de transmettre ou sur le chemin tracé par bon nombre d'adeptes depuis des milliers d'années.

V comme Voix (timbre, puissance), Vigilance, Voyage intérieur, Variété des postures, « Voie ».

A comme Attitude, Adaptation (des consignes), Apprivoisement (de la respiration), Autonomie (rendre autonome), Attention.

L comme Langage (précision des consignes, vocabulaire adapté), Lenteur, Liberté (de mouvements, de pensée).

S comme Sensation, Sensibilité, Simplicité, Sans Souffrance, Sourire, Source (aller à la source de l'être), Souplesse (une conséquence possible mais qui n'est pas un but).

E comme Écoute (de soi, de ses élèves, de son maître intérieur), Empathie, Étonnement, Enthousiasme , Essentiel (aller à l').

R comme Regard (intérieur, s'observer, apprendre à regarder, observer ses élèves), Respect (de soi, de tous les transmetteurs de cette discipline, de ses élèves), Reformulation (quand une consigne n'est pas ou mal comprise), Rire, RESPIRATION.

3 - Les points de repère pour la construction d'une séance

« Il y a dans le yoga autant de systèmes que de personnes qui pratiquent. »

Gérard BLITZ «(« Yoga la règle du jeu »)

Construire une séance est l'une des difficultés majeures rencontrées par les enseignants. Comme pour n'importe quel autre enseignement, la préparation de la leçon est nécessaire. Quelle que soit la construction choisie (voir chapitre suivant), la structure d'une séance peut s'articuler autour de quelques points de repère.

a/ À qui s'adresse la leçon ?

Bien que chaque exercice, chaque posture proposés doivent être adaptés à l'adepte (selon ses possibilités, ses orientations, ses difficultés du moment,...), et même si la structure de la séance est conservée, le professeur a affaire à des groupes différents. Prenons deux exemples : les tout débutants vivront moins longtemps la posture de la chandelle que des adeptes confirmés ; il s'ensuit donc un déroulement de la leçon complètement différent au niveau du temps. Quant aux exercices de concentration, il est évident qu'une progression s'impose au risque de dégoûter à tout jamais les nouveaux venus et de bercer les anciens dans une somnolente routine (ou de limiter leur champ d'expérimentation). Sans compter quelques enseignements spécifiques (enfants, femmes enceintes,...) qui ont fait l'objet d'autres publications (voir bibliographie).

La durée de la leçon :

Pour des raisons diverses, une leçon peut durer, en moyenne, d'une demi-heure à trois heures (et même davantage). La structure de la séance sera donc forcément différente et les objectifs visés (temps consacré à la préparation, au *prânâyâma**, choix des postures,...) varieront énormément.

b/Le moment de la journée, la saison, le lieu

Une pratique sera totalement différente selon qu'il s'agit d'un cours donné le matin ou le soir. Le corps a des besoins différents et les objectifs de la leçon devront donc être adaptés en fonction du moment de la journée. Des exercices respiratoires ou des postures « tonifiantes » ne seront pas donnés à suivre le soir, par exemple, si l'adepte veut passer une nuit tranquille.

La pratique pourra varier également en fonction des saisons et du lieu : des besoins différents se font ressentir l'hiver ou l'été et l'être humain doit pouvoir se ressourcer, se recentrer ou au contraire disperser son énergie selon les périodes de l'année. Quant aux lieux, certains se prêtent plus que d'autres, à des degrés divers, à la méditation ou à la relaxation. L'enseignant devra être à l'écoute de son intuition.

c/ Le choix des postures

En fonction des critères évoqués et de ceux qui vont suivre, le choix des postures va être conditionné par : les besoins des élèves, le but de la séance, le groupe à qui l'on s'adresse, le moment de l'année par rapport à la progression choisie. Mais ce choix sera aussi fonction de l'expérience de l'enseignant et on en revient toujours à cette nécessité qu'il a de rester « étudiant » : plus son champ d'expérimentation sera à la fois vaste et profond, plus il pourra répondre facilement aux différents besoins de ses élèves.

d/ La respiration

Selon les enseignements, diverses approches du travail respiratoire sont proposées : aborder la séance avec l'attention portée sur la respiration sans chercher à la modifier (« respirer naturellement ») ; choisir un rythme respiratoire en fonction de la séance proposée, rythme pouvant être modifié au cours de la leçon ; ou bien approfondir, allonger la respiration dans chaque posture par exemple.

Les possibilités sont multiples, mais l'accent mis sur la respiration est un des critères fondamentaux de la construction d'une séance et du yoga, tout simplement. « Je respire, donc je suis » pourrait être l'adage du yoga. Pour cette raison, toute leçon de yoga devrait proposer un temps plus ou moins long de *prânâyâma**.

e/ Le thème de la séance

Une séance de yoga peut s'articuler autour d'une posture dite « au sommet » et tout déroulement de la leçon sera alors fonction de cette progression (*vinyâsa*). Selon le « sommet » choisi (et en fonction aussi du rythme respiratoire), les effets de la séance pourront être complètement différents.

Cependant le thème d'une séance peut être, par exemple, l'étude détaillée d'une salutation au soleil ou l'approfondissement d'une technique de relaxation.

f/ Aisance et fermeté (*Sukha-Sthira)**

Principe même de la pratique du yoga (qui s'étend bien au-delà de la leçon), « aisance et fermeté » constituent un critère fondamental quant au vécu d'une leçon. L'enseignant devra toujours être vigilant pour observer comment son élève aborde, vit et quitte la posture ou de quelle façon il s'installe dans les exercices de prânâyâma* ou le temps de méditation.

g/ Préparation, contre-pose et position d'écoute

Tant sur le plan physiologique que psychologique, la préparation est un moment indispensable pour « entrer » dans la séance. Elle pourra s'effectuer grâce à des mouvements ou des postures vécus en dynamique, c'est-à-dire alliant le geste et la respiration. Cette préparation pourra être globale ou partielle selon les différents critères déjà évoqués. Bien avant cette préparation, beaucoup de professeurs utilisent la posture de relaxation (*savâsana**) ou celle du diamant (*vajrasana*) afin de faire une véritable coupure avec la vie active et de pouvoir ainsi s'installer profondément, avec beaucoup de conscience, pour la leçon.

Le choix des postures (ou de la posture au sommet) appelle la nécessité d'introduire dans la leçon des contre-poses, c'est-à-dire des postures qui vont rétablir un certain équilibre : en étirant les éléments contractés, en ouvrant ce qui a été plié, en donnant du mouvement à ce qui a été immobilisé. Souvent ces contre-poses sont donc données à vivre en dynamique et sont moins intenses que la posture. Cette façon de procéder nécessite une bonne connaissance de la physiologie et de l'anatomie appliquées aux postures.

Toutefois entre la posture et la contre-pose, existe un laps de temps pendant lequel le corps pourra être installé en position statique. Elle se vit à la fois dans l'immobilité et est donc un moment de relaxation et d'écoute (des effets produits). Ce peut être la posture de fœtus (sur le dos, les cuisses sur le ventre, les mains entourant les genoux), celle de la feuille pliée (les genoux au sol, le tronc est posé sur les cuisses, les bras le long des flancs, paumes dirigées vers le ciel) ou la posture de relaxation (*savasâna**).

Cette alternance entre ces différents moments (préparation – posture – temps d'écoute – contre-pose) permet aux élèves d'aller vers l'état recherché sans heurts et en restant toujours vigilants, attentifs et pleinement conscients.

h/ L'attention (*Bavanha*)

Quelle que soit la construction de la leçon, l'attention portée à ce qui est vécu doit être favorisée. Cette attention peut passer par la prise de conscience de la globalité du corps, de ses tensions, de la respiration, de l'état du mental... Quel que soit l'objet de cette attention, cette action développe très sûrement l'intériorisation et la conscience de soi. Davantage centré sur ce qu'il fait, ce qu'il perçoit, ce qu'il ressent, l'élève n'en pourra vivre que plus pleinement.

Avec ces points de repère, l'enseignant pourra construire une leçon cohérente, ayant une logique interne un peu comme une symphonie rythmée par la respiration.

Point de vue

Sur la question « faut-il une préparation et pourquoi ? », le lecteur pourra se reporter à la revue Yoga, d'André Van Lysebeth (n°183, p. 23 à 26) dont voici le dernier chapitre intitulé « Pour nous résumer ».

« La préparation réelle au yoga consiste en un changement d'attitude mentale : d'extraverti, notre psychisme s'introvertit et, dès l'instant où cette inversion du courant de conscience et d'action est effectuée, la vraie préparation est déjà réalisée. Par contre, si cette inversion ne se produit pas, le reste sera tout ce que l'on veut sauf... du yoga ! En partant de ce préalable à partir duquel l'adepte est prêt à entamer sa séance de yoga, celle-ci peut débuter par une « mise en train » qui n'est, en fait, pas indispensable, mais qui facilite la prise des *âsanas** de la série. Cette « mise en condition » musculaire et articulaire doit être, c'est bien évident et logique, proportionnée à la durée totale de la séance de yoga et un cinquième du temps total est une moyenne raisonnable et en tout cas suffisante. »

4 - Les différentes possibilités pour construire une séance

(Voir page 235, Exemples de séances préparées)

« Les séances proposées dans ce livre ne sont ni les seules ni nécessairement les meilleures. Si vous pratiquez une autre séance qui vous convient, conservez-la ! »

André VAN LYSEBETH
Dans sa conclusion à propos de son ouvrage
« Ma séance de yoga »

Les objectifs d'une leçon de yoga peuvent être très variés et multiples selon les pratiquants et les enseignants. Cependant, toujours au nom de la logique, la pratique des postures, qui ne sont que des moyens, doit entraîner une meilleure « circulation » sur le plan sanguin, énergétique, ventilatoire ; le redressement de la colonne vertébrale ; le confort dans la position assise. À partir de là, le *prânâyâma** pourra être pratiqué, qui, lui, favorisera le contrôle du souffle, développera la concentration afin d'amener l'adepte vers un calme, un silence intérieur, une réceptivité propice à la pratique de la méditation. Voici quelques possibilités de construction de séances, soulignant qu'il s'agit d'indications d'ordre général et que les structures proposées devront être modulées en fonction des nombreux facteurs évoqués précédemment.

Première possibilité : une séance pour débutants

1 - Préparation globale et respiratoire.

2 - Les postures de base avec un temps entre chaque posture pour la détente et l'observation de la zone du corps qui a été sollicitée :

- *chandelle (sarvangasana) ;*
- *charrue (halasana) ;*

- *poisson (matsyasana) ;*
- *pince (pashchimotanasana) ;*
- *cobra (bhujangasana) ;*
- *sauterelle (salabhasana) ;*
- *arc (dhanarusana) ;*
- *torsion (ardha-matsyendrasana) ;*
- *pose sur la tête (shîshâsana).*

3 - *Uddiyâna* ou *nauli* (exercices abdominaux).

4 - Respirations.

5- Relaxation (*savâsana**).

(Note : ces postures proposées à des débutants devront être amenées progressivement).

Deuxième possibilité : une séance pour non-débutants

1 - Préparation globale et respiratoire.

2 - Perfectionnement des postures de base ou de leurs variantes.

3 - *Uddiyâna* ou *nauli*.

4 - *Prânâyâma* — concentration poussée.

5 - Méditation ou relaxation.

Troisième possibilité : pour débutants et perfectionnement

1 - Préparation globale et respiratoire.

2 - Axer le travail sur la mobilisation de la colonne vertébrale dans différents sens et (ou) faire travailler une ou plusieurs parties du corps.

3 - *Uddiyâna* ou (et) *nauli*.

4 - Exercices respiratoires (*prânâyâma** plus ou moins complexe).

5 - Méditation ou relaxation.

Quatrième possibilité : pour débutants, « la posture au sommet »

1 - Préparation corporelle, respiratoire, mentale.

2 - Préparation du corps à la posture au sommet.

3 - La posture au sommet.

4 - La ou les contre-poses.

5 - *Uddiyâna* ou *nauli*.

6 - Exercices respiratoires spécifiques (prise de conscience des différents étages de la respiration).

7 - Initiation à la concentration.

8 - Relaxation.

Cinquième possibilité : pour non-débutants, « *la posture au sommet* »

1 - Préparation avec choix d'un rythme respiratoire.

2 - Préparation du corps à la posture au sommet.

3 - La posture au sommet.

4 - La ou les contre-poses.

5 - *Uddiyâna* ou (et) *nauli*

6 - *Prânâyâma** - concentration.

7 - Méditation ou (et) relaxation profonde.

Autres possibilités : des séances peuvent être consacrées à l'apprentissage d'enchaînement tels que, par exemple, une salutation au soleil ou à un yoga *nidra** (relaxation profonde avec exercices mentaux) ou à l'apprentissage de techniques de nettoyage pendant les séances lors d'un stage par exemple.

Au cœur de la pratique

Celui qui veut ne rien faire trouve toujours un prétexte.
Celui qui veut agir trouve toujours un moyen.

A - APPRENDRE À MIEUX RESPIRER

« Je respire donc je suis ! »

1 - Un capital inestimable

Peu de personnes portent vraiment intérêt à leur respiration ; c'est pourtant elle qui entretient jour et nuit la flamme de notre vie en fournissant à l'organisme l'oxygène nécessaire aux combustions ; elle permet également de se débarrasser des produits gazeux provenant des activités chimiques internes. Une bonne connaissance de la physiologie permet de prendre conscience de tous les organes de la mécanique respiratoire ainsi que des phénomènes chimiques de la respiration.

Ce qui est intéressant et surtout pratique de noter, c'est que la respiration est la seule fonction physiologique sur laquelle nous pouvons avoir, à tout moment, une action directe ; or, sachant que par notre seule volonté nous pouvons modifier son rythme, son intensité, nous pouvons transformer notre état présent et futur puisque la respiration est associée à nos émotions et influence toutes nos fonctions vitales. Pour cette raison, il faut effectuer le plus souvent possible des respirations complètes, tant pour conserver ce merveilleux capital que pour le développer, et porter également le plus grand intérêt au diaphragme et au nez.

2 — Le nez

C'est l'organe de l'odorat et de la respiration.
L'odorat ou olfaction qui est la perception des odeurs, se fait au niveau de la partie supérieure de la cavité nasale, sous la boîte crânienne. Les cellules olfactives sont excitées par des particules infinitésimales qui émanent de l'objet et sont imprégnées de la substance odoriférante qui lui est propre. Cette excitation est transmise par le nerf olfactif aux centres nerveux spécialisés qui l'identifient. La sensibilité olfactive est très variable selon les espèces. Le chien est vingt mille fois plus sensible que l'homme ; certaines espèces aquatiques,

des millions de fois plus sensibles. La lamproie perçoit l'odeur d'une demi-molécule diluée dans la rivière à 100 mètres. Chez l'homme, ce sens devait être très développé dans la vie primitive car il aidait à repérer le gibier ou le fauve. Maintenant, il est surtout employé professionnellement lorsque son aptitude est particulière et, après éducation, principalement dans l'industrie des parfums : un expert est appelé un « nez ». On retrouve d'ailleurs dans le langage populaire des expressions qui rappellent l'importance de la fonction de l'odorat : « avoir du flair », « avoir le nez creux », « ça sent mauvais » (en parlant d'une situation embarrassante).

L'anosmie est la diminution ou la perte de l'odorat. Dans le premier cas, elle peut être occasionnelle et causée par un rhume. Dans le second cas, elle peut être définitive, par destruction ou dégénérescence de la muqueuse olfactive (ou section du nerf olfactif).

L'autre fonction est la respiration qui peut se faire aussi par la bouche (en cas de rhume) ; mais l'air inspiré, en passant par le nez, est débarrassé des poussières grâce aux poils ou vibrisses qu'il ne faut donc pas arracher, mais seulement couper si nécessaire. Cet air filtré est ensuite réchauffé sur les cornets et sur la cloison qui sont riches en vaisseaux. Puis il arrive dans la gorge et pénètre par la trachée dans l'appareil respiratoire thoracique. Ce trajet normal de l'air inspiré exige donc que le nez soit perméable. Il peut ne plus l'être pour une cause passagère (rhume) ou permanente (déformation du cartilage). Les cavités nasales encombrées s'infectent.Les sinus maxillaires, frontaux et ethmoïdaux sont infectés par voisinage et, comme leurs orifices naturels (méats) sont obstrués, ils ne sont plus drainés et leur inflammation devient extrêmement douloureuse (c'est la sinusite).

Les deux ouvertures du nez ou narines accèdent aux fosses nasales séparées par une lame osseuse et cartilagineuse, verticale, la cloison, qui réunit le palais à la base du crâne. L'autre versant des fosses nasales supporte les quatre cornets étagés en gradins entre lesquels débouchent les orifices ou méats, par lesquels les sinus, cavités creusées dans les os du crâne et de la face, communiquent avec l'air extérieur. Ce sont les sinus maxillaires, frontaux ou ethmoïdiens. Les vaisseaux qui tapissent la cloison et les cornets sécrètent un liquide aqueux, le mucus, normalement s'évaporant par la respiration.

Ce rappel physiologique nous montre donc l'importance d'un nez en parfait état de fonctionnement pour obtenir une bonne respiration et bénéficier du « *prâna** » indispensable à toute forme de vie. Mais, de plus, en étudiant les *nâdîs** et la science du *prânâyâma**, nous nous apercevons de l'importance du bon fonctionnement des deux fosses nasales. En effet, les yogis ont observé que, selon que la respiration s'effectue à gauche ou à droite, la circulation d'énergie s'en trouve modifiée et nous nous retrouvons dans l'un des deux états (rajasique ou tamasique) mais involontairement.

Il est donc indispensable de vérifier quotidiennement ses fosses nasales et de se moucher en alternant la narine droite et gauche.

3 - Anatomie de l'appareil respiratoire

Les différentes fonctions de l'appareil respiratoire ne se situent pas seulement au niveau des poumons. La ventilation est également réalisée par les voies aériennes, ensemble de conduits permettant à l'air d'arriver dans les alvéoles pulmonaires (voir croquis).

On distingue en premier les fosses nasales, tellement importantes sur le plan de la prévention de la santé, de la vitalité, que nous en avons parlé précédemment.

Vient ensuite la bouche, séparée des fosses nasales par le palais. Le pharynx quant à lui joue un rôle de carrefour entre les voies digestives (bouche et œsophage) et les voies respiratoires (fosses nasales et larynx). On y distingue trois étages : le rhino-larynx communiquant avec l'oreille moyenne par la trompe d'Eustache ; l'étage moyen où s'ouvre la cavité buccale (oropharynx) ; l'étage inférieur (hypopharynx) qui communique avec l'œsophage (conduit stomacal) et le larynx.

SCHÉMA SIMPLIFIÉ DE L'ANATOMIE DE L'APPAREIL RESPIRATOIRE

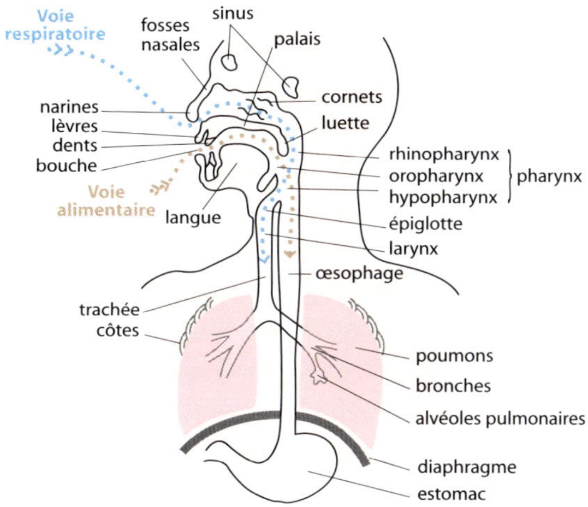

Le larynx, tube creux se situant entre pharynx et trachée, est le siège des cordes vocales, soutenues grâce à des cartilages, unies entre elles et aux organes voisins grâce à des ligaments et des muscles. Il est à souligner que le larynx est l'organe essentiel de la phonation, donc de la parole, provoquée par la vibration des cordes vocales, grâce au passage de l'air.

Faisant suite à ce larynx, on trouve la trachée, conduit cartilagineux, qui se divise en deux dans le thorax pour former les bronches. Ces bronches-souches se divisent elles-mêmes en bronches lobaires (trois à droite, deux à gauche) qui à leur tour se ramifient en bronchioles, puis en alvéoles pulmonaires, sortes de petits sacs tapissés de nombreux vaisseaux sanguins, très fins, les capillaires. Les poumons occupent donc la majeure partie de la cage thoracique et sont séparés par le cœur et les gros vaisseaux. Afin de mieux comprendre l'intérêt des différents exercices respiratoires proposés dans ce guide et la nécessité de faire fonctionner la structure correspondante, il faut souligner que les sommets des poumons se situent à

2 ou 3 centimètres au-dessous des clavicules et que leurs bases reposent sur la coupole diaphragmatique. Notez aussi que la surface totale des alvéoles pulmonaires, où s'effectuent les échanges gazeux, représente environ 200 m^2 et que le nombre des alvéoles est de 300 millions environ (chiffre pour les deux poumons).

Les poumons sont enveloppés par une membrane, la plèvre, qui, en se repliant, forme deux sacs clos, constitués chacun par deux feuillets, avec entre les deux, la cavité pleurale. Enfin, les poumons sont irrigués par le sang grâce aux artères pulmonaires et bronchiques et veines du même nom.

Voyons maintenant comment s'accomplissent les mouvements de la mécanique respiratoire.

4 - Les phénomènes mécaniques et physiologiques de la respiration

La solidarité des poumons et du système bronchique avec la cage thoracique ainsi que l'action des muscles respiratoires permettent la mobilisation de l'air. Les organes de cette mécanique sont la cage thoracique, les muscles inspirateurs et expirateurs ainsi que les plèvres.

Le squelette de la cage thoracique est formé en arrière par la colonne vertébrale (portion dorsale), par les côtes (plan latéral) et par le sternum (en avant). Ce thorax contient les poumons et le cœur et a la particularité de pouvoir augmenter sa capacité, élément fondamental pour une meilleure respiration.

L'ensemble n'est donc pas rigide et un entraînement régulier et approprié peut permettre une modification de sa forme.
Les muscles inspirateurs ont une action sur la cage thoracique lui permettant de s'agrandir dans tous les sens. Dans la respiration normale, seuls interviennent les muscles scalènes, certains intercostaux et petits dentelés postérieurs et supérieurs. Par contre en inspiration forcée, les sterno-cleido-mastoïdiens, les grands dentelés

et les pectoraux interviennent dans le mouvement thoracique. Cependant, c'est le diaphragme (innervé par le nerf phrénique) qui est le muscle fondamental de l'inspiration.

C'est lui qui, en descendant, entraîne l'abaissement des viscères et accroît ainsi le champ respiratoire. Sorte de cloche musculaire, le diaphragme peut être considéré comme un second cœur. En effet, cette pompe parfaitement régulière et fiable exécute environ 18 mouvements par minute, soit 25920 en une journée ! Et cela toute une vie durant. Cette régularité, en outre, alliée à une grande puissance, favorise le transit intestinal.

Quant à l'expiration, elle n'utilise au repos que l'élasticité des poumons, accompagnée d'une baisse de la pression intra-alvéolaire, qui permet la sortie de l'air. En revanche, les muscles expirateurs n'interviennent qu'en expiration forcée : petits dentelés postérieurs et inférieurs, les carrés des lombes et les muscles de la paroi abdominale (transverses, grands droits, petits et grands obliques).

PHÉNOMÈNES MÉCANIQUES DE LA RESPIRATION

AUGMENTATION DES DIAMÈTRES VERTICAL ET SAGITTAL

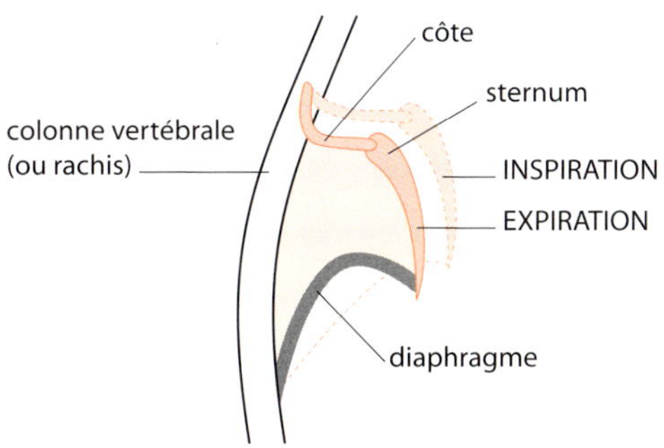

AUGMENTATION DU DIAMÈTRE TRANSVERSAL

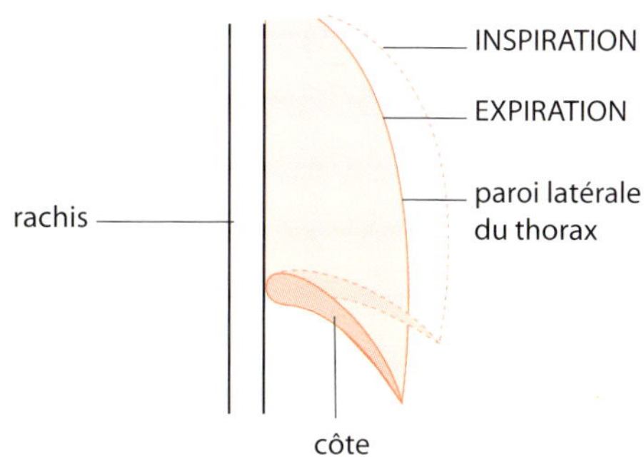

Enfin les plèvres (voir chapitre précédent), qui maintiennent les poumons solidaires à la cage thoracique, transmettent tout mouvement de celle-ci au tissu pulmonaire. Encore une fois, mais est-il besoin de le répéter, on s'aperçoit de l'intérêt vital de toutes les gymnastiques mettant l'accent sur la respiration.

Le plus étonnant est l'aspect automatique des mouvements respiratoires. Bien qu'ils puissent être contrôlés, ils restent indépendants de la volonté (se poursuivant, par exemple, pendant le sommeil).

5 - Les phénomènes chimiques de la respiration

La respiration n'est pas un phénomène qui se réduit à de simples mouvements mécaniques. Les phénomènes chimiques de la respiration sont indispensables et comprennent trois étapes : au niveau des poumons, des échanges gazeux ; les gaz transportés grâce à la circulation sanguine ; et au niveau des cellules, de nouveau des échanges gazeux.

- ***Les échanges gazeux au niveau des poumons*** *s'effectuent entre le sang veineux et l'air alvéolaire. Cet air a une composition chimique stable et stagne dans les alvéoles, il est cependant renouvelé à chaque mouvement respiratoire (air résiduel). Ainsi la circulation sanguine y puise son oxygène et rejette son gaz carbonique. Quant au sang veineux, il est amené par les artérioles pulmonaires et chemine dans les capillaires. Les échanges gazeux au niveau des poumons aboutissent à la transformation de ce sang veineux en sang artériel.*
- ***Le transport des gaz par le sang circulant*** *va des poumons aux cellules et inversement. L'oxygène est transporté par l'hémoglobine (pigment rouge contenu dans les hématies), alors que le gaz carbonique est transporté principalement sous forme de bicarbonate de sodium qui, diffusé dans le plasma, contribue au maintien de l'équilibre acide-base (transport également sous la forme de carbohémoglobine par les hématies).*
- ***Enfin, au niveau des cellules, les échanges gazeux*** *s'effectuent selon un procédé inverse de ce qui se passe au niveau des poumons. C'est à ce niveau cellulaire que le sang artériel se transforme en sang veineux.*

Ainsi tout ce qui peut entraîner une meilleure circulation sanguine va favoriser, du même coup, les échanges gazeux. C'est le cas en particulier de tout mouvement, lorsque celui-ci est adapté, bien dosé ;

l'exercice a alors un effet de vascularisation ; mieux irrigués par les vaisseaux, les organes et tissus sont mieux nourris, ce qui diminue les risques de troubles réels tels que l'athérome ou l'artériosclérose.

Le nombre des alvéoles ne peut être amélioré, mais ce qui peut l'être, c'est le RENDEMENT, c'est-à-dire que pour un même nombre de respirations, certaines personnes feront pénétrer plus d'oxygène que d'autres, et tout le corps (sang, muscles...) pourra en bénéficier. La nature nous a donc dotés d'une merveilleuse machine, qui plus est, intelligente et autonome. Au lieu de l'oublier ou pire de la brutaliser, sachons l'apprivoiser et elle nous le rendra au centuple !

6 - Les effets d'une respiration correcte

Vous venez de lire les chapitres précédents et avant d'expérimenter les exercices pratiques, résumons ensemble les effets d'une respiration correcte :

- *Une bonne oxygénation favorise la vie cellulaire (meilleure diffusion),*
- *développement de la structure de la cage thoracique ; action sur le diaphragme qui masse la région abdominale, facilitant le transit intestinal,*
- *diminution du temps de récupération,*
- *amélioration de la circulation sanguine,*
- *action positive sur les émotions, lutte contre le stress, contrôle de soi, sang-froid,*
- *transformation de la vie de relation (favorise la socialisation),*
- *aide aux mécanismes et au développement de la mémoire,*
- *amélioration de la qualité du sommeil et lutte contre l'insomnie,*
- *meilleure adaptation de l'organisme à l'exercice, aux efforts, à certaines situations,*
- *lutte contre l'insuffisance respiratoire, point commun de nombreuses maladies,*
- *diminution du nombre de pulsations cardiaques pour un même débit sanguin impliquant une moindre fatigue pour le cœur,*

- *apprentissage de l'économie d'énergie, du geste juste et possibilité de se relaxer,*
- *action sur l'énergie, sur la santé du corps « pranique »,*
- *développement de l'attention, de la concentration tout en favorisant la disponibilité,*
- *possibilité de ralentir les « tourbillons » du mental,*
- *facilitation de l'intériorisation et, pour les personnes qui le souhaitent, de l'état de méditation,*
- *prise de conscience vécue intérieurement (et non intellectualisée) de ce qu'est une véritable vie saine et équilibrée (intérêt accru pour les activités de plein air, suppression du tabac...).*

7 - L'importance de la posture

Exercice 1 : apprendre à se tenir debout

C'est l'une des caractéristiques essentielles de l'être humain que de se tenir debout, se déplacer sur deux pieds. Mais cet acte naturel, que l'on peut observer chez les enfants, se transforme rapidement chez l'adulte : des transformations s'opèrent qui font perdre, petit à petit, si l'on n'y prend pas garde, l'aplomb, c'est-à-dire la parfaite verticalité, doublée d'un état de non-tension. Ainsi surgissent des contractions intempestives au niveau du cou ou du bas du dos, une cyphose anormale, un dérèglement organique et énergétique.

Pour corriger ces tendances négatives, voici deux exercices qu'il est bon d'effectuer le plus souvent possible :

- *Les yeux fermés, osciller d'avant en arrière et de droite à gauche de façon à bien sentir les plantes de pied, avoir une plus grande conscience de ces deux petites surfaces sur lesquelles repose tout notre corps. Puis, une fois bien « planté » sur le sol, en reconstruire mentalement chaque partie, comme si un fil de plomb pendait de l'arrière du crâne aux talons. Pendant cette reconstruction, se libérer des éventuelles tensions ressenties généralement dans les orteils, les fessiers, les épaules et les mâchoires.*

- *S'installer le dos au mur de façon à diminuer le maximum de courbures anormales ou s'aider d'un bâton (voir p. 57, « l'autoagrandissement »).*

Exercice 2 : dos étiré = respiration favorisée

L'étirement du dos (en poussant le sommet du crâne vers le ciel) entraîne automatiquement une ouverture de la cage thoracique, un placement correct du diaphragme ainsi qu'un dégagement des épaules vers l'arrière. Ainsi la respiration complète, ample, est-elle favorisée.

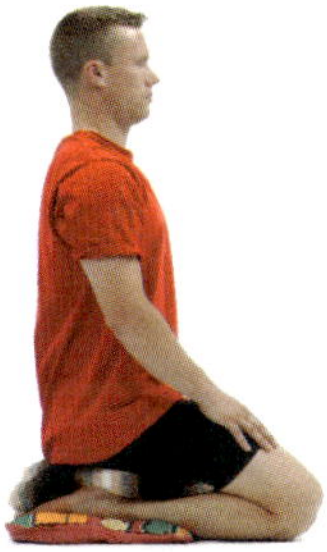

Cette sensation de verticalité peut être obtenue grâce à différentes postures :

- *Assis les fesses sur les talons (ou en cas de difficulté, en tailleur), rentrer légèrement le menton dans la fourchette sternale puis pousser le sommet du crâne vers le ciel. Au fur et à mesure de l'entraînement, l'éventuel point douloureux, entre les omoplates, s'estompera.*

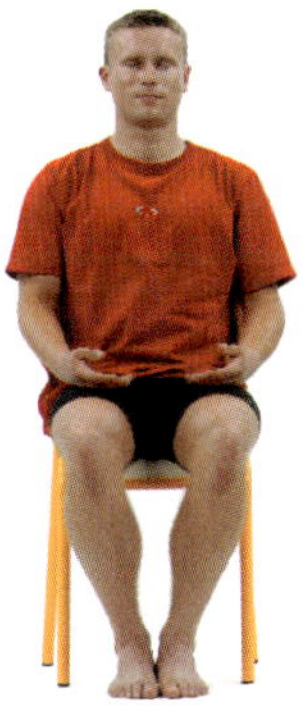

- *Même exercice que précédemment, mais en calant son dos contre le dossier d'une chaise.*

- *Pour lutter encore plus efficacement contre les mauvaises habitudes (dos voûté en particulier), s'installer en position assise, jambes allongées (légèrement pliées si vous ne pouvez supporter, pour le moment, l'étirement trop important du dessous des jambes). Bras pliés, poings fermés ou doigts croisés derrière l'occiput, rapprochez les omoplates en écartant les coudes. Profitez de cette extraordinaire ouverture du devant du tronc pour effectuer une dizaine de respirations complètes puis allongez-vous. Portez votre attention sur votre dos tout en le relaxant.*

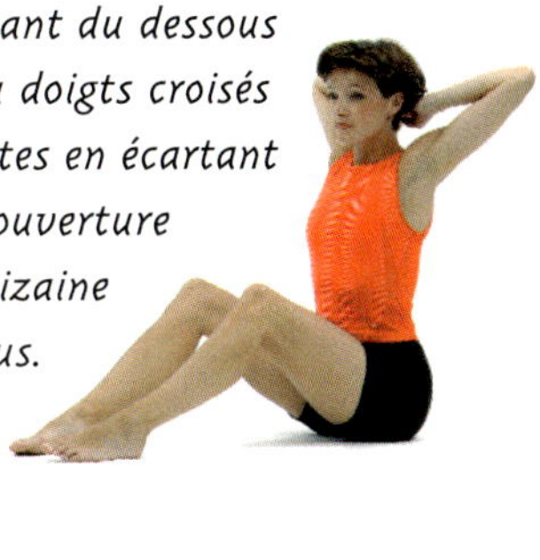

8 - Savoir observer sa respiration

« La respiration, fonction caractéristique de la vie, qui nous relie sans interruption au milieu dans lequel nous vivons, est en même temps la seule fonction de notre vie végétative sur laquelle notre volonté puisse agir dans une large mesure. »

Le docteur Francis Lefébure résume ainsi en quelques mots ses recherches. Largement inspiré d'observations effectuées dans le domaine du yoga, il apporta à l'époque (1966) l'éclairage d'un médecin « éduqué » à l'occidentale, c'est-à-dire qui a besoin, pour croire en l'efficacité d'une technique, de preuves scientifiques donc présumées irréfutables. Ainsi tout au long de son ouvrage, prouve-t-il, chiffres à l'appui, l'influence de la respiration sur toutes les fonctions de l'organisme, et qu'elle est aussi un merveilleux instrument pour qui veut que son esprit agisse sur son corps.

Exercice 3 : observation de l'inspiration et de l'expiration

Nous avons vu l'importance de la posture dans le fait de bien respirer (chapitre 7). Installez-vous confortablement dans une des positions indiquées et, les yeux fermés, suivez mentalement le chemin de l'inspiration et celui de l'expiration. À l'inspiration sentez bien l'air entrer dans les narines, qui se dilatent légèrement, puis pousser le diaphragme tout en emplissant vos poumons. Ne forcez pas votre respiration, devenez un observateur. À l'expiration, observez le léger retrait abdominal.

Exercice 4 : observation de la différence de température

Continuez d'observer avec attention votre respiration. À l'inspiration vous pouvez sentir une certaine fraîcheur de l'air, alors qu'à l'expiration cet air rejeté est plus tiède.

Exercice 5 : les 4 temps de la respiration

Si vous observez avec beaucoup d'attention votre souffle, vous pourrez constater que la respiration s'effectue en 4 temps :

1. une inspiration,
2. un temps de rétention poumons pleins,
3. une expiration,
4. un temps de rétention poumons vidés.

Ces deux temps d'apnée sont très courts mais peuvent être volontairement prolongés (voir chapitre « Exercices de respiration rythmée », p. 202).

Exercice 6 :

En se tenant correctement, le dos bien étiré (exercices p. 91), prenez le temps d'observer le contact de votre expiration avec le milieu de la lèvre supérieure.

Tous ces exercices vont vous permettre d'avoir une plus grande conscience du fonctionnement de votre respiration et, répétées régulièrement, ces observations ne pourront que développer, en outre, votre concentration (voir p. 215).

9 - Les différentes respirations « yogiques »

a - La respiration abdominale : dite aussi respiration diaphragmatique ; on peut aisément l'observer chez les enfants, les personnes calmes, détendues ou profondément endormies ; elle est capitale pour le maintien de la santé et l'entretien de notre énergie vitale. Cette respiration « dans le ventre » n'est qu'une impression car, en fait, c'est le diaphragme qui pousse les organes abdominaux vers le bas. Cette respiration « basse » est l'un des éléments essentiels de la méditation *zen*, du tir à l'arc ou de l'aïkido pour développer ce que les Japonais nomment le *hara* où se concentre la force du « *ki* ».

b - La respiration costale : à chaque inspiration, un appel d'air est provoqué dans le tissu pulmonaire (ainsi qu'un afflux de sang). C'est l'élasticité de ce tissu qui permet ce travail mais aussi la souplesse de la cage thoracique. Plus le mouvement d' « accordéon » des côtes sera aisé, plus l'apport en oxygène sera favorisé (et, par conséquent, les combustions cellulaires). Cette respiration costale est liée à la maîtrise des émotions, surtout la zone du plexus solaire, et son contrôle permet d'appréhender des situations difficiles avec beaucoup plus de sang-froid et de calme : examens, concours, compétitions, position face à un public, etc.

c - La respiration haute ou sous-claviculaire : les tensions accumulées au niveau de la ceinture scapulaire ne favorisent pas du tout cette respiration et la prise de conscience de ce troisième étage respiratoire nécessite parfois beaucoup de temps. On voit donc l'intérêt du travail postural qui permettra une plus grande ouverture au niveau claviculaire (les femmes enceintes savent combien elle est importante) afin d'oxygéner toute la surface pulmonaire. Cette respiration haute est en rapport étroit avec « l'ouverture au monde » et le développement de la spiritualité (clavicule, du latin clavicula : « petites clefs » ; les clefs de la spiritualité ?).

LES TROIS ÉTAGES DE LA RESPIRATION

Exercice 7 :

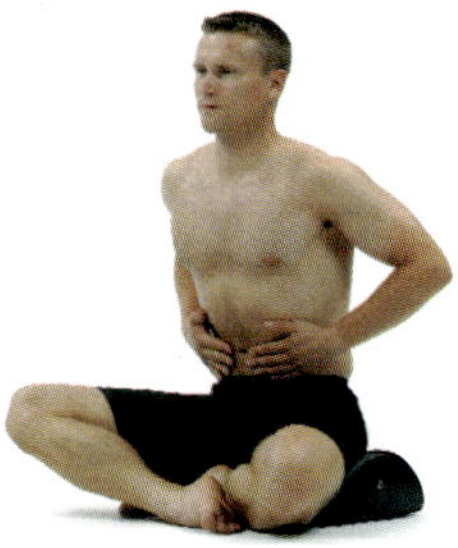

En position assise ou allongé sur le dos, genoux fléchis, poser les mains sur la région du ventre. À l'inspiration, gonfler le ventre (poussée du diaphragme) ; à l'expiration, rentrer légèrement la paroi abdominale. Effectuer ainsi plusieurs respirations lentes et profondes en se concentrant sur la région située juste sous le nombril.
Les effets bénéfiques de cet exercice sont nombreux : il calme, détend ; il masse les viscères, facilitant ainsi la digestion ; il développe la vitalité grâce à l'apport d'énergie.

Exercice 8 :

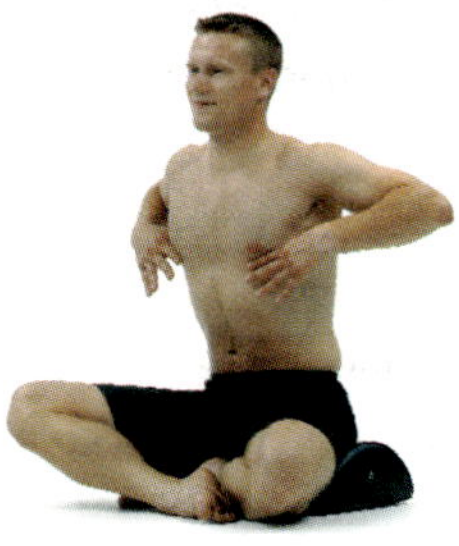

S'installer comme pour l'exercice précédent en plaçant les mains, cette fois-ci, au niveau des côtes ; pour sentir toute l'amplitude possible de la cage thoracique, les pouces sont placés le long des flancs, ongles tournés vers le sol. À chaque inspiration, cette cage thoracique va s'ouvrir latéralement et, à chaque expiration, s'affaisser d'elle-même. Il ne faut pas vouloir prendre trop d'air en gonflant la poitrine vers le haut et l'avant.

Cet exercice favorise l'hématose (fixation d'oxygène sur l'hémoglobine des globules rouges), entretient la souplesse de la cage thoracique et l'élasticité des poumons.

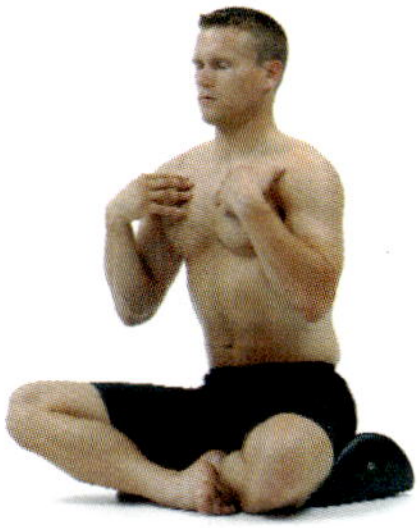

Exercice 9 :

Même position que précédemment, les mains se plaçant cette fois au-dessus de la poitrine et sous les clavicules. L'amplitude de cette respiration est plus faible puisque plus haute et le diaphragme ne joue aucun rôle. Cet exercice permet d'oxygéner le haut des poumons et d'entretenir la souplesse de la ceinture scapulaire.

10 - La respiration complète

Cette respiration, comme son nom l'indique, englobe les trois autres précédemment citées. À l'inspiration vous poussez le diaphragme vers le bas, ce qui va vous donner l'impression de « respirer par le ventre » ; puis vous continuez votre inspiration en écartant les côtes et en dernier vous ventilez la zone sous-claviculaire. À l'expiration se produit tout d'abord l'affaissement de la région abdominale puis celle des côtes et en dernier s'effectue le rejet de l'air dans la région haute.

Cette expiration peut être accompagnée d'un long soupir et d'une détente générale (surtout de la région du dos si vous êtes en posture de relaxation).
Cette respiration complète doit être réalisée le plus souvent possible en plus de celles effectuées naturellement (impression de « soupirs de soulagement »). Pour aider ce phénomène, il est cependant nécessaire de créer des automatismes grâce à la répétition de certains exercices.

Exercice 10 : enchaînement respiratoire

Cet enchaînement va favoriser la respiration complète et, en même temps, vous permettre de vous intérioriser, d'entrer éventuellement dans un état de méditation.

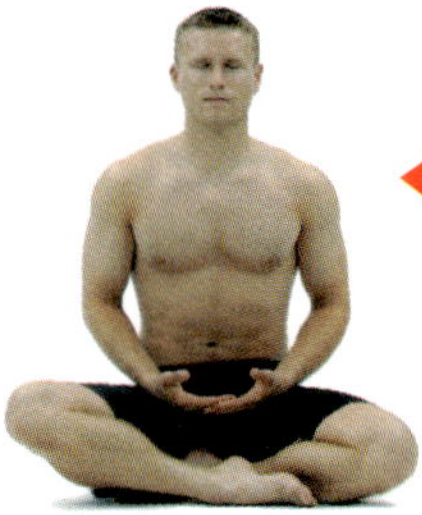

Inspirez dans la région abdominale comme si vous vouliez accueillir le souffle sur les paumes.

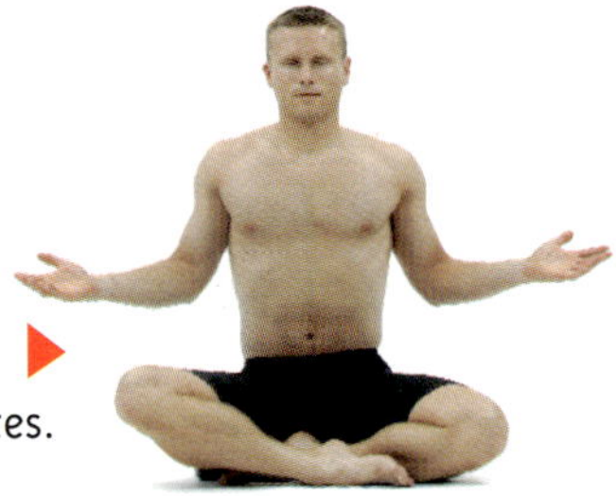

Continuez d'inspirer dans les flancs en écartant les avant-bras,coudes collés aux côtes.

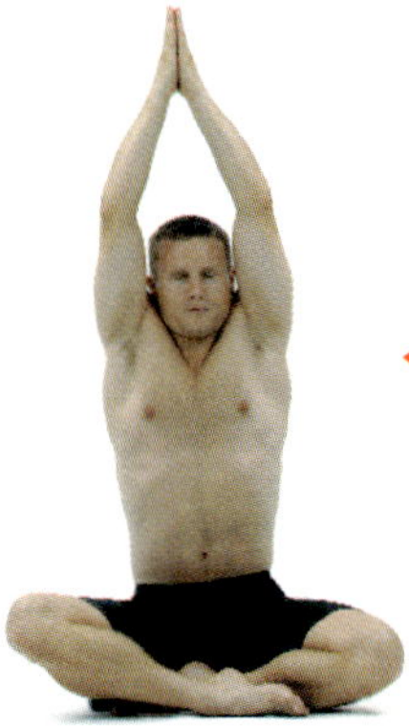

Continuez d'inspirer au niveau sous-claviculaire en levant les bras vers le haut, paumes jointes.

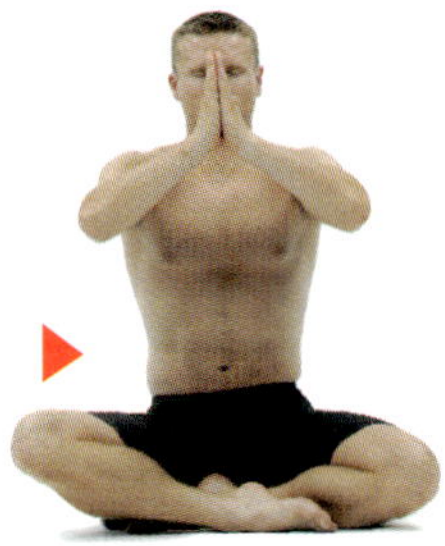

Expirez doucement d'abord paumes jointes, puis poussez les paumes vers les cuisses tout en poussant le sommet du crâne vers le ciel (redressement et étirement du dos).

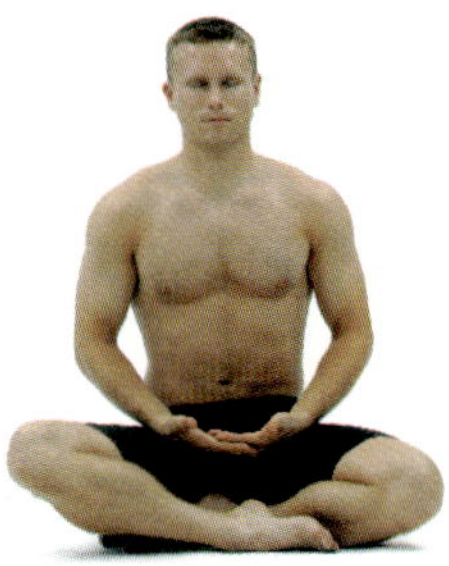

Puis de nouveau vous inspirez dos des mains sur les cuisses. Réalisez 4 ou 5 fois cet enchaînement.

II - Pour retrouver sa respiration naturelle

Nos mauvaises habitudes respiratoires, pas ou peu d'éducation du souffle, sont fort heureusement compensées par des processus corporels « réflexes ». En effet, l'intelligence du corps supplée au manque d'entretien accordé à la ventilation alors que celle-ci, faut-il le répéter, est une fonction vitale. Une double action peut être alors réalisée pour aider cette démarche automatique : induire ces manifestations réflexes ou/et les accueillir avec le plus de conscience possible. Les moyens dont dispose le corps sont les suivants : le soupir, le bâillement, le haussement d'épaules et l'étirement.

SOUPIREZ !

Le soupir fait généralement suite à une période de respiration superficielle et consiste en une inspiration audible suivie d'une expiration rapide et sonore. Il est souvent accompagné d'un haussement d'épaules. Alors, à partir d'aujourd'hui, n'hésitez plus. Non seulement vous acceptez désormais ces soupirs avec bienveillance, mais vous les provoquerez ! Le plus souvent possible, chez vous, en voiture, au bureau, en marchant, enfin partout ! Inspirez largement et laissez venir cette expiration caractéristique du soupir qui semble procurer au corps un réel plaisir. Exercez-vous à ces soupirs provoqués en position de relaxation de façon à pouvoir en même temps vous libérer des tensions musculaires accumulées.

BÂILLEZ !

Contrairement à ce que vous pourriez penser, il n'est pas si facile de bâiller correctement ! En effet, une certaine éducation nous oblige souvent à réprimer un bâillement. Or celui-ci est indispensable pour rétablir un équilibre respiratoire. En cas de fatigue, le corps manque d'oxygène et se produit alors un acte réflexe, le bâillement, qui redonne à la respiration un rythme normal.

Pour cette manifestation corporelle involontaire, contentez-vous d'observer et de ne pas lutter. Une envie de bâiller survient ? Eh bien, ouvrez grand la bouche, laissez-vous pénétrer par cette bénéfique bouffée d'oxygène et surtout ne faites rien pour refermer vous-même vos lèvres. Laissez s'exprimer l'intelligence de votre corps ; il connaît très bien ses besoins ! N'hésitez pas également à provoquer un ou plusieurs bâillements successifs. Observez ensuite ce que devient votre respiration.

HAUSSEZ LES ÉPAULES

Le haussement d'épaules involontaire lors d'une inspiration est le signe d'une élasticité médiocre du haut de la cage thoracique. En effet, tant que des tensions, des blocages subsistent au niveau sous-claviculaire, l'air ne pouvant pénétrer, le corps se donne les moyens de le faire : pour cela les épaules montent vers les oreilles, dégageant ainsi la cage thoracique du poids de la ceinture scapulaire. Cependant, au fur et à mesure des séances, ces haussements d'épaules disparaîtront car le signe d'une bonne respiration est sa fluidité. Ce qui induit automatiquement une structure mécanique (diaphragme, cage thoracique, muscles inspirateurs et expirateurs...) libre de toute contrainte.

Lorsque donc vous sentirez en vous le besoin de hausser les épaules, laissez faire ce mouvement involontaire ou, mieux, allez dans le sens indiqué par votre corps : sur l'inspiration, soulevez davantage vos épaules vers les oreilles et, poings fermés, bras tendus, contractez-les. En expirant, relâchez cette contraction doucement et lentement.

ÉTIREZ-VOUS !

Si le matin au réveil, vous n'avez pas envie de vous étirer, alors dès aujourd'hui, prenez de bonnes résolutions. Elles ne sont d'ailleurs pas difficiles à appliquer puisque les étirements sont des réflexes très agréables. Ils partent toujours du tronc vers les extrémités, souvent des membres supérieurs. Pourquoi ? Là encore, c'est le besoin fondamental de retrouver un équilibre ventilatoire qui est la cause de ce phénomène. Grâce aux étirements, la cage thoracique s'ouvre dans toutes les directions et la capacité d'inspiration s'en trouve accrue.

Non seulement là encore, laissez s'accomplir tous les étirements demandés par votre organisme, mais n'hésitez pas à les provoquer. Automatiquement votre rythme respiratoire s'en trouvera modifié pour votre plus grand bien-être.

- *En inspirant, debout, levez les bras vers le ciel puis repliez-les au niveau des coudes en contractant les biceps, les poings étant fermés. Poumons pleins, contractez-vous davantage ; puis en expirant, retrouvez en douceur votre position initiale mais en observant ce qui a changé.*
- *Le matin, au réveil, étirez l'ensemble de votre corps, en position allongée : tendez les bras derrière la tête, de chaque côté des oreilles, doigts croisés ; dirigez les orteils vers le visage, pieds perpendiculaires au sol ; poussez un talon, puis l'autre, jambes tendues, de façon à solliciter vos hanches, votre bassin.*
- *À tout moment de la journée, ne réprimez jamais une envie d'étirement. C'est un appel de votre corps et sachez l'écouter.*

Ainsi tous les exercices et conseils proposés dans cet ouvrage ne sont donnés que pour vous permettre de retrouver votre respiration naturelle. Les jeunes enfants et pratiquement tous les animaux la possèdent. Malheureusement, les adultes (à quelques rares exceptions près), du fait de notre mode de vie (stress, pollution, manque d'exercice...), sont en état de sous-respiration. Il faut donc à la fois lutter contre les causes (environnement plus sain, par exemple) et se donner les moyens de ne pas subir les conséquences d'un tel état de fait. Et cette amélioration, c'est « ici et maintenant » que vous pouvez l'accomplir : « l'endroit pour agir correctement est celui où l'on se trouve ».

Sans oublier un moyen infaillible pour stimuler l'appareil respiratoire, mais qui n'est pas un « exercice ». Et pourtant, il débloque le diaphragme, décongestionne le plexus solaire, agit sur les poumons, en plus, bien sûr, de ses effets psychologiques positifs. Vous avez deviné ? C'est le rire, tout simplement, qui paraît-il est le propre de l'homme. Malheureusement, nous rions de moins en moins. Faut-il alors désespérer ? Mais non, il faut en rire !...

B - APPRENDRE À SE RELAXER

Tendus, énervés, crispés, anxieux, sont des qualificatifs qui, malheureusement, s'appliquent de plus en plus à nos contemporains. Les conditions de vie moderne font que le système nerveux est constamment sollicité et beaucoup de personnes sont toujours fatiguées, « à plat ». De plus, nos peurs, nos soucis, nos conflits, nos stress répétés s'impriment dans notre corps, notre chair, nos muscles, notre inconscient et peuvent former, si nous n'y prenons garde, comme une espèce de cuirasse, une sorte de carapace qui nous emprisonne petit à petit. Il se crée d'innombrables contractures qui entraînent une dépense d'énergie tels de véritables parasites se nourrissant aux dépens de notre organisme. Ces observations faites, sommes-nous pour autant condamnés à subir cet état ? La réponse est non !

1 - Une solution possible : la relaxation

L'OMS (l'Organisation Mondiale de la Santé) définit ainsi la santé : « c'est un état de complet bien-être physique, mental et social qui ne consiste donc pas seulement en une absence de maladie ou d'infirmité. La possession du meilleur état de santé qu'il est capable d'atteindre constitue l'un des droits fondamentaux de tout être humain, quelles que soient sa race, sa religion, ses opinions politiques, sa condition économique et sociale... ».
Pour atteindre cet état de bien-être, de quiétude, pour préserver sa santé, pour conserver son dynamisme, il existe de nombreuses disciplines : yoga, aïkido, gym douce, stretching, gym volontaire, tai-chi-chuan, ainsi que bien d'autres pratiques plus classiques : natation, footing (ou marche)...Parmi toutes les méthodes proposées, il en est une qui permet de retrouver (ou de conserver) son équilibre psycho-somatique, de réguler son tonus. Cette méthode, c'est la relaxation.

2 - Qu'est-ce que la relaxation ?

La relaxation est une véritable science, qui, en phase d'initiation, apprend au sujet à maîtriser, à volonté, l'abaissement de son tonus.

Grâce à des techniques variées, l'objectif est de rendre automatique l'adaptation de la vigilance au niveau réel des difficultés à affronter. Il s'agit en fait d'un véritable reconditionnement positif qui nous apprend à dépenser notre énergie d'une manière adaptée, juste, en fonction de l'acte à réaliser. Quelles que soient les approches proposées, toutes partent d'une même observation : les états de tension psychologique et émotionnelle ont des répercussions aussi bien dans le domaine du système nerveux autonome, endocrinien que dans celui des muscles striés (composés de milliers de fibres) ou lisses (ceux des organes et des viscères). De simples enregistrements myographiques montrent qu'une émotion peut augmenter le tonus et modifier les postures. Inversement, un état de quiétude fait disparaître les tensions inutiles. Il existe donc une relation très étroite et réversible entre l'état de contraction tonique de la musculature et l'activité nerveuse supérieure.

3 - Équilibrer le tonus

Le tonus est en fait au centre des préoccupations de toutes les méthodes qui s'inscrivent dans ce courant souhaitant proposer aussi bien aux pratiquants occasionnels qu'aux athlètes de haut niveau un entraînement psychotonique (*ou méthode de préparation psychosomatique par régulation tonique*). En effet, le tonus, au carrefour du psychique et du somatique, est une tension permanente de la musculature, qui permet le bon déroulement de l'acte moteur, en assurant la statique de l'ensemble du corps et en adaptant son positionnement, en fonction de la nature de l'activité motrice à accomplir. Il se synchronise avec le niveau de vigilance du cerveau, afin de réaliser, dans les plus courts délais et dans les meilleures conditions possibles, un mode d'expression précis et efficace. Enfin, le tonus musculaire sous-tend, en permanence, le geste dans ses différentes phases : démarrage, déroulement et maintien des attitudes. Le tonus peut donc se définir comme un état de tension, c'est-à-dire une contraction musculaire légère, permanente, modérée, diffuse et involontaire, entretenue par des influx nerveux.

Le tonus guide et conditionne les gestes, les attitudes, les postures, les mouvements et l'équilibre. Il est associé dès le début de la vie à un vécu émotionnel et il exprime les fluctuations affectives. Il est la trame corporelle dans laquelle s'inscrivent les affects et les émotions : on parle alors de « fonction tonique » ; il est le support essentiel de la communication non-verbale, on parle alors de « dialogue tonico-émotionnel ». Il est situé au carrefour du neuromoteur, de l'émotionnel, de l'affectif, du social et du communicationnel. Il est le substrat de toute l'organisation psychomotrice de l'individu : il fait le lien entre la structure neuro-anatomo-physiologique (le corps réel), les fonctions et les instruments qu'elle détermine (le corps fonctionnel et instrumental), les actes (le corps agi), le résultat de ces actes (le corps représenté) et leur sens (le corps signifiant). C'est une véritable interface entre l'individu et son environnement.

4 - Les effets de la relaxation

Ils sont très nombreux et seront d'autant plus importants que l'entraînement du sujet sera régulier et assidu.

- *Les principes de cette pratique et les procédés pour accéder à l'état de relaxation sont simples et peuvent être adaptés à n'importe qui (enfants, sportifs de haut niveau, employés de bureau, femmes enceintes...), et dans la plupart des circonstances (sur le lieu de travail, chez soi et même dans des embouteillages !).*
- *Elle agit sur toutes les fonctions de l'individu car elle s'occupe de la globalité de la personne, recherchant l'harmonie.*
- *Ses effets sont immédiats, ce qui encourage la personne à continuer de pratiquer. Puis, au fur et à mesure de l'entraînement, le sujet deviendra de plus en plus autonome et pourra donc pratiquer seul, quels que soient le lieu ou le moment.*
- *Comme nous l'avons déjà dit, le sujet apprend à économiser son énergie : les gestes parasites sont supprimés, les contractures, les tensions inutiles s'amenuisent et les efforts ne seront plus disproportionnés par rapport à une tâche à accomplir.*
- *Toutes les fonctions vitales marchent au ralenti, en particulier la*

fonction cardio-respiratoire. Trac, fortes émotions, stress, peuvent ainsi être davantage contrôlés puisque le sujet a appris à « apprivoiser » sa respiration et son rythme cardiaque.

- *On note chez beaucoup de personnes une nette diminution de troubles appelés « psychosomatiques » tels que les ulcères gastriques, les crises de tétanie, et même certaines formes d'asthme.*
- *La personne relaxée prend davantage conscience, dans le calme et la tranquillité, de son schéma corporel et surtout découvre (ou élargit) les potentialités énormes de son « monde intérieur ».*
- *Tout en améliorant son contrôle de soi, une disponibilité de plus en plus grande, tant physique que mentale, rend l'individu plus efficace et ne peut influencer que positivement son entourage.*

5 - Les principales méthodes

Le training autogène de Schultz (mis au point dès 1908) : Cette méthode se compose de deux cycles. Le premier, dit « inférieur », comporte six exercices : l'expérimentation de la pesanteur ; de la chaleur ; la régulation cardiaque ; l'observation de la respiration ; la perception de sensations au niveau de l'abdomen ainsi que la perception de la fraîcheur du front. Puis, une fois ces exercices maîtrisés , dix étapes successives sont proposées au cycle « supérieur », en particulier la mise au point de suggestions positives permettant d'améliorer son avenir.

La relaxation progressive de Jacobson : Médecin et thérapeute, ses recherches l'amènent, dans les années 20, à mettre au point une méthode scientifique qui vise à fournir au sujet une prise de conscience au niveau de chaque segment du corps, et des différences entre les sensations de tension et de détente. La personne ainsi concentrée sur son propre corps, peut observer les points précis de tensions musculaires. Puis elle devient capable de relâcher certains muscles alors que d'autres sont en activité. Elle prend aussi conscience à tout moment de la vie quotidienne de toutes les tensions musculaires liées à un trouble affectif ou émotionnel.

La sophrologie d'Alfonso Caycedo. C'est en 1960 que le professeur Caycedo crée l'École de Sophrologie. Littéralement « science de l'esprit serein appliquée à la conscience humaine », Caycedo définit lui-même sa méthode comme étant « la science qui étudie la conscience, ses modifications et les moyens physiques, chimiques ou psychologiques pouvant la modifier dans un but thérapeutique, prophylactique ou pédagogique ». Pour parvenir à ces objectifs, cette science a créé ses propres outils, son propre vocabulaire tel que par exemple la « sophronisation », c'est-à-dire l'opération par laquelle on entraîne le sujet, grâce à l'utilisation d'une voix monocorde, dans un état de relaxation comparable à celle perçue en période de pré-sommeil.

L'eutonie de Gerda Alexander. D'après sa fondatrice (1957), l'eutonie est « un état de tonicité harmonieusement équilibrée, en adaptation constante, en juste rapport avec la situation à vivre ». Les trois principes fondamentaux de cette recherche étant : le développement de la conscience du corps, les positions de contrôle (pour tester les possibilités de relâchement des muscles et augmenter leur souplesse) ; la recherche de la plus grande aisance possible dans le mouvement (de l'étirement spontané jusqu'aux gestes sportifs ou professionnels).

La bioénergie du Dr Lowen, ou tout du moins, quelques-uns de ses éléments, permet à ses pratiquants de prendre conscience de leurs tensions et d'apprendre à lutter efficacement contre le stress.

Le biofeedback permet d'accélérer l'apprentissage de différentes techniques de relaxation en renforçant cette technique par la connaissance immédiate de l'état du patient, en partant du principe, selon Elmer Green, que « tout changement d'état psychologique s'accompagne d'un changement approprié de l'état mental, émotionnel, conscient ou inconscient et simultanément, toute variation d'état mental émotionnel s'accompagne de variations psychologiques ».

La musicothérapie du Professeur Jost utilise les sons musicaux pour induire des changements d'état de conscience, dont l'état de relaxation.

Les différentes techniques de massages : automassage ou do-in, shiatsu, massages californiens... qui entraînent un état de relaxation uniquement grâce au sens du toucher.

L'emploi récent du *caisson d'isolation* ou *aqua-relaxation*.

D'autres techniques existent qui incluent des formes de relaxation dans leur pratique, mais n'en font pas la base de leur méthode : l'analyse transitionnelle, la chromothérapie, la méditation transcendantale...

Enfin, la relaxation « yogique », méthode la plus ancienne et qui a grandement influencé toutes les autres techniques précédemment citées, cela dit par honnêteté historique et non pour « tirer la couverture à soi ». Premièrement, parce qu'il n'est pas dans la mentalité orientale (tout au moins traditionnelle) de « personnaliser » une technique : on parle du yoga, du zen, de la méditation alors qu'en Occident, on dit « la méthode » Jacobson, « la méthode » de Gerda Alexander, « les stages » Gordon (communication), « la méthode » Mézière (kinésithérapie) ; deuxièmement, parce que seuls importent les résultats et les bénéfices que peuvent en tirer les pratiquants (ou les patients). Suivre à la lettre et aveuglément une méthode n'est pas faire preuve d'intelligence, de réflexion, ni de sens critique, qualités pourtant indispensables pour répondre aux demandes et besoins des pratiquants, variables selon leur tempérament, leurs motivations, leur morphologie, le moment...

6 - La relaxation yogique

Le yoga *nidrâ** (le yoga du « sommeil éveillé ») est l'une des méthodes les plus efficaces. Elle est précise, rigoureuse, progressive.

Cette méthode est une véritable science de l'être, une technologie des états de conscience mise au point par un grand maître indien, Swami SATYANANDA, aussi brillant dans la connaissance des textes traditionnels du yoga que dans celle de la philosophie ou de la neurophysiologie. Yogi, chercheur et médecin, ce *guru** moderne nous offre la possibilité, grâce à sa méthode présentée dans son ouvrage[1], non seulement de nous relaxer totalement, mais aussi de développer notre conscience et d'élargir nos potentialités latentes (cependant dans ce chapitre, nous ne présenterons le yoga *nidrâ** qu'en tant que méthode de relaxation. Les personnes souhaitant découvrir le yoga *nidrâ** dans son ensemble devront se reporter à l'ouvrage précédemment cité).

Le yoga *nidrâ** se pratique dans la position *SHAVÂSANA**, c'est-à-dire, allongé sur le dos, les bras légèrement en oblique par rapport au tronc, en utilisant une couverture ou un coussin pour un meilleur confort. Les conditions requises pour une pratique optimale sont les mêmes que celles citées pour les autres méthodes (calme, lumière tamisée, température agréable...).

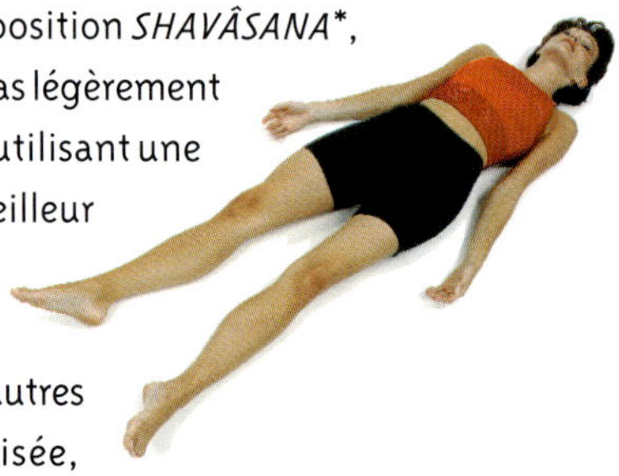

Les meilleurs moments sont tôt le matin et le soir avant le coucher. L'idéal est de s'installer en yoga *nidrâ** après une séance de yoga. Il est demandé également de pratiquer avec un professeur qualifié ou, quand cela n'est pas possible, de pratiquer avec une cassette. Quant à la durée de la pratique, elle est très variable selon le temps dont on dispose et le niveau d'avancement atteint.

Le yoga *nidrâ** se compose de cinq niveaux, classés par ordre croissant de possibilités d'intériorisation, de perceptions intimes ou de visualisations. Quatre éléments essentiels interviennent dans le déroulement d'une séance : la rotation de la conscience, la prise de conscience du souffle, le développement des sensations, la visualisation (d'histoires, d'images) :

- *La rotation de la conscience : avant d'entamer cette démarche, il est proposé au pratiquant une prise de conscience du corps afin de mieux se préparer aux différents exercices. Le moniteur fait ensuite*

[1] *Yoga Nidrâ, SWAMI SATYANANDA (Ed. SATYANANDASHRAM , 1980 – 11 cité Trévise 75009 Paris)*

évoluer la conscience à travers les différentes parties du corps plusieurs fois, d'une façon rapide et rythmée. « Par rotation de la conscience, nous entendons ceci : on demande au mental de penser à ces centres (par centre, l'auteur entend des parties du corps bien définies telles que doigts, genoux, paumes...) pendant un temps et dans une séquence ordonnée telle que doigts, paume, poignet, coude, épaule... et l'on procède de la même manière en suivant différents circuits bien définis du corps, soit à sa surface, soit selon les itinéraires internes tels que l'appareil digestif, l'appareil respiratoire et les structures du squelette. C'est comme un petit train qui se déplace sur tout un réseau de chemin de fer ».

- ***La prise de conscience du souffle :*** *le sujet ne force pas sa respiration, ne cherche pas à la modifier, mais se contente uniquement de l'observer. Le mental est ainsi davantage introverti et le champ de conscience beaucoup plus restreint.*
- ***Le développement des sensations :*** *la pratique se poursuit en amenant le sujet à prendre conscience de différentes situations (légèreté, chaleur) ou en réactivant progressivement certaines émotions passées.*
- ***La visualisation :*** *l'instructeur utilise des images et des pensées afin de faire surgir le contenu du subconscient du sujet qui les observe en spectateur. Une fois bien entraîné, le pratiquant peut alors proposer à son subconscient des suggestions afin de remodeler positivement sa structure mentale. Cet ordre direct donné au psychisme s'appelle SANKALPA* et a été rebaptisé quelques 40 siècles plus tard par SCHULTZ, « les dix étapes du cycle supérieur » et par CACEYDO, « sophro-acceptation progressive » ! (les termes ont changé, les approches sont parfois différentes, mais les objectifs restent similaires : prendre en main son destin, supprimer les « nuisances » qui empêchent l'être humain de se réaliser).*

Cette sorte « d'écologie intérieure » peut donc être menée d'une façon rationnelle et systématique avec, comme conséquence, un double avantage : un état de relaxation rapidement amené et une meilleure connaissance de cette sorte d'iceberg qui nous habite, appelé « inconscient », lieu de tous nos désirs, de toutes nos tensions, de toutes nos souffrances.

7 - Le voyage intérieur

Après s'être installé en *shavâsana** (ne pas hésiter à placer un coussin ou une couverture pliée sous les cuisses et/ou sous la tête), le discours suivant pourra être tenu (soit par un « relaxateur », une cassette ou par soi-même, le sujet devant devenir l'observateur de son propre corps) :

« L'attention se porte tout d'abord sur la respiration abdominale en plaçant les mains sur le ventre si nécessaire. Trois ou quatre longues et lentes respirations accompagnées de soupirs à l'expiration. La conscience s'installe dans la cage thoracique qui s'ouvre à l'inspiration comme une sorte de parapluie et qui se referme à l'expiration. Après trois ou quatre inspirations, l'attention se dirige dans la région sous-claviculaire où la respiration, devenue haute, peut être perçue. Trois ou quatre inspirations complètes termineront cette préparation (une inspiration ample dans les trois régions précédemment citées suivie d'une longue expiration accompagnée d'un soupir et d'une détente des zones musculaires éventuellement tendues, crispées : mâchoires, front, épaules, doigts, chevilles...). Puis l'attention se portera sur ces différentes parties du corps (le temps de pause pouvant correspondre à une ou deux respirations) : pied droit – pause – cheville droite – pause – mollet droit (les temps de pause ne sont plus indiqués) – genou droit – cuisse droite – fesse droite – pied gauche – cheville gauche – mollet gauche – genou gauche – cuisse gauche – fesse gauche – le bas du dos – le milieu du dos – le haut du dos – le ventre – les côtes – la poitrine – les clavicules – la gorge – le dessus des épaules – le bras droit – la main droite – le bras gauche – la main gauche – le cou – la nuque – le crâne et le cuir chevelu – le menton – les lèvres – le palais – la langue – les mâchoires – les joues et les pommettes – les yeux – les paupières – les sourcils – le front – l'oreille droite – l'oreille gauche – le nez. Nez dans lequel la respiration est perçue calme, tranquille, régulière »

Bien profiter de ce moment de relaxation pour laisser tout le corps se détendre davantage et le système nerveux se reposer.

Pour quitter cette relaxation, la respiration peut être allongée et on laisse venir tous les mouvements surgissant naturellement, spontanément : soupirs, bâillements, étirements.

8 - Autres postures de relaxation

Les personnes qui ne se sentent pas à l'aise dans la posture allongée sur le dos (shavâsana) peuvent s'installer dans l'une de ces positions :

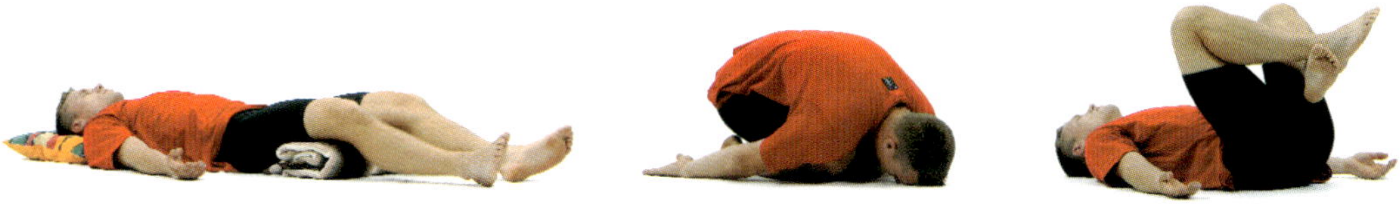

COMMENT SONT PRÉSENTÉES LES POSTURES ?

Les postures, classées par thème, sont présentées de la façon suivante :

- *La posture la plus représentative du thème : c'est cette posture que l'on retrouve pratiquement dans tous les cours ou dans tous les guides pratiques écrits à ce jour. Dans ce manuel pratique, le nom des postures est donné en sanskrit, ainsi que sa traduction.*
- *La progression pédagogique : elle permet de créer une mise en situation dans laquelle l'adepte se sente à l'aise, sans crispation ; chacun(e) peut ainsi s'installer confortablement dans la posture qui lui convient en fonction de ses possibilités du moment tout en bénéficiant des effets recherchés.*
- *Selon les postures, sont indiqués :*
  - des détails (concernant par exemple la position des mains dans la pratique de paschimatânâsana, page 112),
  - la façon d'utiliser du petit matériel (couverture ou ceinture).
- *La manière de s'installer dans la posture est très importante, mais la façon de la quitter l'est aussi (exemple page 113).*
- *Des consignes de réalisation précises qui doivent être respectées.*
- *Une présentation non exhaustive de la plupart des postures pouvant être classées dans le thème indiqué.*

- *Un renvoi à d'autres postures qui sont décrites dans d'autres thèmes. En effet, certaines postures peuvent être répertoriées dans plusieurs thèmes : par exemple, utthita hasta padattanâsana (page 160) est une posture à la fois en flexion de hanche et en équilibre sur un pied. Il s'agit alors de choisir en toute connaissance de cause le ou les objectifs visés.*
- *Enfin, les postures qui peuvent être classées dans plus de deux thèmes ou qui ne peuvent être abordées que par certains adeptes, ont été regroupées sous l'appellation « postures combinées » ou « sollicitations globales ».*

RAPPEL :

- ***ÂSANA*** *signifie POSTURE. Ce mot se retrouve toujours à la fin de chaque appellation (trikonâsana, posture du triangle ; dhanurâsana, posture de l'arc, etc.).*
- ***Les postures sont toujours maintenues durant plusieurs respirations lentes et profondes.***

C - *LES POSTURES EN FLEXION*

1 - La posture la plus représentative : *PASCHIMATÂNÂSANA*

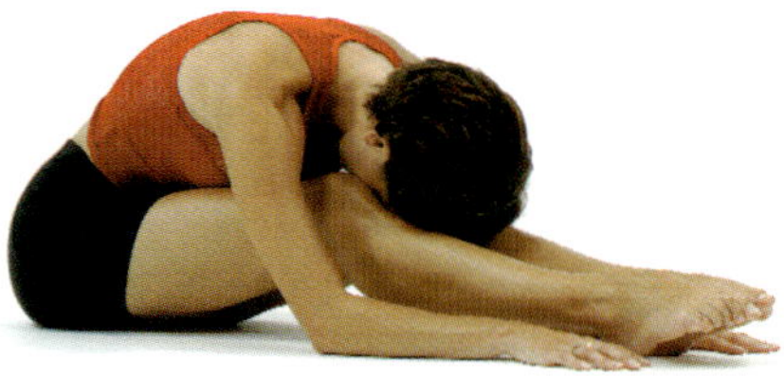

Paschima : ouest, face postérieure du corps (des talons jusqu'au sommet du crâne) ; tan : étirement, signifie « montant vers l'ouest » en parlant de sushumnâ à travers laquelle l'énergie vitale monte vers le crâne (voir *prânâyâma*) ; signifie aussi « étirement de toute la face postérieure du corps ».

Posture couramment appelée « la pince ».

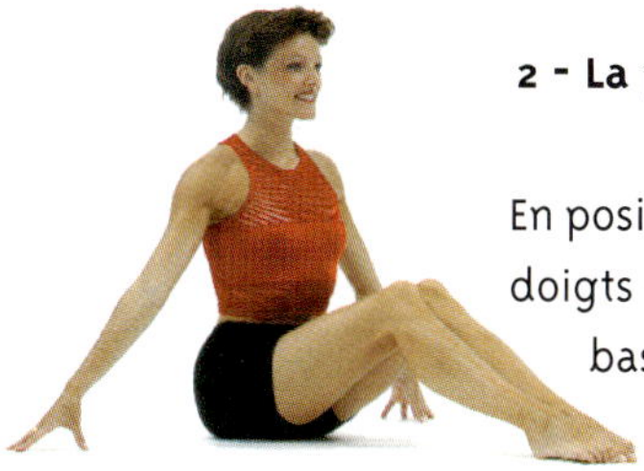

2 - La progression pédagogique

En position assise, genoux fléchis, en appui sur les mains ou le haut des doigts pour étirer le dos, cou dans le prolongement du tronc ; épaules basses.

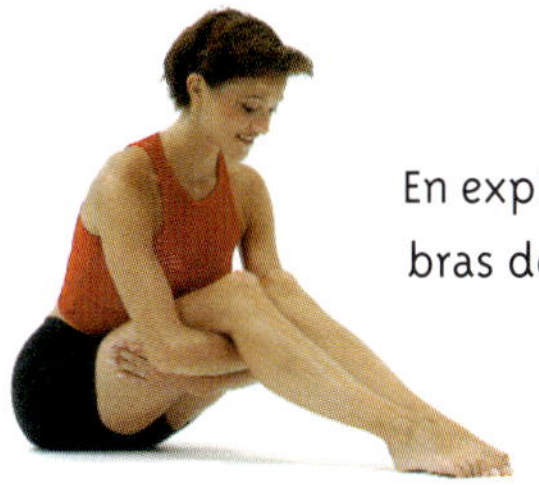

En expirant, incliner le buste et enrober le dessous des cuisses avec les bras de façon à venir plaquer le ventre sur les cuisses.

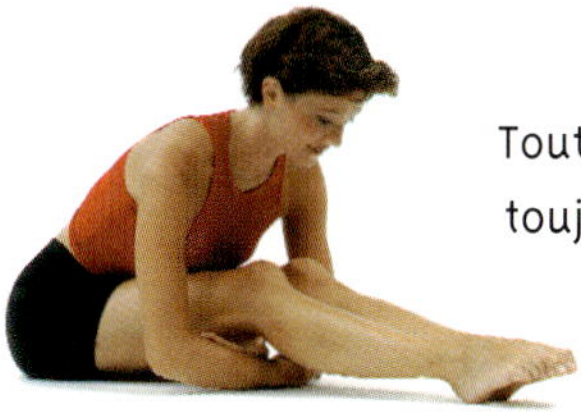

Tout en conservant le dos étiré, allonger les jambes ; le ventre est toujours en contact avec les cuisses.

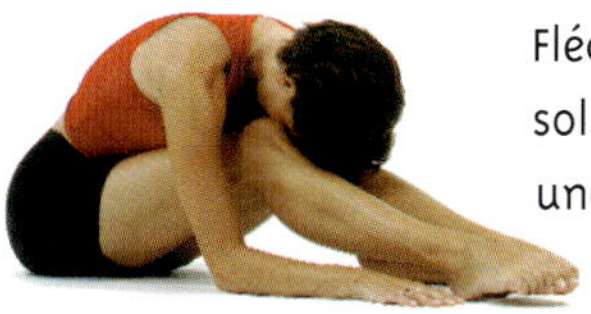

Fléchir le cou et faire glisser les mains vers les pieds, coudes vers le sol. Si l'étirement du dessous des jambes est trop intense, allonger une seule jambe en gardant l'autre semi-pliée, puis inverser.

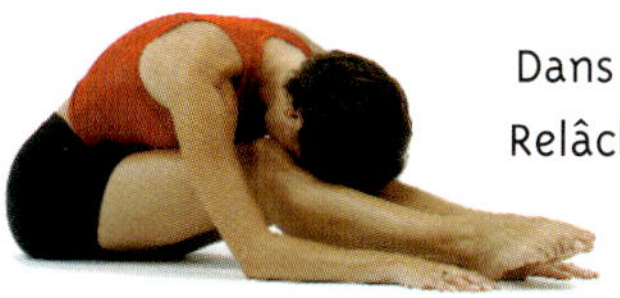

Dans la posture, s'abandonner à la pesanteur.
Relâcher le cou, les épaules.

3 - Autres consignes de réalisation

Respiration : toujours lente, profonde, fluide ; les expirations peuvent être accompagnées de soupirs, ce qui aide à la relaxation de l'ensemble du corps.

Concentration : elle se situe sur la face postérieure du corps et, en particulier, le bas du dos ; également (comme pour toute posture) sur la lenteur de la progression de la phase dynamique, sur la respiration ainsi que sur le relâchement de la musculature.

Erreurs à éviter : étirer le dos par saccades, ce qui le contracte au lieu de le détendre ; bloquer la respiration ; crisper les mâchoires ; faire trembler les jambes par un étirement trop intense ; se laisser retomber sur le dos au retour de la posture.

Durée : de une à plusieurs minutes selon la structure de la séance et les objectifs visés.

Contre-indications : aucune. Si l'adepte est bien à l'écoute de son corps, il s'installera dans l'une des postures intermédiaires (proposées dans la progression).

4 - Détails concernant la position des mains

Les différentes possibilités pour étirer toute la face postérieure du corps (fléchir les coudes pour accentuer l'étirement qui sera toujours aisé).

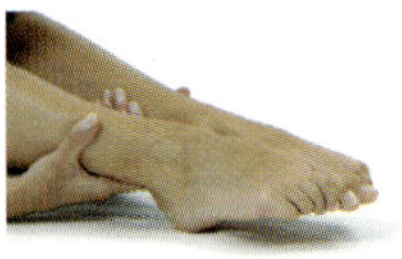

Saisir les chevilles

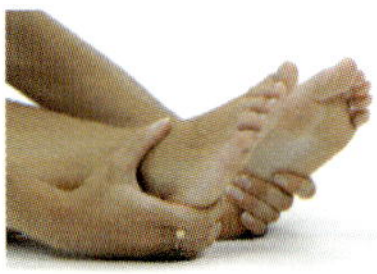

Mains devant les talons

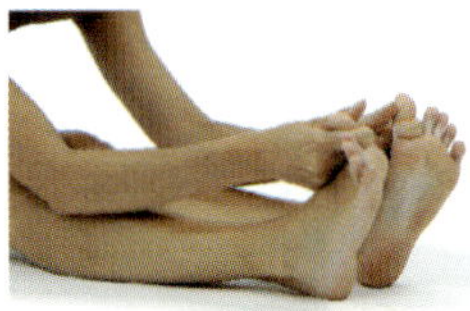

Crocheter le gros orteil avec le pouce et l'index

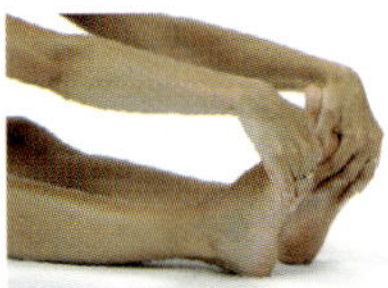

Placer les mains par-dessus les orteils

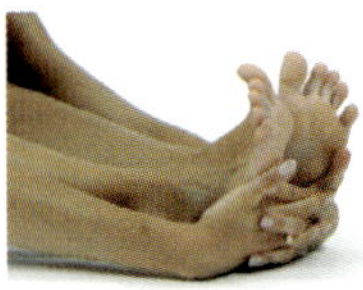

Doigts croisés paumes devant les talons

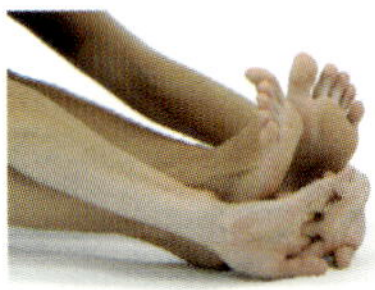

Doigts croisés, dos des mains derrière les pieds

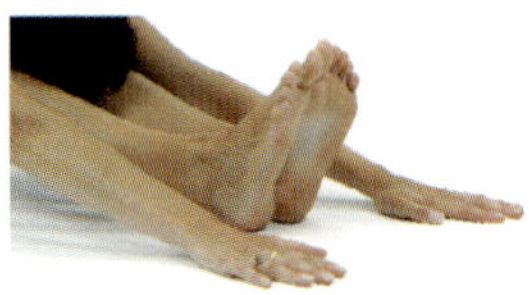

Faire glisser les paumes sur le sol loins vers l'avant

5 - Pour plus de confort

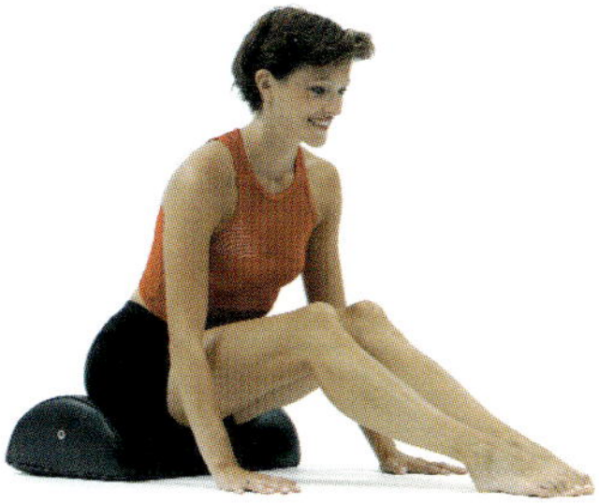
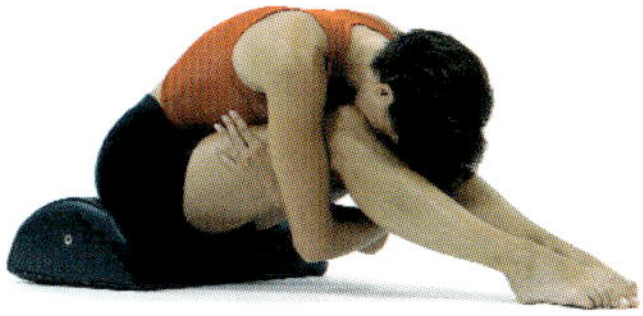

Pour plus de confort, certaines personnes pourront utiliser un coussin placé sous les fesses. Les consignes restent les mêmes que celles données précédemment.

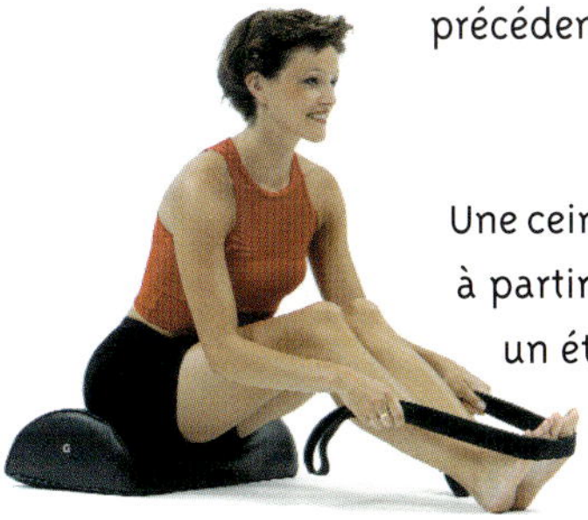

Une ceinture peut être utilisée. Elle permet de créer un point fixe puis, à partir de celui-ci, de réaliser une traction douce et régulière pour un étirement du dos et des jambes.

Garder les épaules basses, fléchir les coudes.

6 - Pour quitter la posture

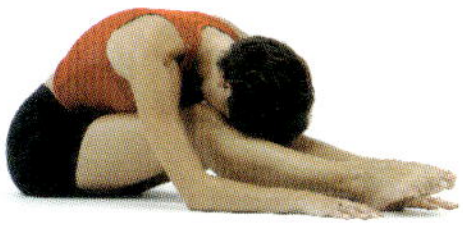
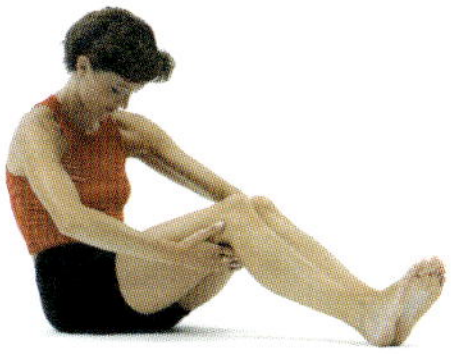
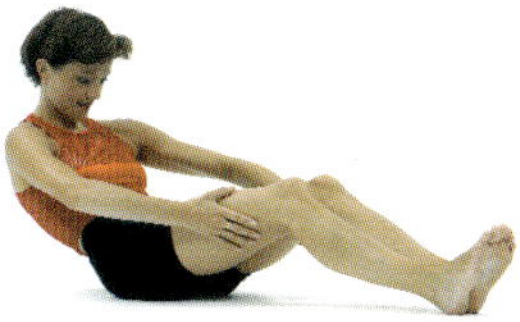
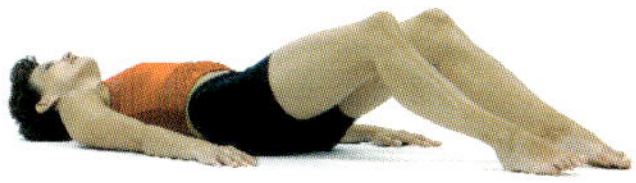

Dérouler doucement le dos, genoux fléchis, en s'aidant des mains placées sous les cuisses. La respiration reste fluide.

7 - Autres postures en flexion

- *JANU SHIRSÂSANA*

Janu **: genou ;** ***shîrsa*** **: tête.**

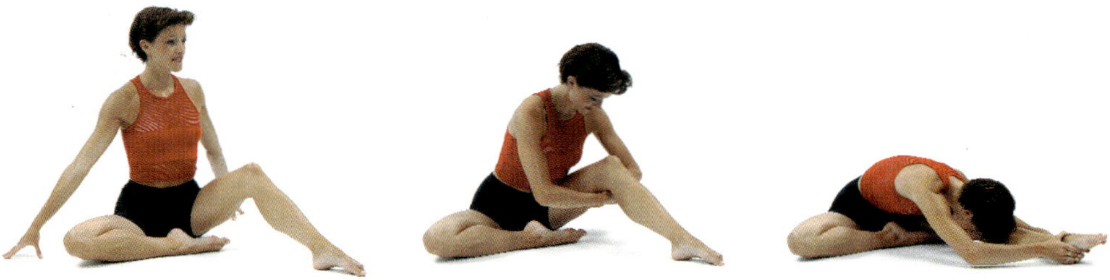

- Mêmes consignes que précédemment, excepté que la flexion d'un genou est ajoutée, talon proche du périnée.
- Plusieurs respirations avec la jambe droite pliée puis la gauche.

- *ARDHA PADMA PASCHIMATÂNÂSANA*

Ardha **: demi ;** ***Padma*** **: lotus.**

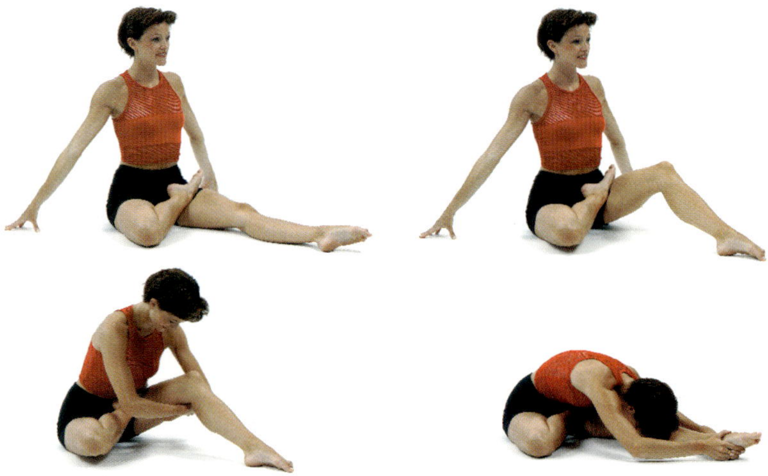

- Mêmes consignes que précédemment, excepté qu'une jambe (puis l'autre) est installée en demi-lotus.
- Pour s'installer correctement en demi-lotus, voir détails techniques page 200.

- *TRIANG MUKHAEKAPADA PASCHIMATÂNÂSANA*

Triang **: trois membres (pieds-genoux-fesses) ;** ***mukha*** **: visage ;** ***eka*** **: un ;** ***pada*** **: pied.**

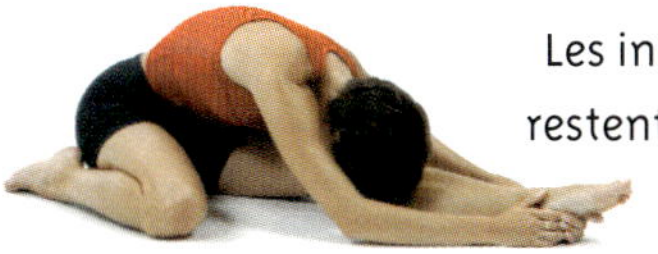

Les indications concernant la position du tronc et de la jambe allongée restent les mêmes. Cependant, avant de fléchir le tronc, un genou aura été fléchi, le talon posé à côté de la fesse.

- *MARICYÂSANA*

Maricy **: nom d'un sage.**

Avant d'incliner le buste, comme pour les postures précédentes, un genou est fléchi, talon proche du périnée. En fonction des possibilités de l'adepte (morphologie, souplesse), la jambe pliée sera maintenue en l'entourant avec le bras (les mains pouvant se tenir dans le dos).

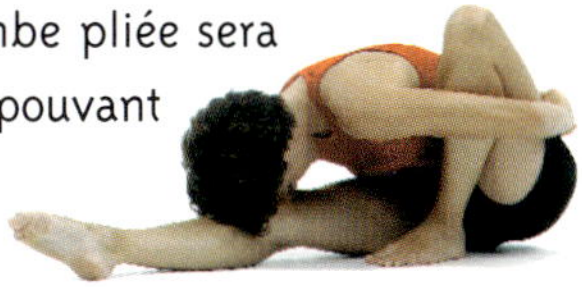

- *UPAVISTHA KANÂSANA*

Upavistha **: assis ;** ***kana*** **: angle - posture de l'angle assis.**

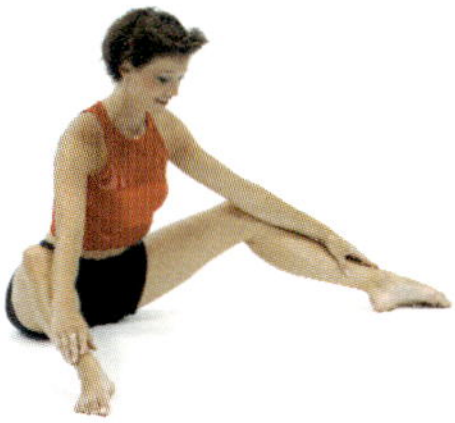

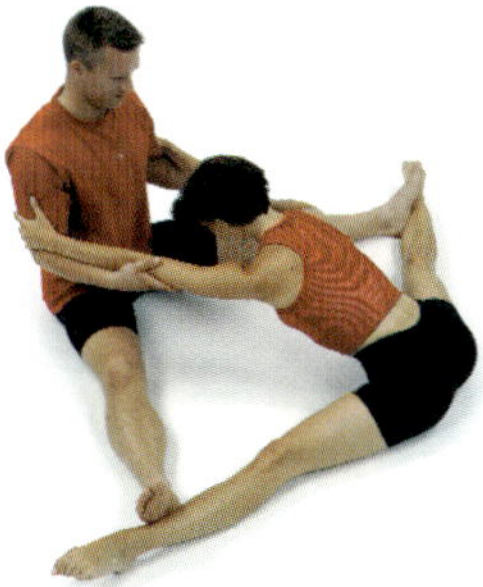

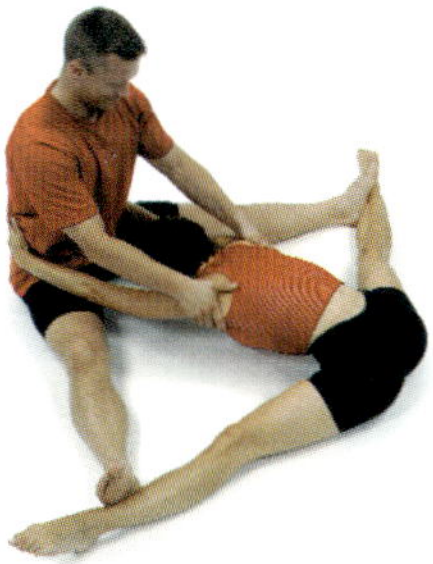

- En position assise, jambes écartées, genoux fléchis.
- À l'aide des bras, autoagrandir le dos, cou dans son prolongement.
- Sur des expirations, incliner le buste et tendre plus ou moins les jambes.
- Seules les mains sont posées au sol ou les coudes.
- À deux, on s'aide du partenaire (voir page 173)

Dans les deux cas, le dos est droit.

- *PADANGUSTHÂSANA*

***Pada* : pied ; *augustha* : gros orteil - Posture debout où l'on tient le gros orteil. Nommée également « pince debout ».**

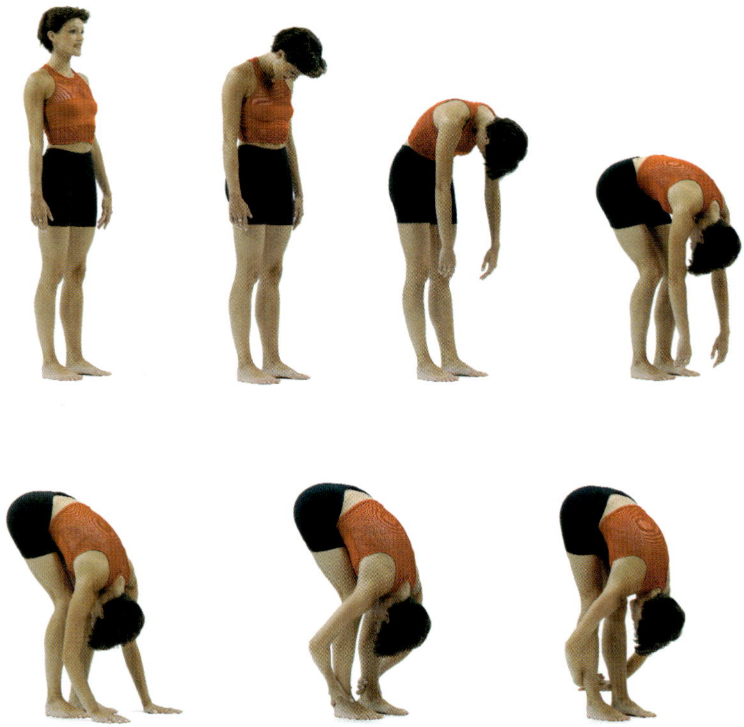

- Départ en position debout, bras détendus le long du tronc.
- Les genoux légèrement fléchis, laisser s'enrouler le dos.
- Une fois le ventre sur les cuisses (ne pas hésiter à fléchir davantage les genoux si nécessaire), s'aider des mains pour augmenter l'étirement de la face postérieure du corps :

- paumes vers ou sur le sol,
- chevilles saisies,
- doigts croisés, dos des mains en contact avec les chevilles,
- crocheter les gros orteils avec le pouce et l'index comme indiqué en médaillon page 112.

Pour quitter cette posture :

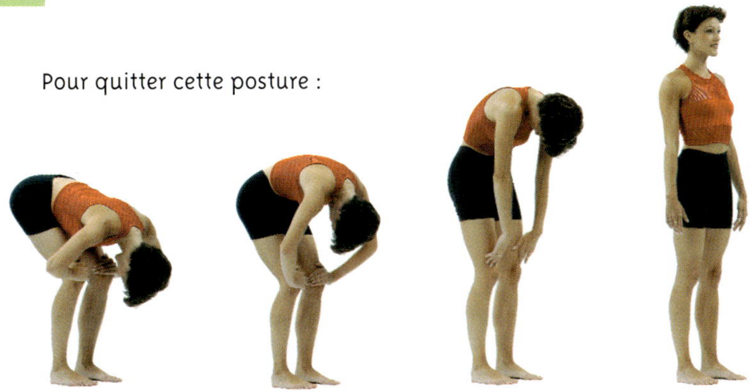

Dérouler lentement le tronc, genoux fléchis, en s'aidant éventuellement des mains posées sur les genoux. Retrouver la posture de départ et prendre le temps de sentir les effets produits.

8 - Voir également

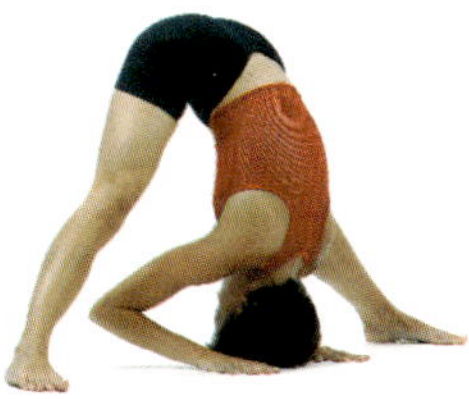

Page 156

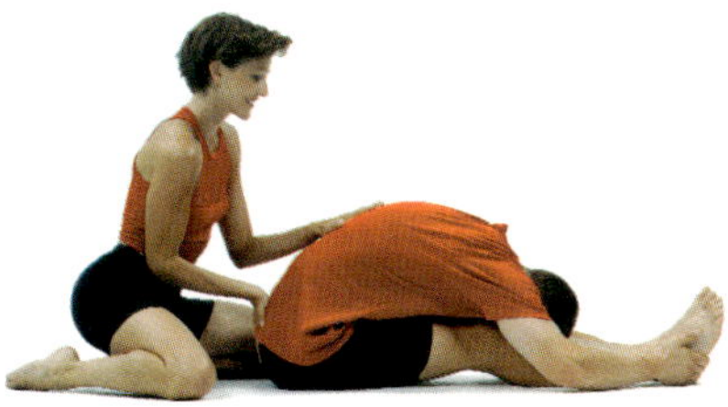

Page 175

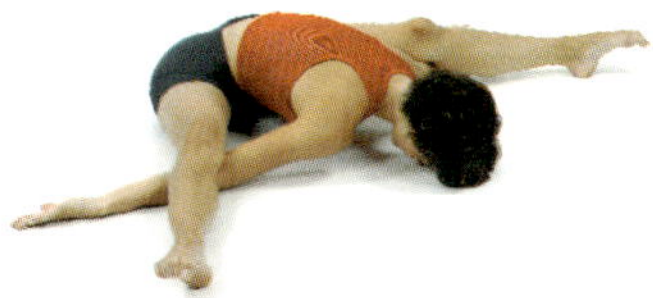

Page 159

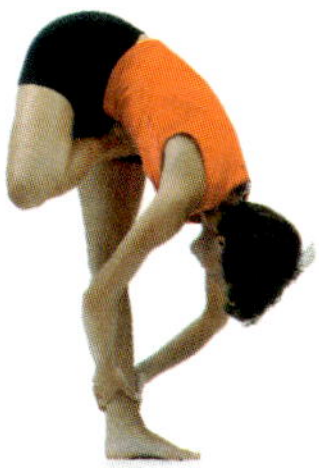

Page 150

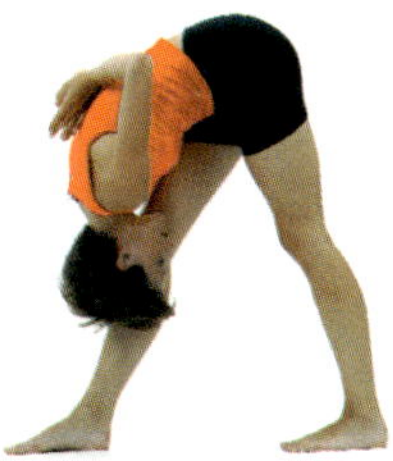

Page 167

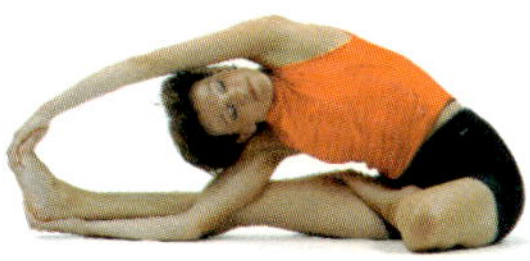

Page 167

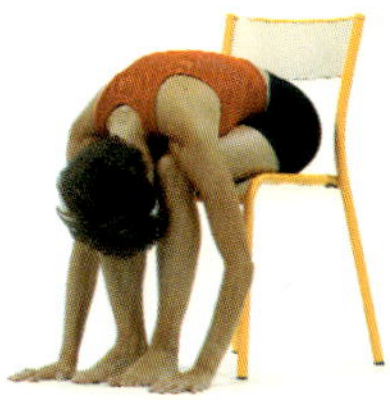

Page 181

D - LES POSTURES EN EXTENSION

1 - La posture la plus représentative (pour l'extension du tronc) : *BHUJANGÂSANA*

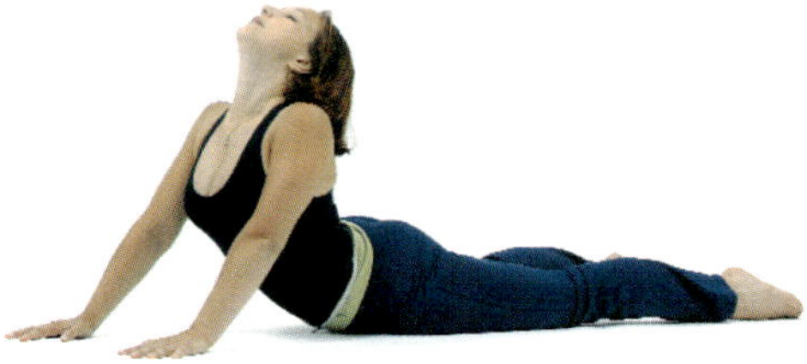

- *Bhujanga* est un serpent (un cobra)

Bhujangâsana est la posture du cobra. Comme cet animal, l'adepte doit étirer sa colonne vertébrale en poussant le sommet du crâne vers le ciel.

2 - La progression pédagogique

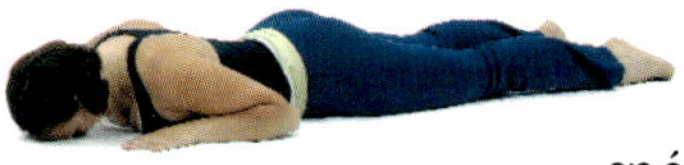

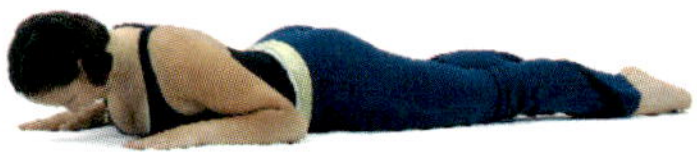

Départ sur le ventre, mains au niveau des épaules, bras pliés, front sur le sol. Pousser le sommet du crâne vers l'avant en étirant la colonne vertébrale. Il faut toujours sentir cet étirement de la colonne vertébrale, ce qui évite, dans cette posture, le risque d'hypercambrure.

Tout en continuant de pousser le sommet du crâne vers l'avant, élever le buste.

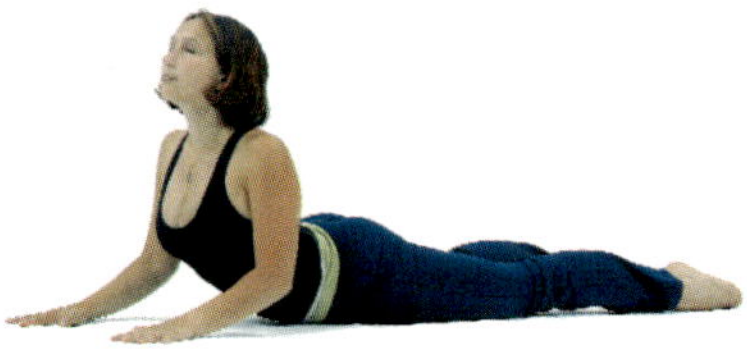

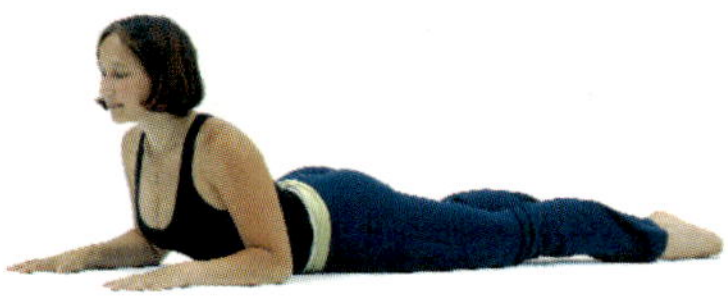

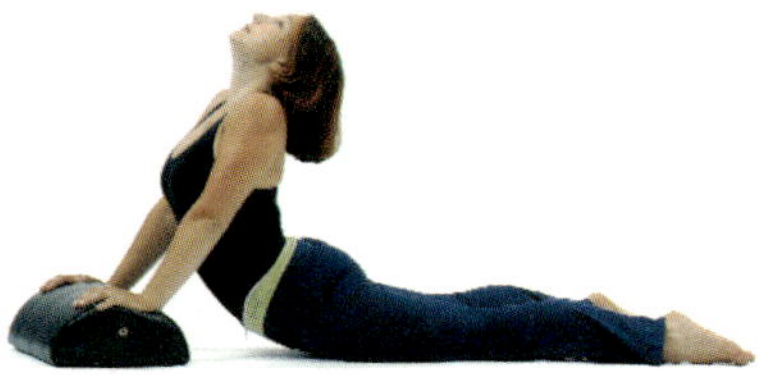

Remarques :

- *Pour certaines personnes, l'étirement vers l'avant et vers le ciel ne peut être important ; elles s'installent alors dans la posture du sphinx : cette fois-ci ce sont les coudes qui sont au niveau des épaules (et non plus les mains) alors que l'appui se fait sur les avant-bras.*
- *Il est possible également d'utiliser un coussin (ou une couverture pliée) pour augmenter l'extension du tronc.*

3 - Autres consignes de réalisation

C'est le dos bien étiré qu'intervient la poussée des paumes sur le sol puis l'allongement des bras. Le fessier, les cuisses, les genoux, les chevilles et les pieds sont détendus. La tête peut être gardée droite, le menton poussant la gorge, ou penchée vers l'avant, le menton dirigé vers le ciel.

Respiration : il s'agit d'un étirement rythmique du rachis : la poussée de la tête et l'extension du tronc s'effectuent en inspirant ; à l'expiration on détend tout ce qui a pu se contracter et les petites tensions initiales (mâchoires, fessier, épaules, orteils...). Dans la phase statique de la posture, la respiration est lente, profonde.

Concentration : sur la lenteur de la prise de la posture ; sur l'étirement de la colonne vertébrale ; sur la respiration ; sur la détente générale du corps.

Erreurs à éviter : placer les mains trop en arrière ou trop en avant des épaules ; pousser avec les bras dès le départ, les tendre (ils restent toujours légèrement pliés) ; écarter les coudes du corps ; ne pas respirer par le nez mais par la bouche ; avoir les épaules contractées, tendues (donc souvent montées vers les oreilles) ; décoller la région pubienne du sol.

Durée : douze à vingt respirations complètes dans la posture ; prendre son temps pour s'y installer ; revenir le plus lentement possible.

Contre-indications : aucune tant que la posture est vécue en douceur et que son intensité est diminuée dès qu'une douleur apparaît.

Deuxième posture représentative (extension de hanche et de tronc) :
DHANURÂSANA

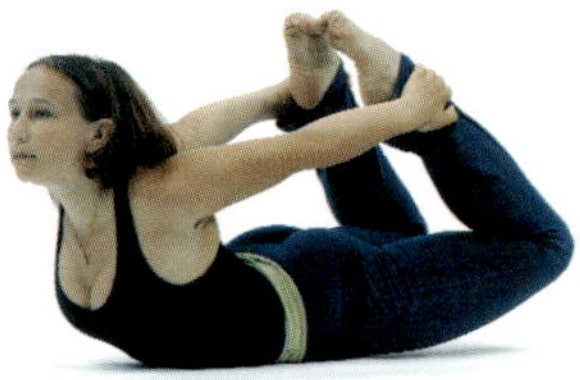

Dhanura **: arc.**

Progression pédagogique

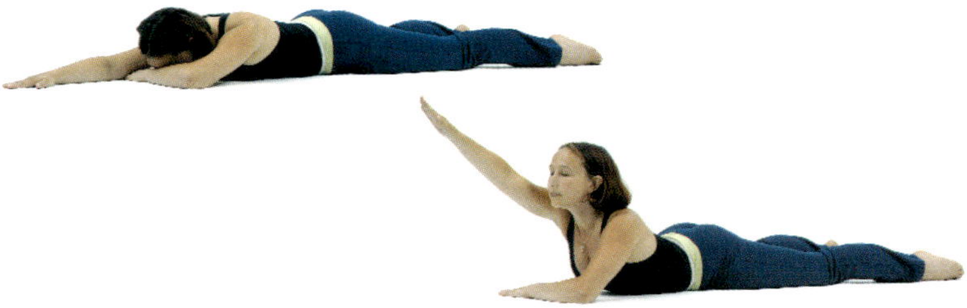

Pour préparer le tronc, poser le front sur l'avant-bras. L'autre bras est étiré, proche de l'oreille, dans le prolongement du tronc. Tout en poussant le sommet du crâne vers l'avant, élever le bras, soulever le haut du buste en inspirant. En expirant, revenir en position initiale. Six à huit répétitions, puis mêmes consignes en inversant la position des bras.

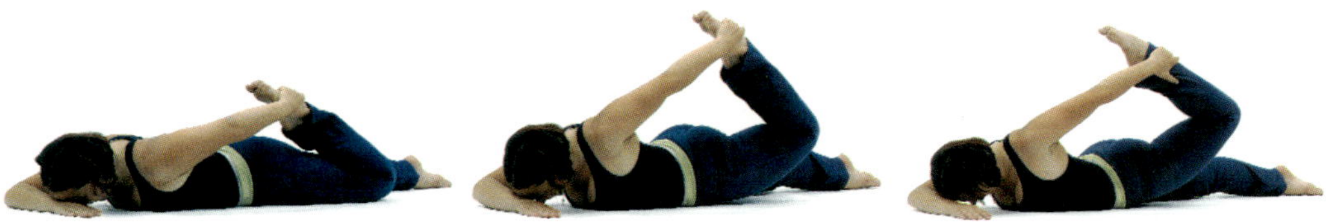

Pour préparer les membres inférieurs, saisir la cheville gauche avec la main gauche ; le coude droit est fléchi, front posé sur le dos de la main. Sur des expirations, élever le pied gauche vers le haut et vers l'arrière : ce mouvement va entraîner une extension du coude et de la hanche droite.

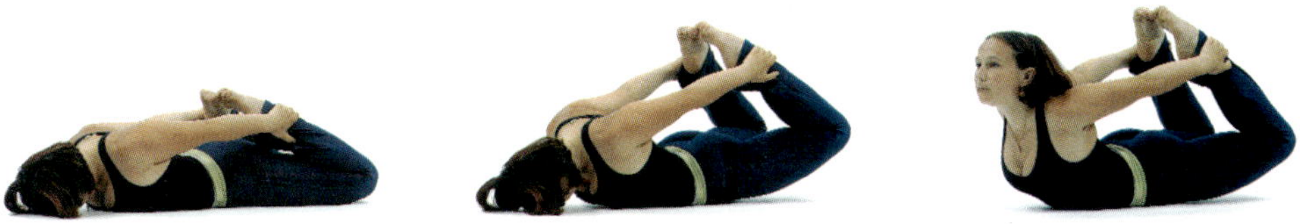

Saisir ensuite les deux chevilles. Les orteils se touchant, élever les pieds vers le haut et vers l'arrière, puis placer le buste en extension de la façon dont l'indiquent les consignes précédentes.
Profiter de la posture pour respirer pleinement ; détendre les épaules ; les doigts ne sont pas crispés.

Autres consignes de réalisation

Respiration : respiration profonde pour accentuer la pression intra-abdominale ; respiration normale pendant la phase statique (possibilité d'être en rétention poumons pleins pour les adeptes avancés).
Concentration : surtout sur le relâchement de la musculature dorsale pendant la phase statique.
Erreurs à éviter : saisir les pieds au lieu des chevilles ; se placer de façon que les orteils ne se touchent pas ; les bras actifs ; le dos et le visage contractés ; soulever le menton pendant la phase préparatoire.
Durée : plusieurs respirations normales ; durée modérée si l'adepte vit la posture en rétention poumons pleins.
Contre-indications : comme pour la sauterelle et le cobra, aucune ; si la posture est effectuée correctement, seules les cuisses sont sollicitées (attention cependant aux ménisques fragiles).

- *Urdhva dhanurâsana*
***Urdhva* : vers le haut ; *dhanura* : arc.**

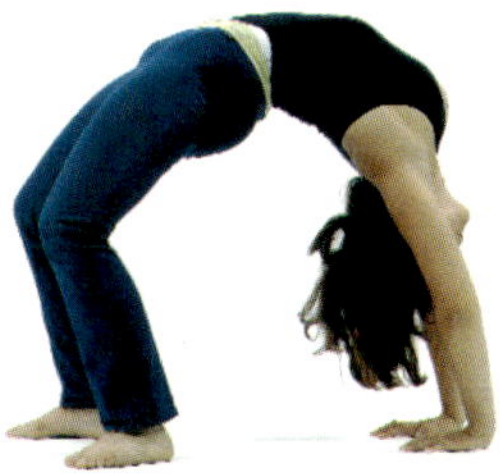

Progression pédagogique :

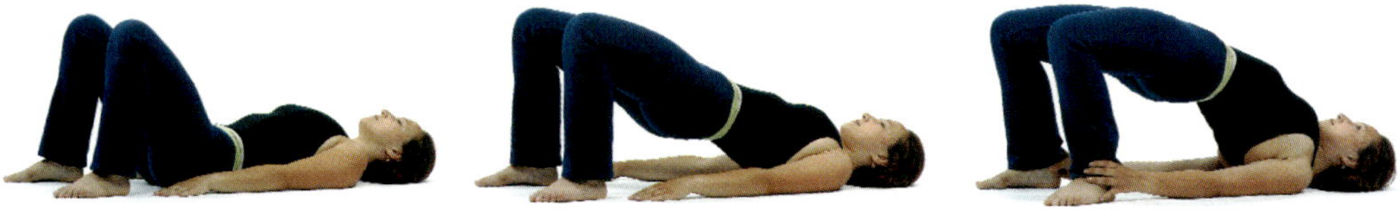

Allongé sur le dos, genoux fléchis, pieds écartés de la largeur des hanches, bras le long du tronc.

En inspirant, décoller les fessiers, pousser le ventre vers le haut. En expirant, revenir en position initiale. Après six ou sept répétitions, rester de six à dix respirations dans la posture.

Pour une extension plus importante, possibilité de saisir les chevilles.

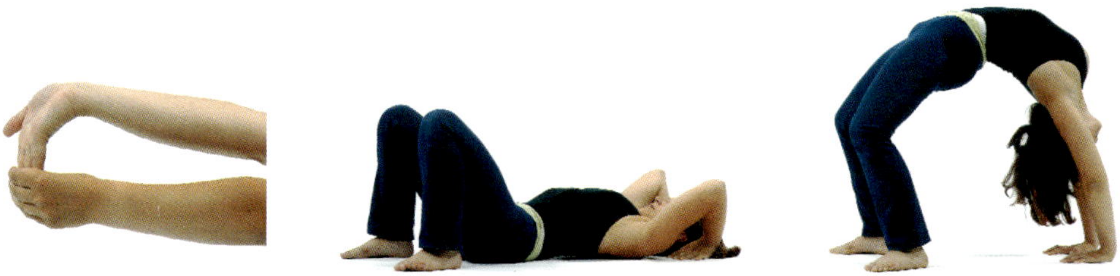

Préparer l'extension des poignets : pousser la paume vers l'avant, bras tendu, après avoir saisi les doigts avec la main opposée. Cinq ou six répétitions ou six à dix respirations en statique pour chaque main.

Placer ensuite les paumes vers le sol, de chaque côté des oreilles, coudes fléchis dirigés vers le haut.

Pousser sur les mains et les pieds pour élever le tronc en expirant.

Rester quelques respirations dans la posture.

Troisième posture représentative (extension de hanche) :
SALABHÂSANA

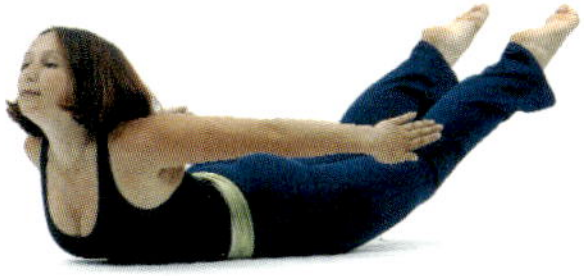

Salabha **: sauterelle.**

Progression pédagogique

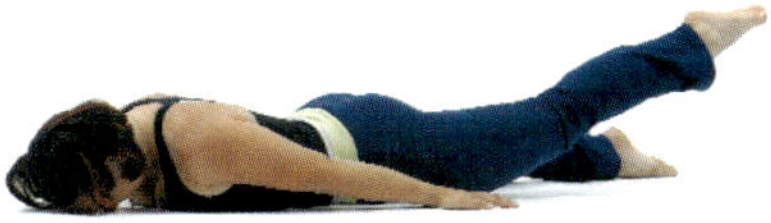

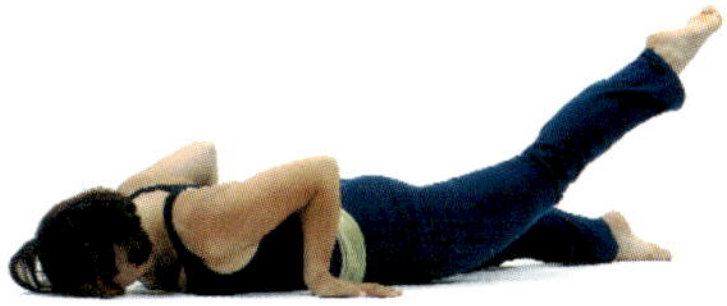

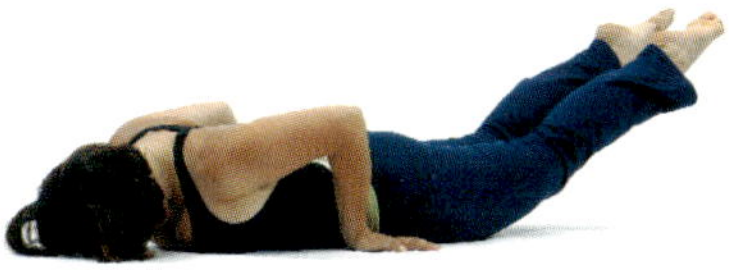

Allongé sur le ventre, bras le long du tronc, paumes et front sur le sol. En inspirant, élever la jambe, orteils en extension. En expirant, reposer la jambe sur le sol. Garder le bassin plaqué au sol. Cinq à six répétitions pour chaque jambe.

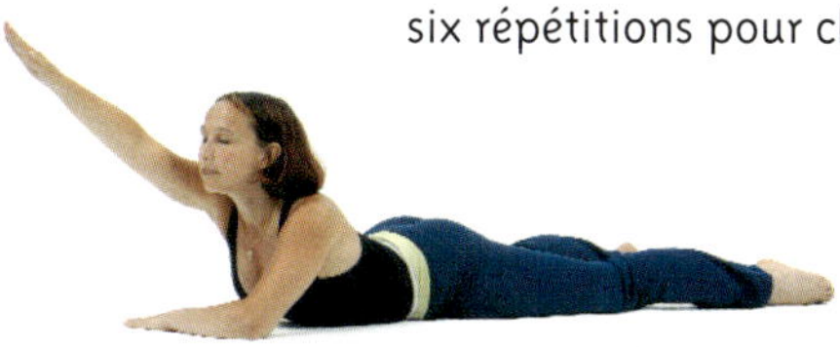

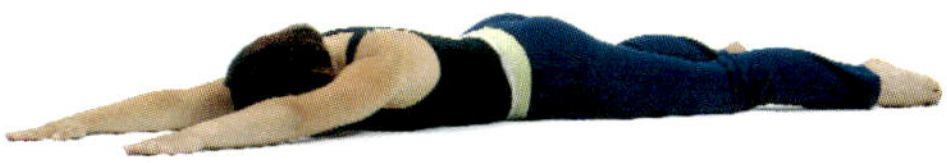

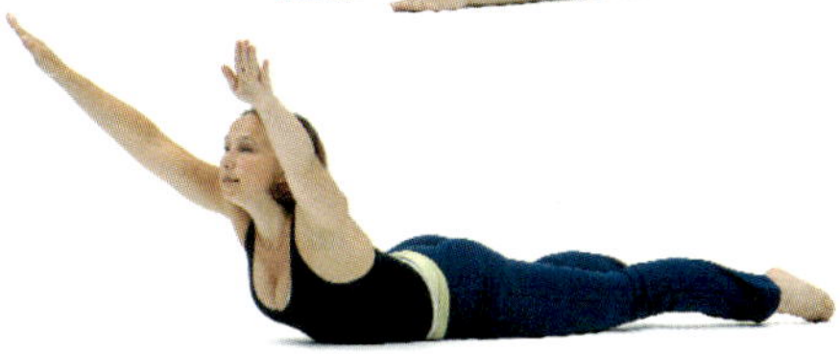

Réaliser les mêmes consignes que celles proposées pour la progression pédagogique de *dhanurâsana* page 120. Puis élever les deux bras tout en poussant le sommet du crâne vers l'avant, en inspirant. En expirant, revenir en position initiale. Six à huit répétitions.

Variante de *salabhâsana* :

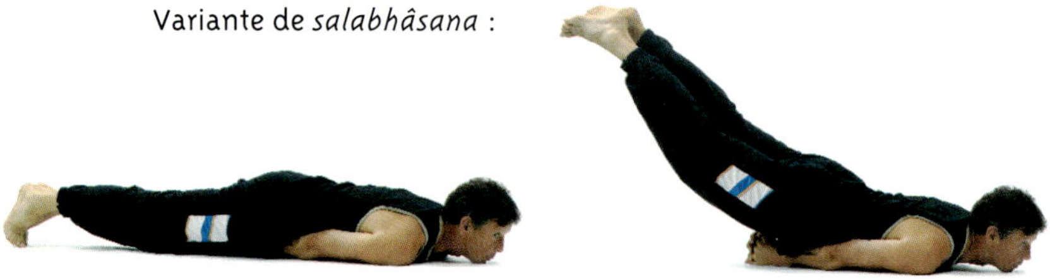

Technique : départ allongé sur le ventre, menton ou front sur le sol, bras le long du tronc ; afin de préparer les jambes, on en soulève une puis l'autre ; on exécute alors une « demi-sauterelle » ; soulever trois ou quatre fois chaque jambe en harmonisant le mouvement et la respiration ; puis on prépare le soulèvement des deux jambes en même temps : penser à pousser le sommet du crâne vers l'avant (avancer le menton) et les pieds vers l'arrière, ce qui a pour effet d'étirer la colonne vertébrale ; la photo montre *salabâsana* : les poignets viennent se placer sous la région pubienne, les poings étant fermés, les bras allongés ; on étire les deux jambes vers le ciel et vers l'arrière ; le bas du dos et le fessier sont contractés ; le menton et les épaules ne quittent pas le sol.

Autres consignes de réalisation

Respiration : elle est normale malgré les difficultés éventuelles quand les deux jambes sont soulevées ; les adeptes avancés pourront cependant exécuter *salabâsana* poumons pleins.

Concentration : pendant la phase dynamique, sur le fessier de la jambe soulevée ; pendant la posture, sur la contraction du bas du dos et du fessier.

Erreurs à éviter : plier les jambes ; contracter les mollets ; pointer les orteils trop violemment ; basculer le bassin (en demi-sauterelle).

Durée : plusieurs respirations dans la posture tant qu'elle ne crée pas d'inconfort ; durée de rétention poumons pleins modérée pour les adeptes confirmés.

Contre-indications : aucune, la demi-sauterelle permettant de travailler sans danger.

4 - Autres postures en extension

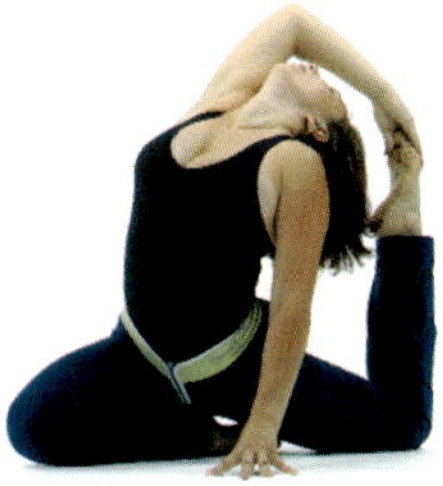

- *EKA PADA KAPOTÂSANA*

Eka : un ; pada : pied (ou patte) ; kapota : pigeon.

Progression pédagogique :

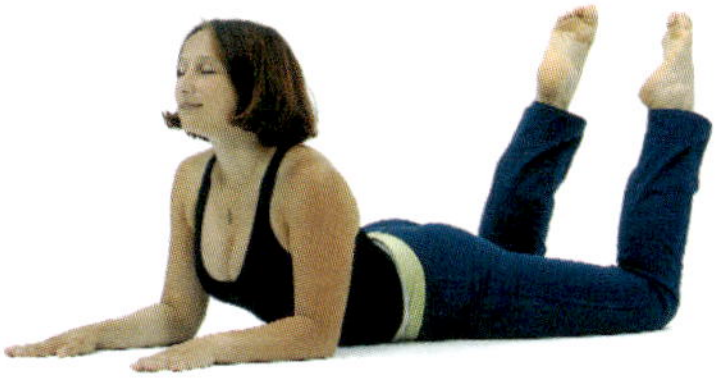

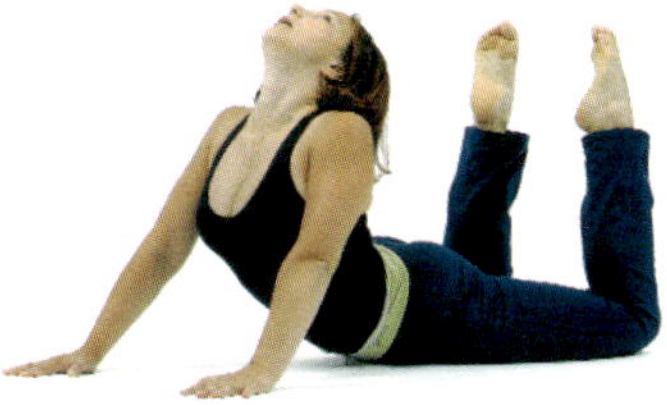

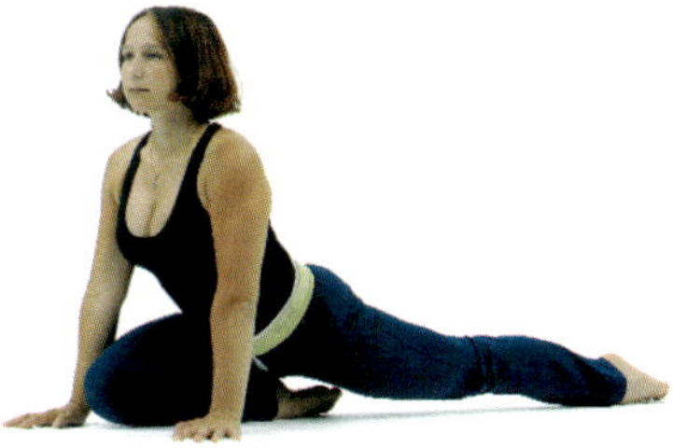

- Allongé sur le ventre, en appui sur les avant-bras, coudes à hauteur des épaules. Élever le buste lentement en inspirant. Fléchir les genoux. Continuer l'élévation du buste en tendant les bras et en dirigeant les orteils vers la tête. Sur les expirations, diminuer les éventuelles tensions parasites.
- Placer ensuite le talon droit au niveau du pubis, jambe gauche allongée.

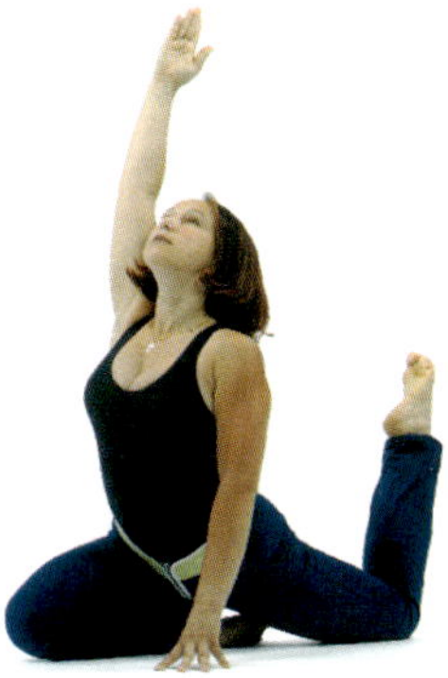

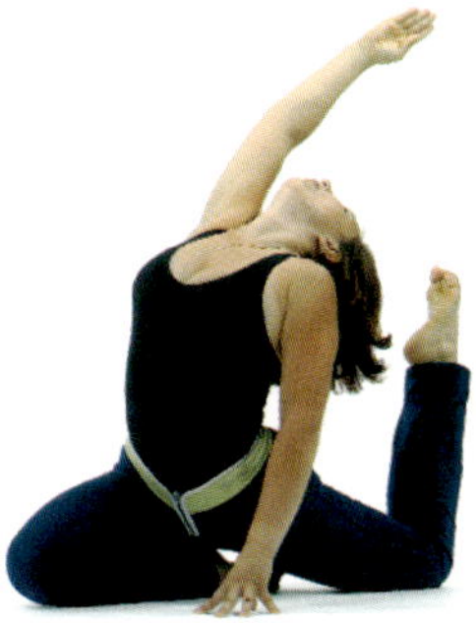

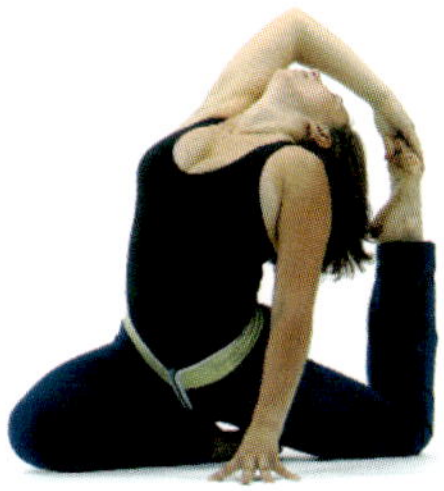

Élever le buste ainsi que le bras droit. Diriger la main droite vers le pied gauche, genou gauche fléchi. Rester dans la posture quelques respirations. Puis mêmes consignes en inversant la position des jambes.

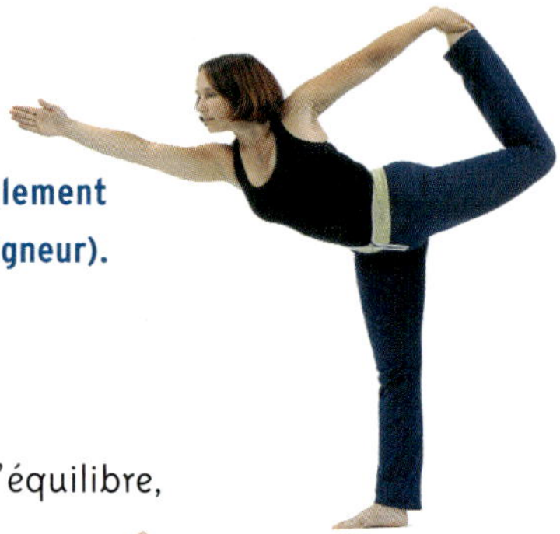

- *EKA PADA DHANURÂSANA*

Posture de l'arc sur un pied appelée également *natarajâsana* (*nata* : danseur ; *raja* : roi, seigneur).

Progression pédagogique :
(ces différentes postures sollicitent
et développent également la capacité d'équilibre,
voir page 148).

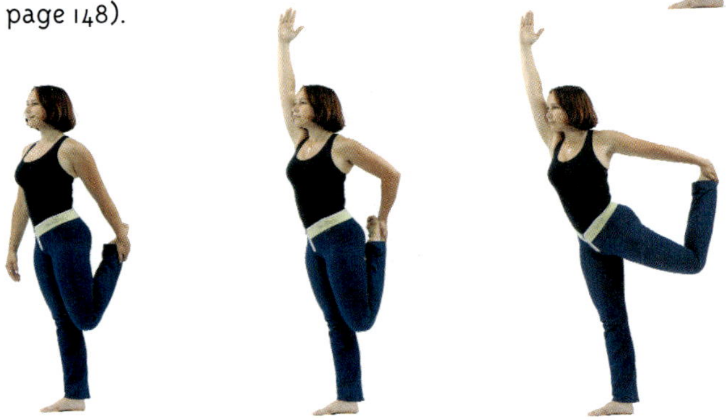

En position debout, saisir le pied gauche, genou gauche fléchi. Élever le bras droit et rapprocher le talon gauche de la fesse gauche. Le bassin doit rester en position neutre.
Tout en inclinant le buste vers l'avant, pousser le pied gauche vers l'arrière et vers le haut.

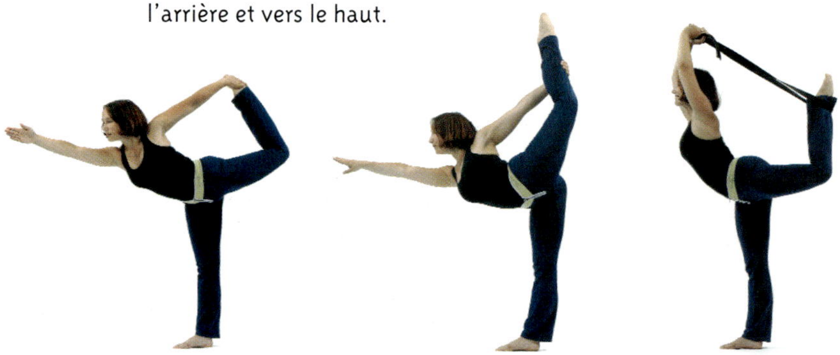

- Installé dans la posture, fixer le regard sur un point pour conserver l'équilibre. La respiration est longue, lente et profonde. Mêmes consignes en inversant la position des jambes.

- Possibilité d'élever davantage la jambe, main au niveau du genou ou du tibia.
- Afin de placer le tronc et la hanche en extension, possibilité d'utiliser une sangle.

- *USTRANÂSANA*

La posture du chameau (*ustrana*).

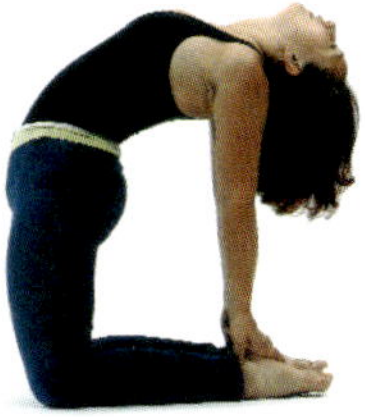

Progression pédagogique :

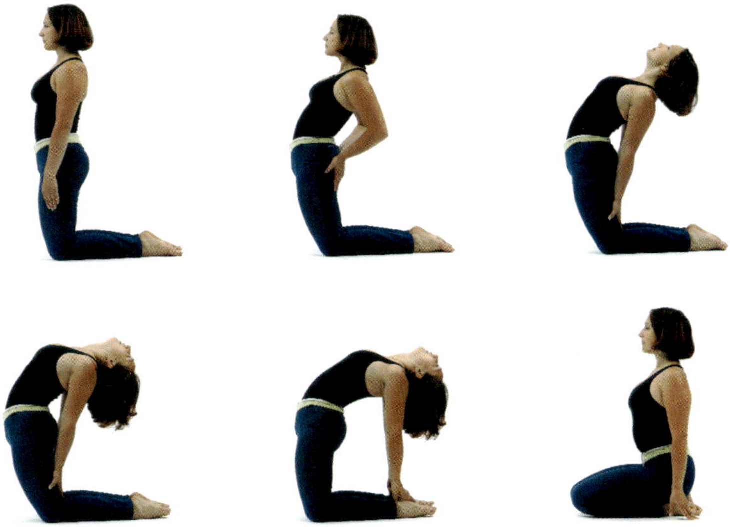

En position agenouillée, bras le long du tronc. Placer les mains sur les fesses et, tout en s'autoagrandissant (pousser le sommet du crâne vers le haut), placer le tronc en extension. Contracter les fessiers et les abdominaux. Pour augmenter cette extension, descendre les mains vers les genoux tout en poussant le pubis vers l'avant.

Profiter de l'ouverture du thorax pour réaliser des respirations amples et profondes.

Pour quitter la posture, amener les fesses sur les talons.

- *SUPTA VIRÂSANA*

Supta **: couché ;** ***vira*** **: héros, guerrier, champion (voir page 98).**

Posture du héros couché sur le dos.

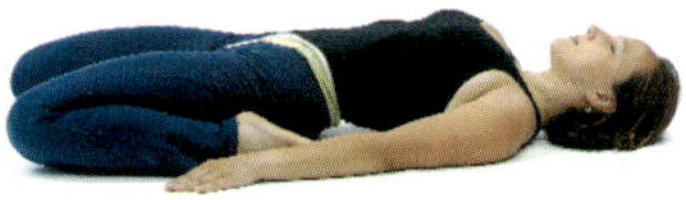

Progression pédagogique :

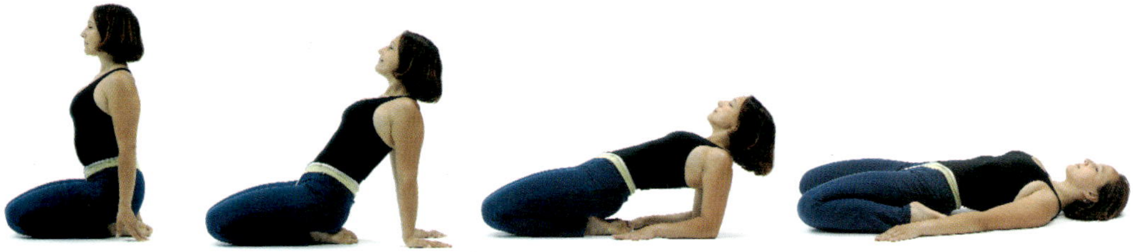

En position assise, fessier sur les talons, dos étiré. Écarter les genoux et les talons. Incliner le buste vers l'arrière et placer les mains sur le sol. Continuer d'incliner le buste vers l'arrière en conservant le dos étiré et le bassin « neutre ». Prendre appui sur les coudes. Déposer le dos et la tête sur le sol.

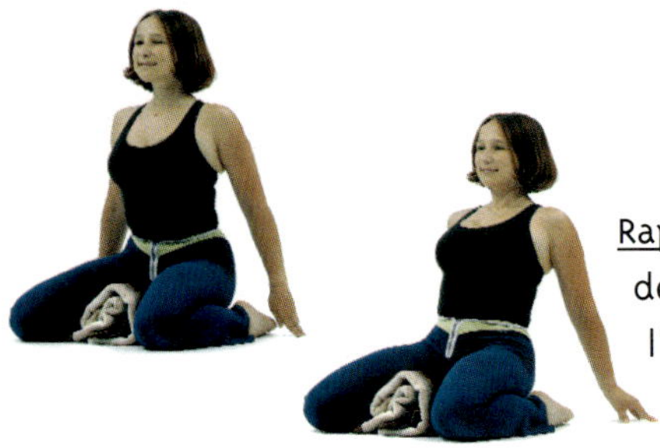

Rappel : la progression pédagogique offre une succession de mises en situation. Celles-ci doivent permettre à l'adepte de trouver la posture qui lui convient le mieux, dans laquelle il est à l'aise et qui n'entraîne aucun effet secondaire négatif.

Pour augmenter cette aisance, placer une couverture sous les fesses, puis incliner le buste vers l'arrière, en prenant appui sur les mains. Trouver la position juste pour créer un étirement doux des quadriceps. Rester dans la posture une dizaine de respirations.

- ***MATSYÂSANA***
Matsya : poisson.

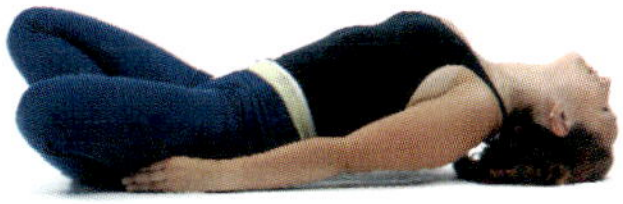

Progression pédagogique :

a/ Première possibilité

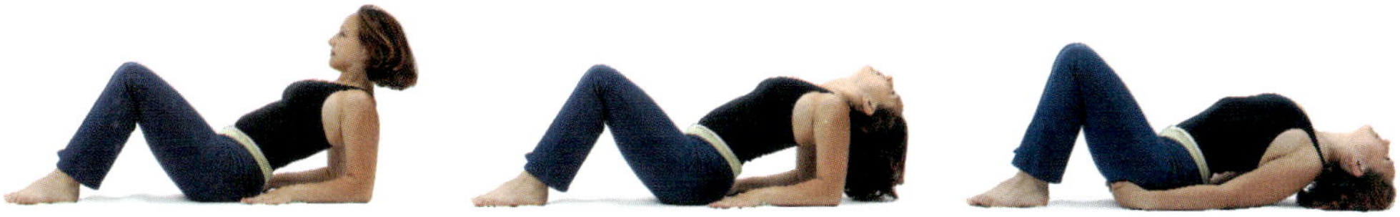

En position semi-assise, genoux fléchis, pieds légèrement écartés, en appui sur les coudes. Après avoir étiré le dos, pousser la poitrine vers le haut, cou en extension (tête renversée). Amener doucement le sommet du crâne sur le sol.

b/ Seconde possibilité

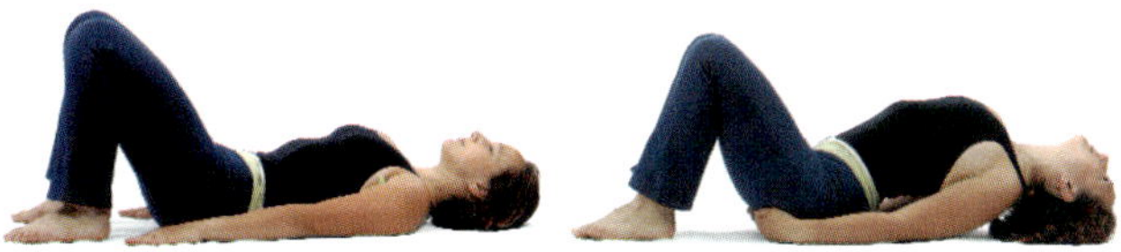

ou

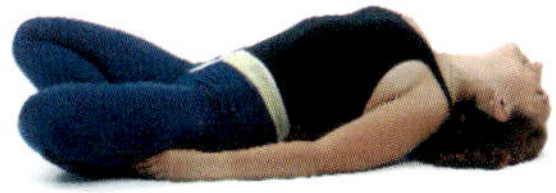

Pour s'installer dans la posture, s'offre une deuxième possibilité : allongé sur le dos, genoux fléchis. Placer le tronc en extension en poussant la poitrine vers le haut, la tête toujours en contact avec le sol, les mains placées devant les fesses (une traction des mains permet de s'installer plus facilement dans cette flexion du tronc).
[Des variantes existent quant à la position des jambes : croisées ; en lotus]

Voir également

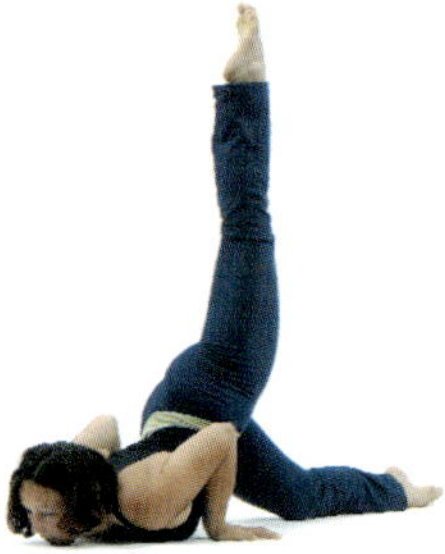

Page 157

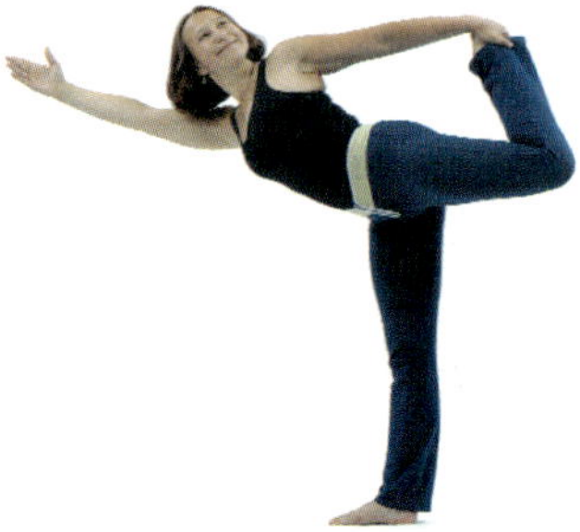

Page 152

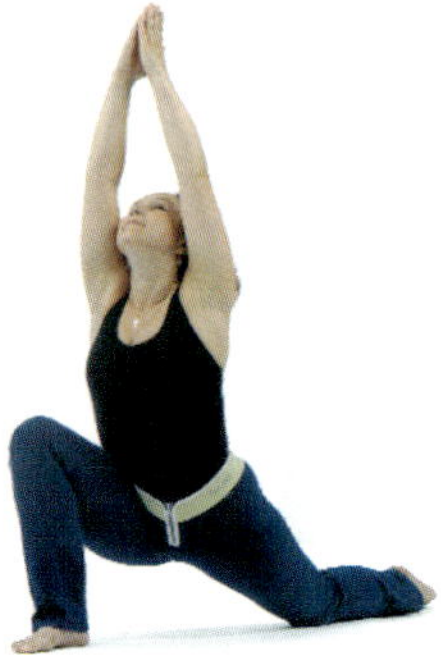

Page 165

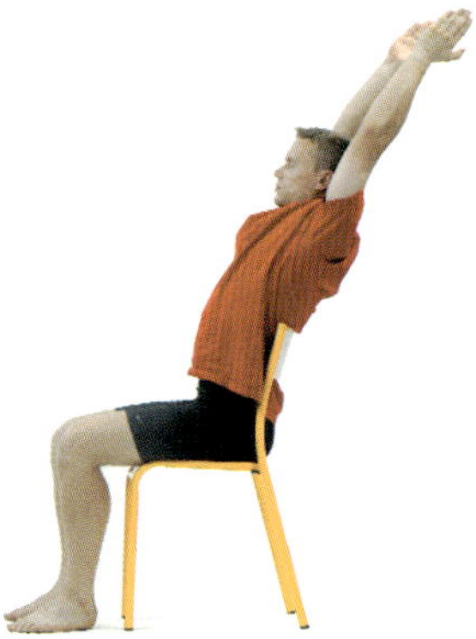

Page 180

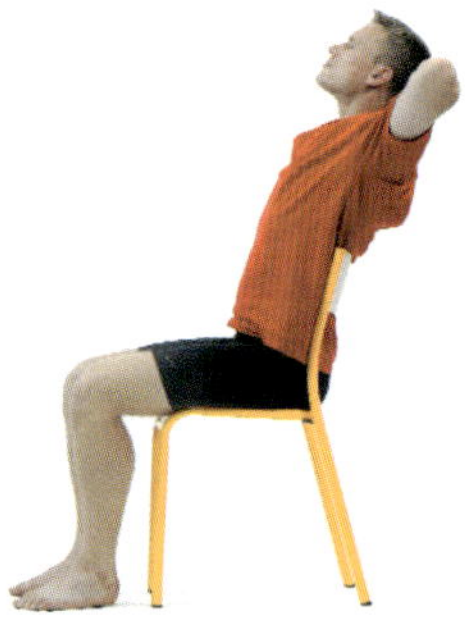

Page 180

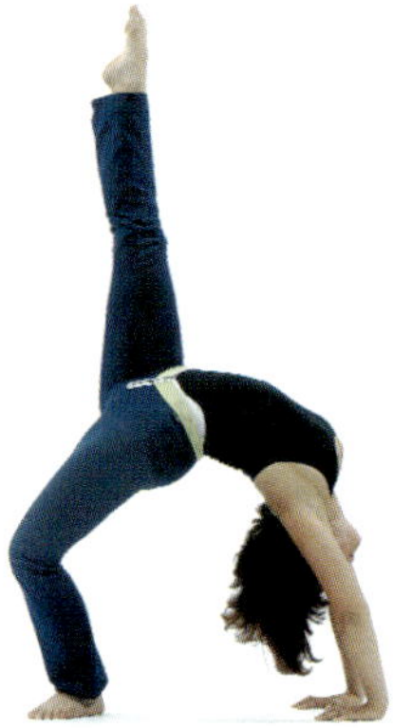

Page 158

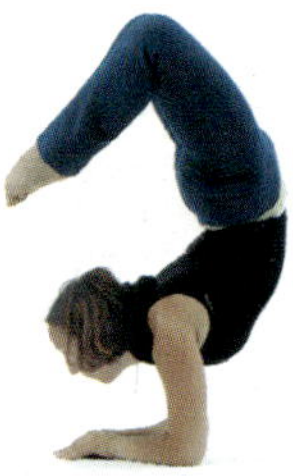

Page 162

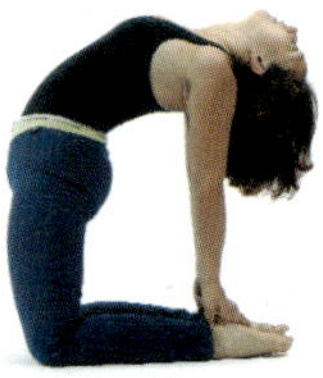

Page 157

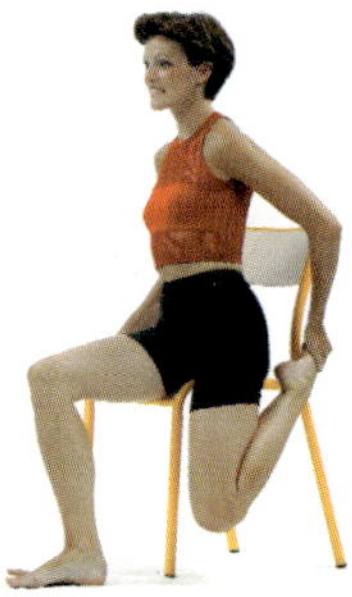

Page 182

Exercices pouvant préparer les extensions :

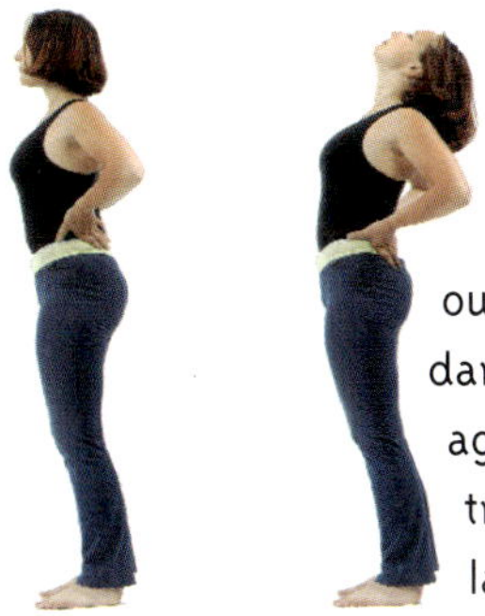

Toutes les extensions peuvent être préparées grâce à des exercices ou des postures intermédiaires : en position debout, placer les mains dans le bas du dos. Contracter les fessiers et les abdominaux, s'auto agrandir (pousser le sommet du crâne vers le haut), puis placer le tronc et le cou en extension en inspirant. En expirant, revenir dans la position de départ. Cinq ou six répétitions.

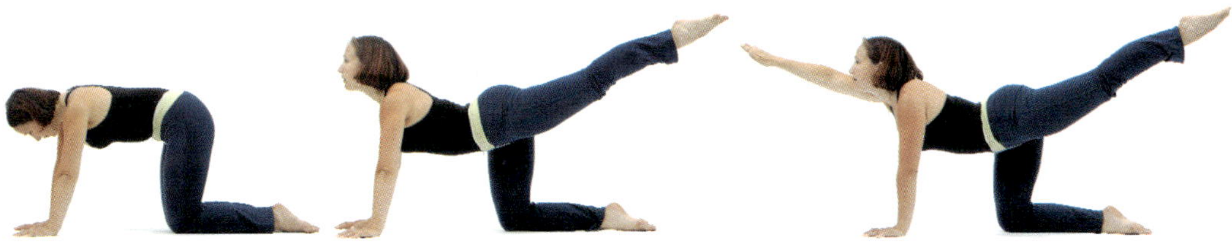

En position quadrupédique, bras et cuisses perpendiculaires au sol, dos plat, cou dans son prolongement.

En inspirant, étirer la jambe droite vers l'arrière (pied droit en extension) tout en plaçant le tronc et le cou en extension.

En expirant, amener le front et le genou droit l'un vers l'autre, le dos « s'arrondissant ».

Sept à huit répétitions puis mêmes consignes avec la jambe gauche.

Exercices conseillés après les postures en extension :

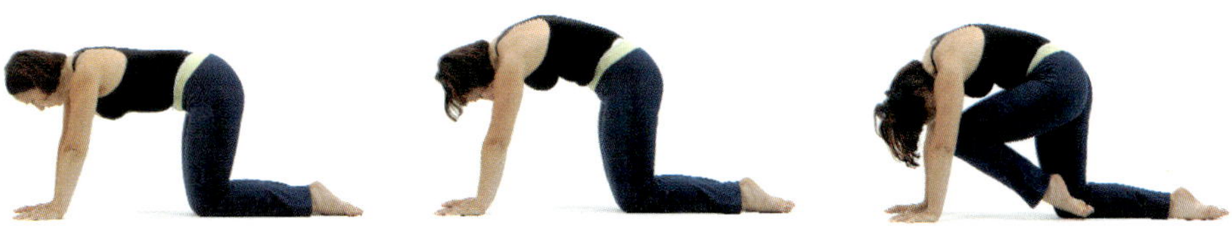

Après les postures en extension, faire le « dos rond » et rapprocher le front d'un genou. Garder les bras tendus. Sept à huit répétitions puis mêmes consignes avec l'autre jambe.

E - LES POSTURES EN INCLINAISON LATÉRALE

1 - La posture la plus représentative : *UTTHITA TRIKONÂSANA*

Posture du triangle étiré.
***Utthita* : étiré ; *trikona* : triangle.**

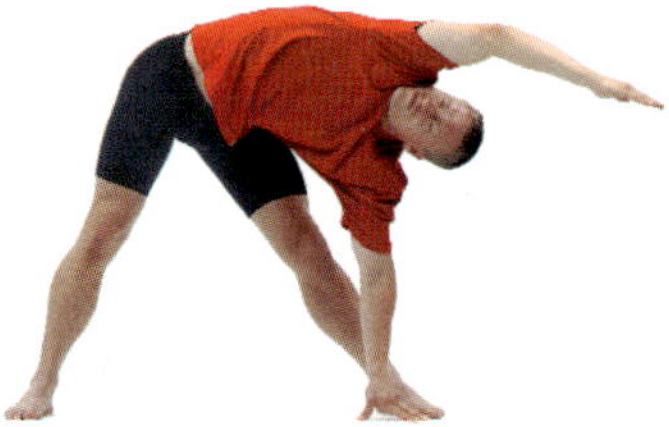

2 - Progression pédagogique

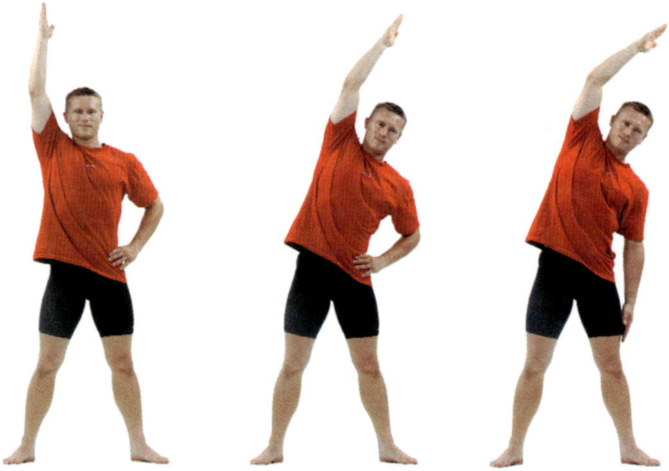

En position debout, pieds largement écartés, bras droit étiré près de l'oreille droite dans le prolongement du tronc. La main gauche est posée sur la hanche gauche pour fixer le bassin. En inspirant, incliner le tronc vers la gauche. Faire glisser la main gauche sur la cuisse gauche afin d'augmenter l'intensité de cette inclinaison latérale. En expirant revenir en position de départ.

Quatre ou cinq répétitions de chaque côté en changeant la position des bras.

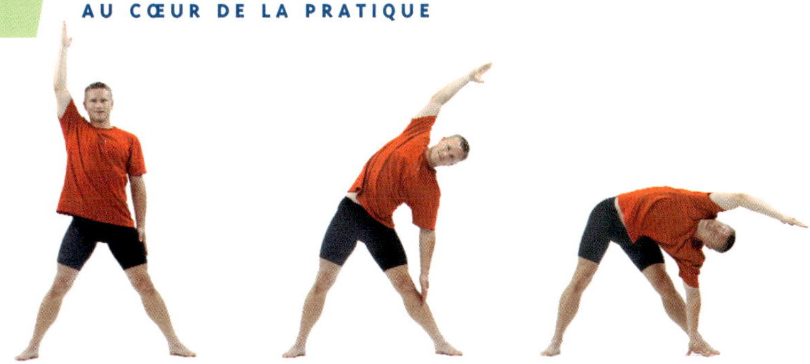

Écarter davantage les pieds puis, en fonction des possibilités, s'installer confortablement dans la posture plusieurs respirations.
Mêmes consignes pour s'installer ensuite dans l'inclinaison latérale gauche.

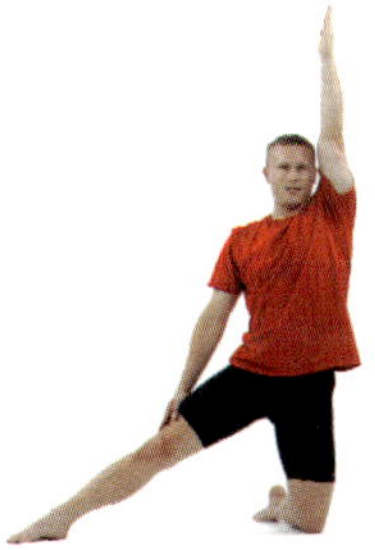

3 - Autres postures en inclinaison latérale

PARIGHÂSANA
***Parigha* : pêne (pièce mobile d'un appareil pour fermer une porte).**

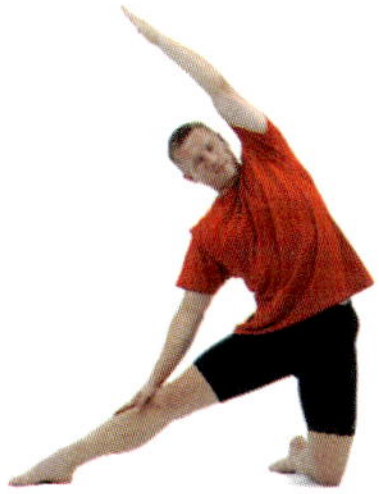

Pour le tronc et les bras, les consignes sont les mêmes que celles données précédemment.
En ce qui concerne les membres inférieurs : aligner le pied droit sur le genou gauche fléchi, jambe droite tendue. Bras gauche étiré, faire glisser la main droite le long de la jambe droite.
Rester dans la posture plusieurs respirations, puis s'installer de l'autre côté en inversant la position des jambes et des bras.

Variantes :
Elles peuvent servir en tant qu'exercices pour préparer toutes les postures en inclinaison latérale. En statique, elles permettent un travail respiratoire (ouverture de la moitié de la cage thoracique sur des respirations amples).

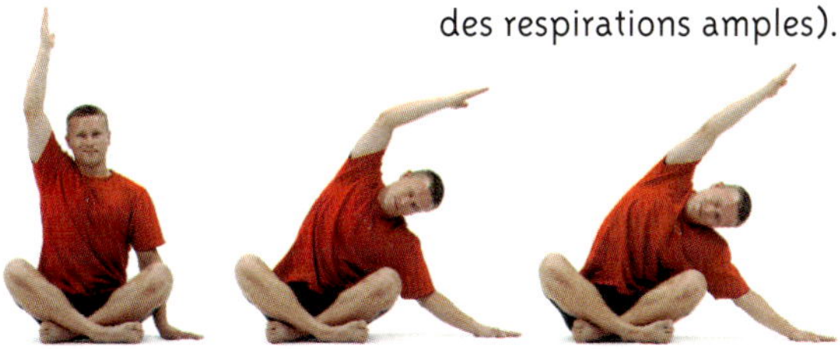

Les indications restent toujours les mêmes quant au tronc et aux bras. Les jambes sont placées en tailleur, le bassin fixe (les deux fesses restent bien en contact avec le sol).

4 - Voir également

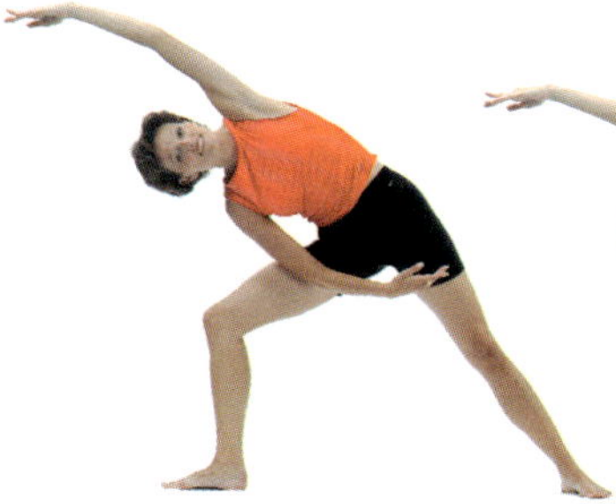

Page 169

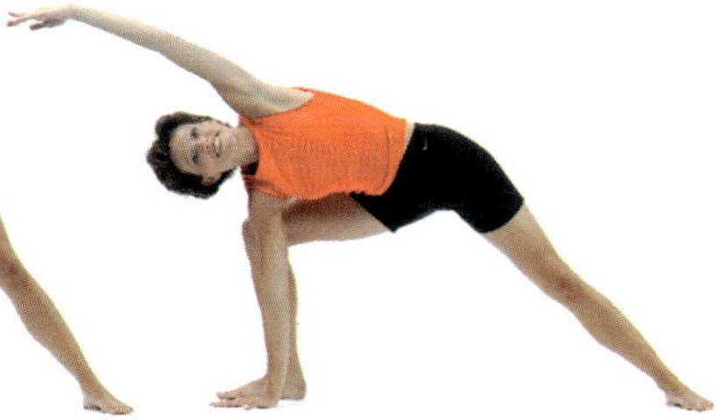

Page 169

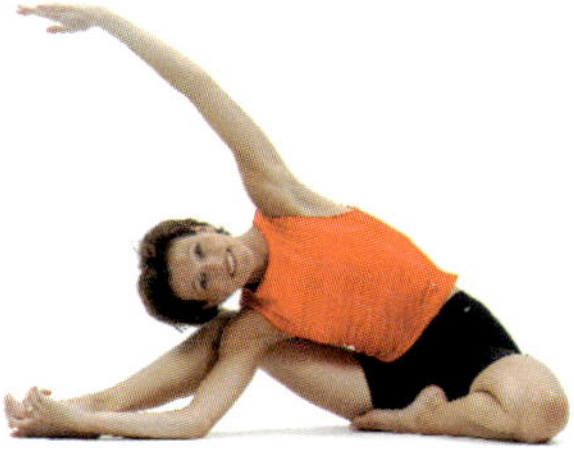

Page 166

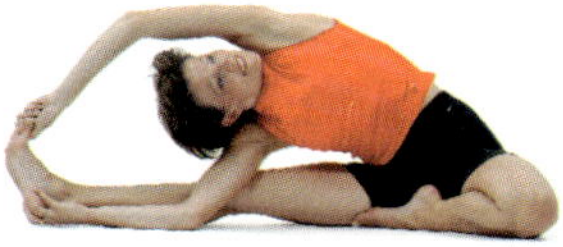

Page 167

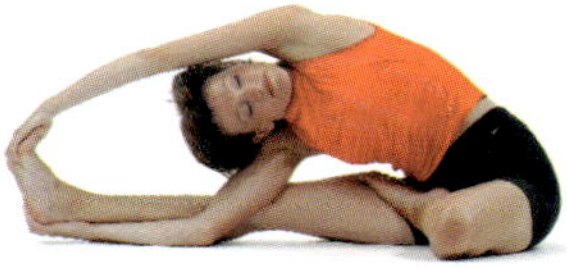

Page 167

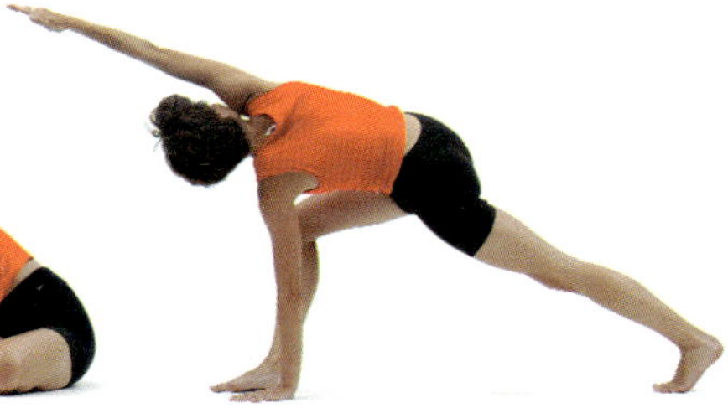

Page 169

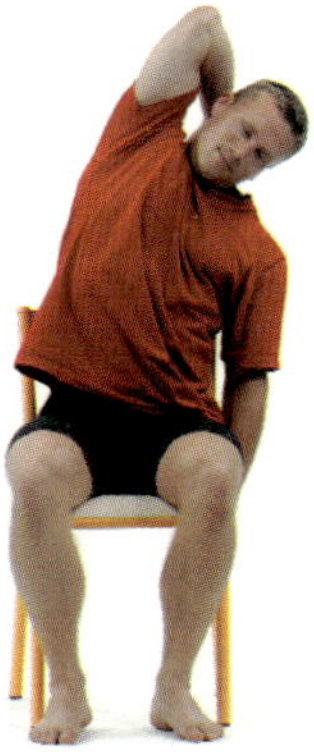

Page 180

F - LES POSTURES EN ROTATION

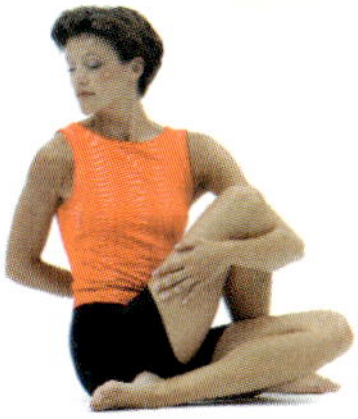

1 - La posture la plus représentative : *ARDHA MATSYENDRÂSANA*

Ardha **: moitié ;** ***Matsyendra*** **: nom d'un yogi illustre.**

2 - Progression pédagogique

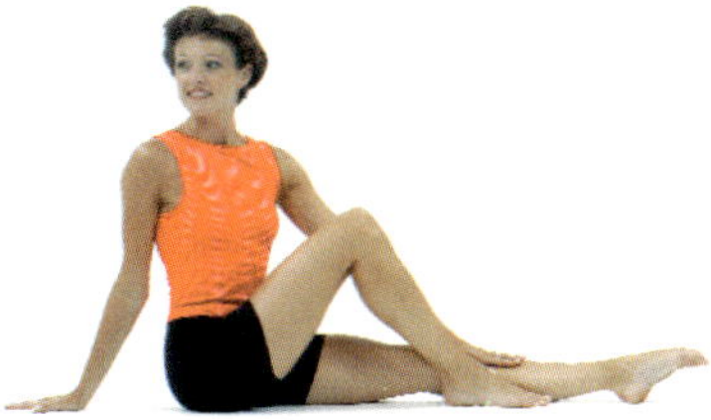
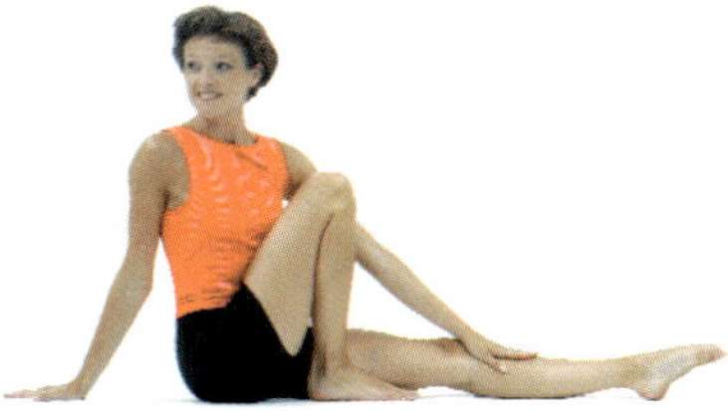
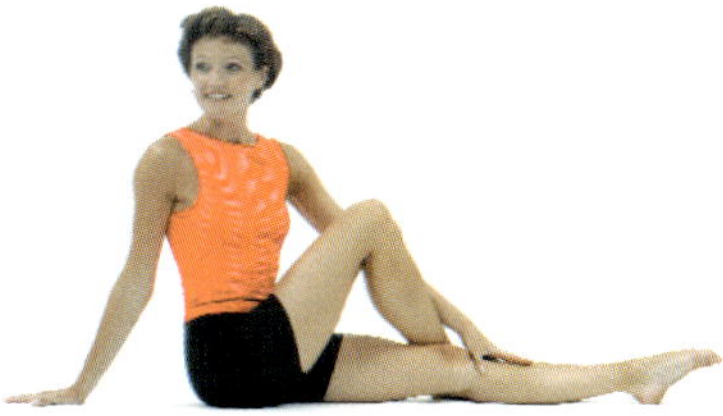

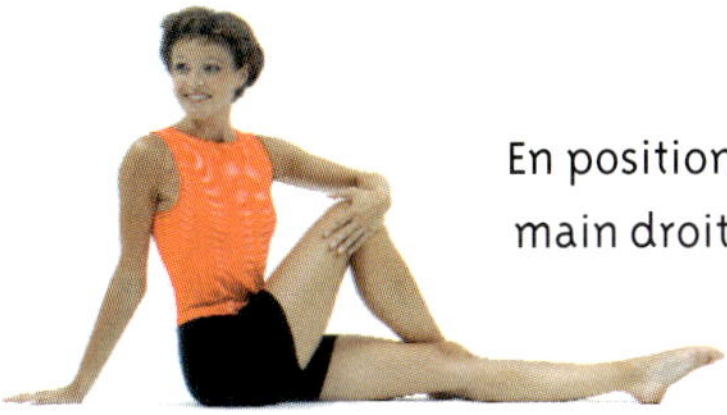

En position assise, fléchir le genou droit, jambe gauche allongée. La main droite servant d'appui, redresser le dos puis placer le tronc en rotation en se tournant vers la droite (regard parallèle au sol, cou dans le prolongement du tronc, épaules basses).

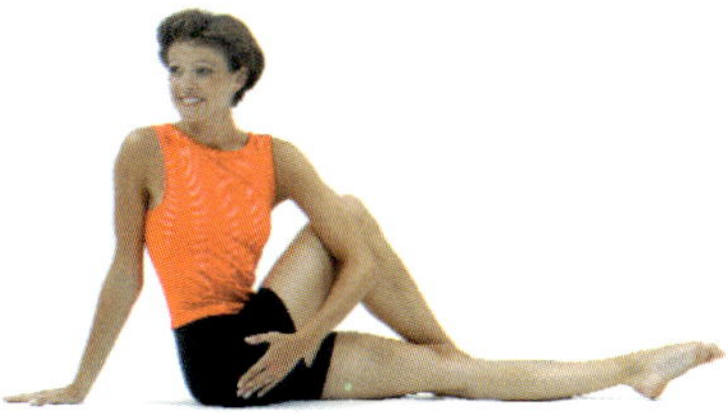
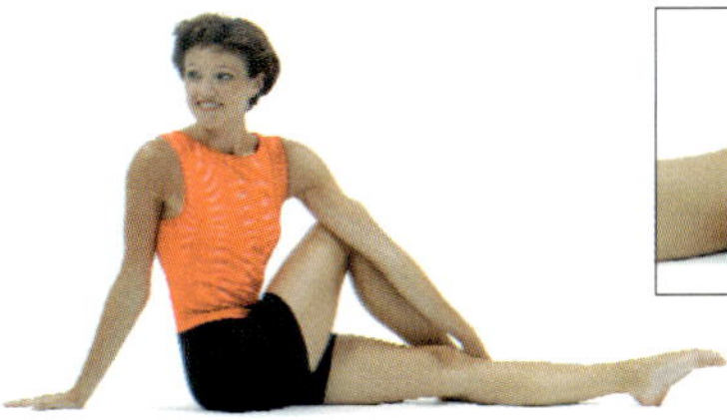
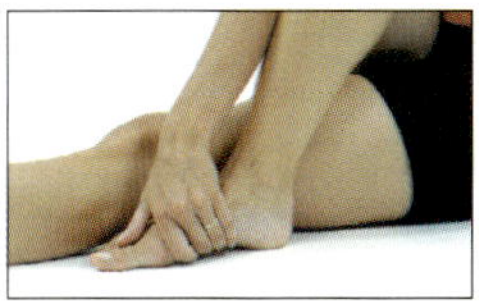

Les différentes positions des bras et des jambes, telles que le montrent les photos, vont influencer l'intensité des étirements (dos, pectoraux, cuisses, fessiers...).

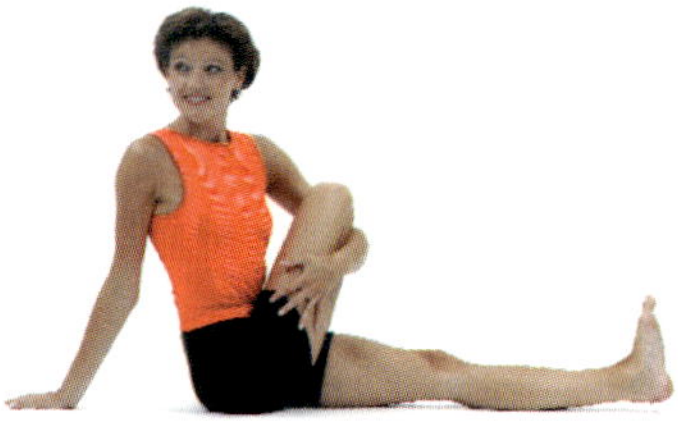
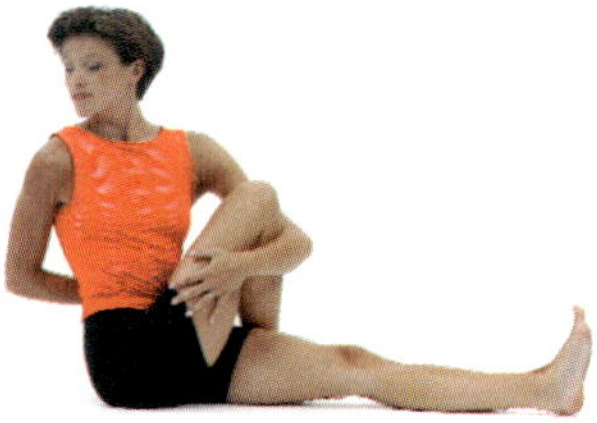
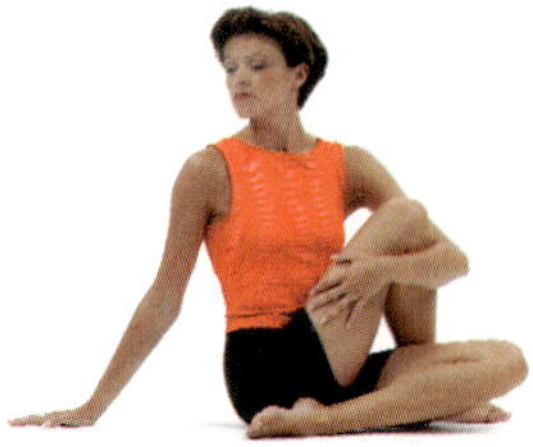

La diversité des positions permet de répondre aux objectifs souhaités d'une façon pratique et efficace.

C'est aussi l'occasion, une nouvelle fois, de rappeler que les postures ne sont pas des buts à atteindre, mais uniquement des moyens. AUCUNE POSTURE n'est difficile à réaliser car chaque adepte doit trouver la position corporelle qui lui convient le mieux, afin de trouver une RÉPONSE à un OBJECTIF SOUHAITÉ.

3 - Autres postures en rotation

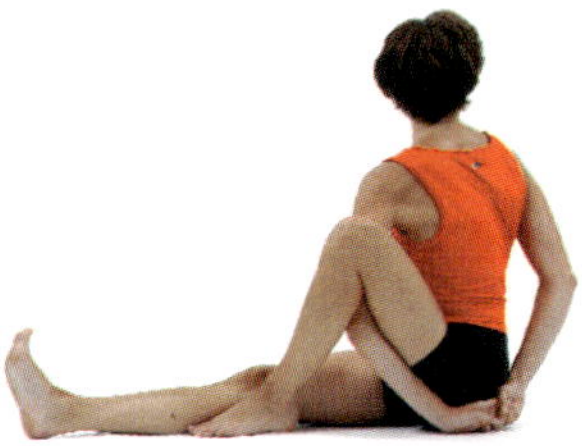
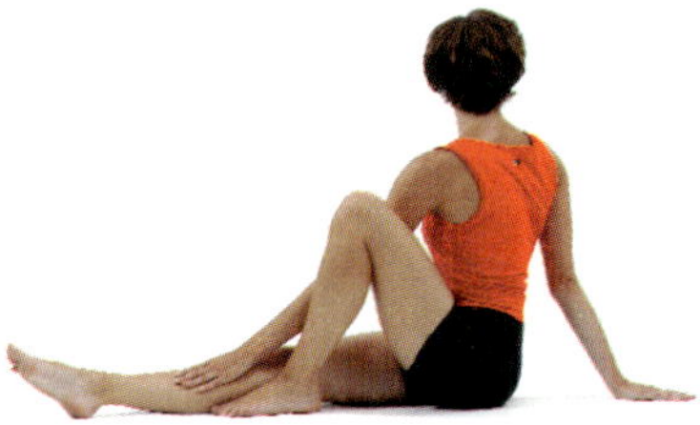

Dans ces variantes, les jambes peuvent être installées comme l'indiquent les photos précédentes, alors que le tronc se positionne en rotation externe.

SUPTA PARIVRITTÂSANA

***Supta* : couché sur le dos ; *parivritta* : tourné, retourné, mouvement de rotation.**

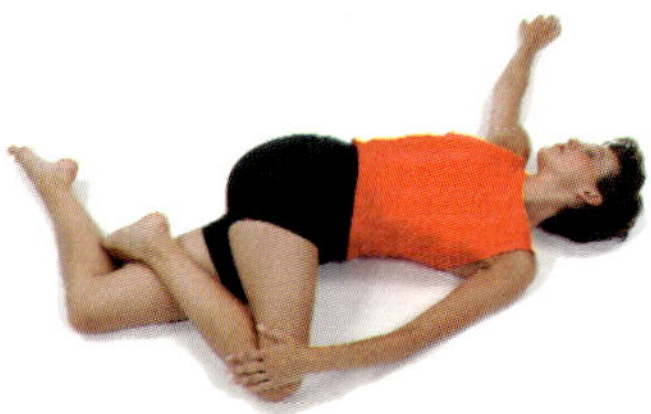

Progression pédagogique
1re possibilité :

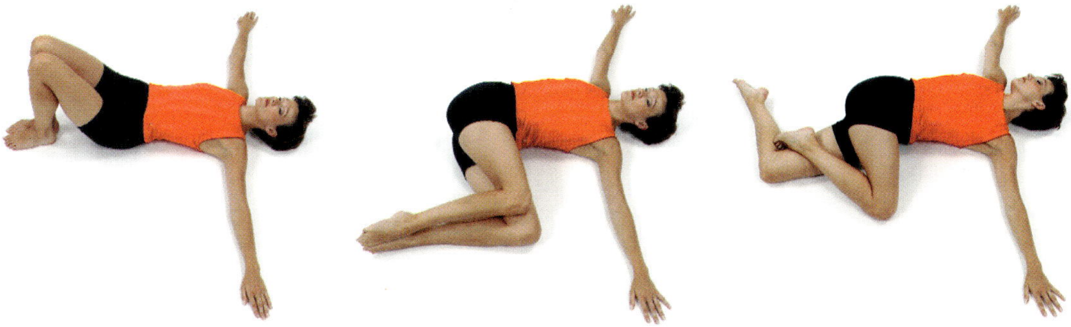

En position allongée sur le dos, genoux fléchis et joints. Les bras en croix, laisser doucement descendre les genoux vers le sol, les omoplates devant toujours rester en contact avec le sol.
Rester plusieurs respirations dans la posture.

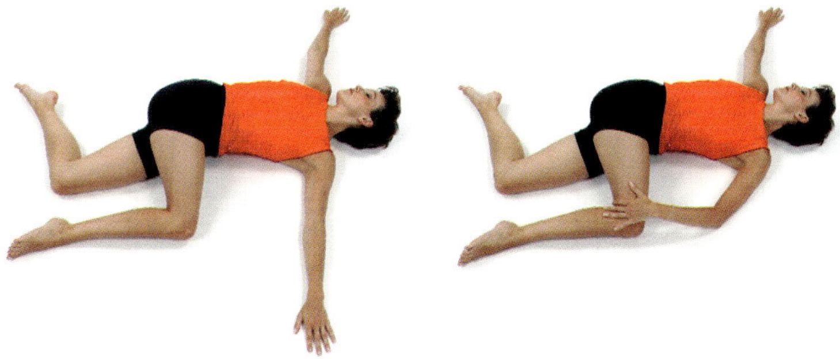

Pour accentuer l'intensité de l'étirement (fessier droit sur les photos, pectoraux droits et torsion du bas du dos) :

- Placer les orteils droits dans le creux du genou gauche fléchi, laisser descendre le genou droit vers le sol,
- ou croiser les jambes, genou droit vers ou sur le sol,
- exercer une pression légère sur le genou droit avec la main gauche.

Mêmes consignes ensuite en inversant les positions.

2e possibilité :

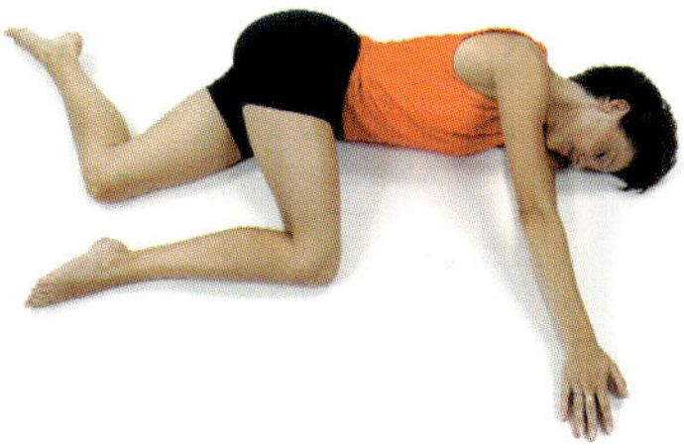
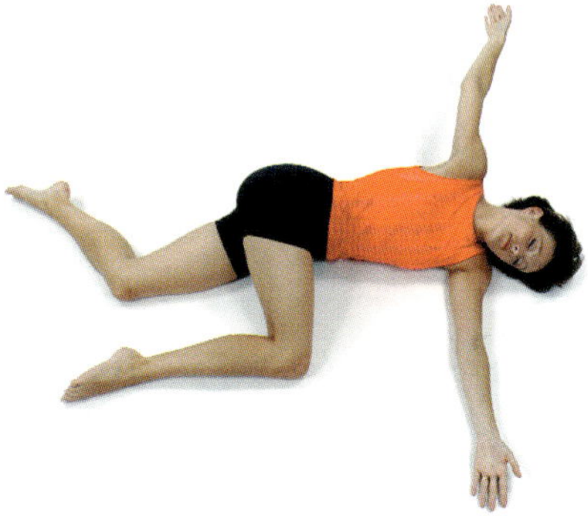
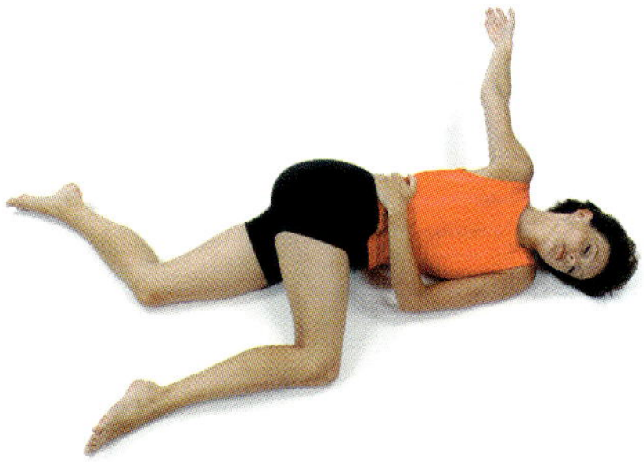
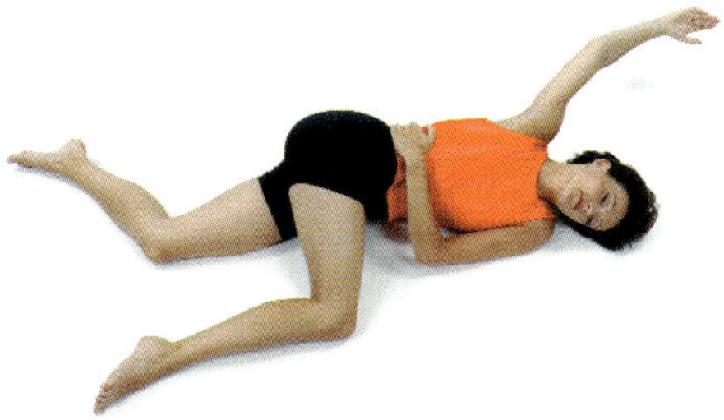

Placer les jambes croisées, genou droit au sol. Poser la paume droite sur la paume gauche de façon à s'installer sur le flanc gauche.
Amener le bras droit vers le sol en conservant le genou droit au sol et le bassin fixe.
Afin d'intensifier l'étirement (chaîne musculaire latéro-postérieure droite), placer le bras droit plus ou moins en oblique par rapport au tronc tout en tirant, de la main gauche, la hanche droite vers la gauche.

Rester plusieurs respirations dans la posture, puis inverser la position des bras et des jambes.

Voir également

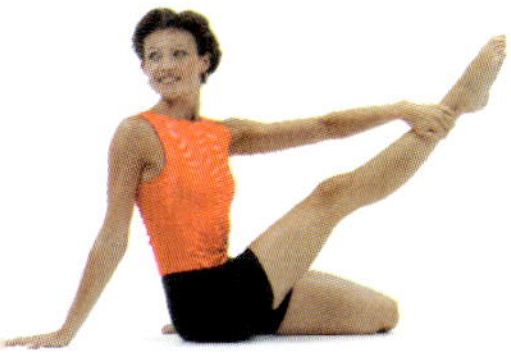
Page 161

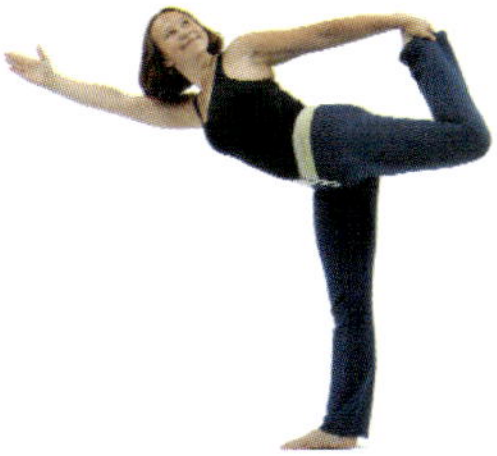
Page 152

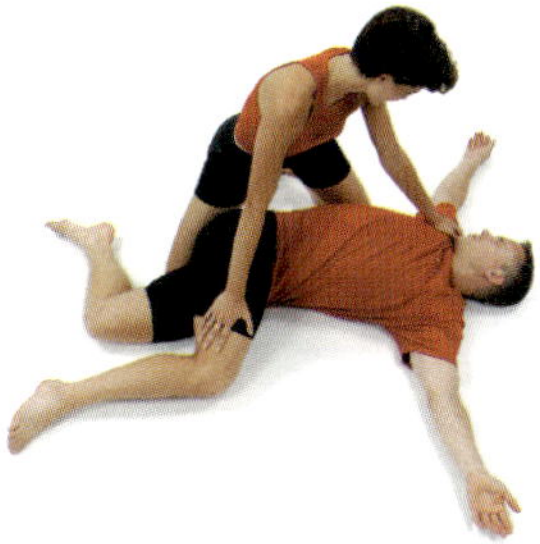
Page 176

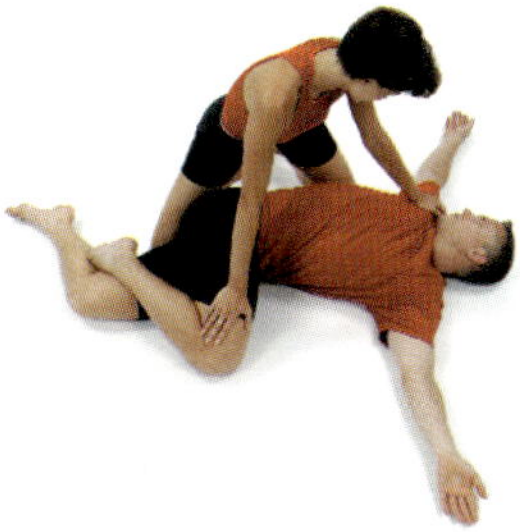
Page 176

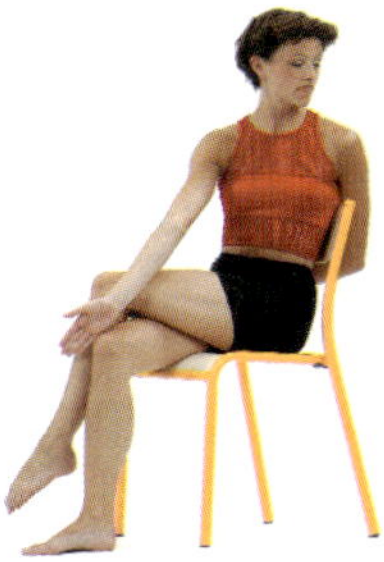
Page 181

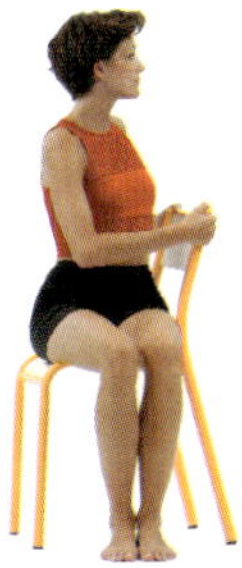
Page 180

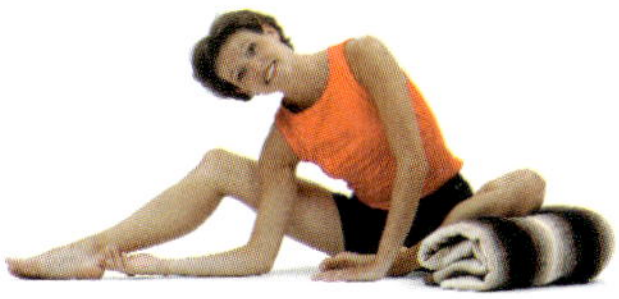
Page 166

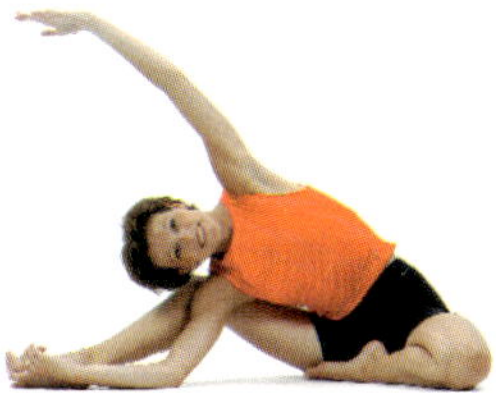
Page 166

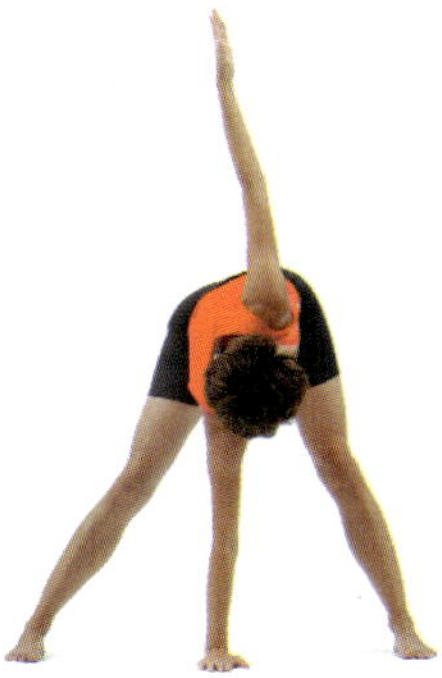
Page 168

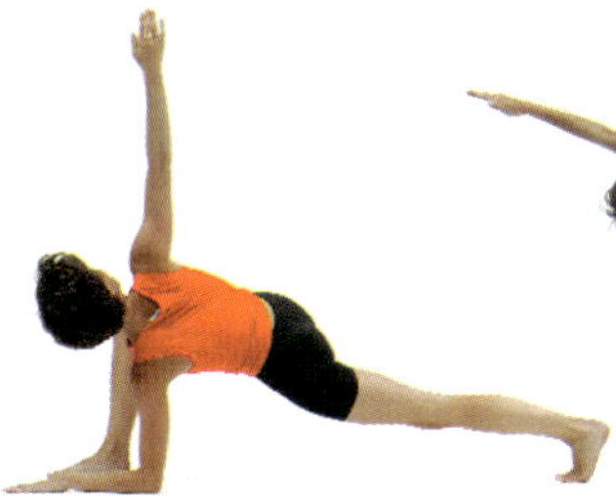
Page 169

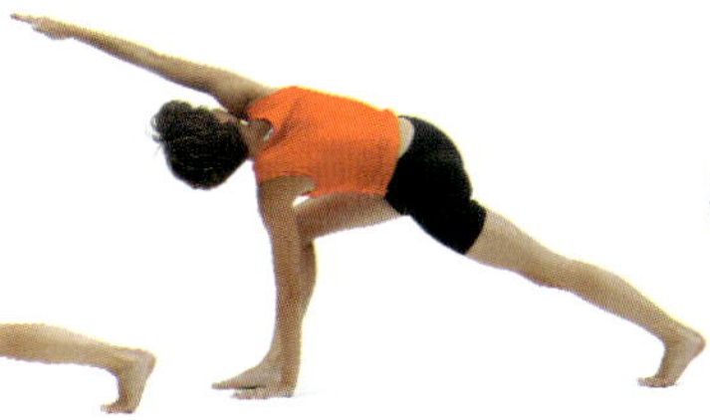
Page 169

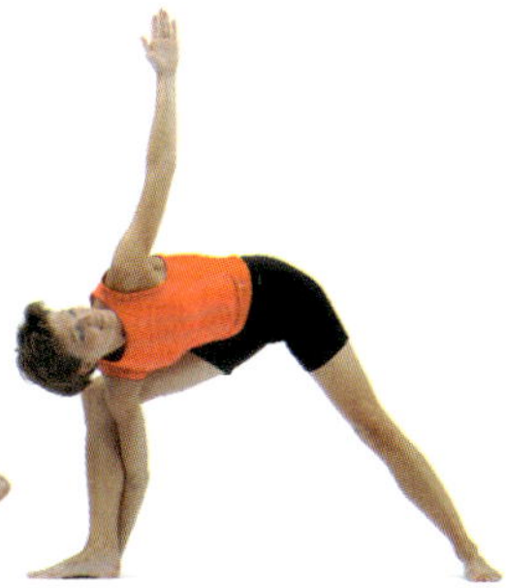
Page 169

G - LES POSTURES INVERSÉES

1 - Les positions les plus représentatives

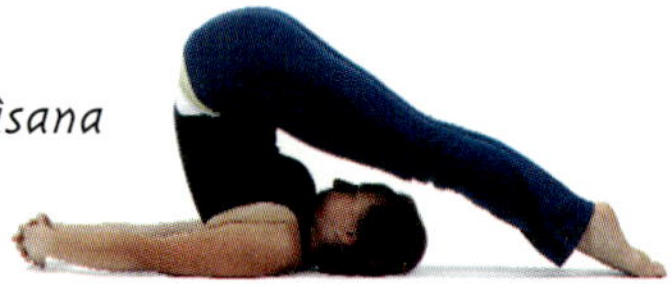

Halâsana

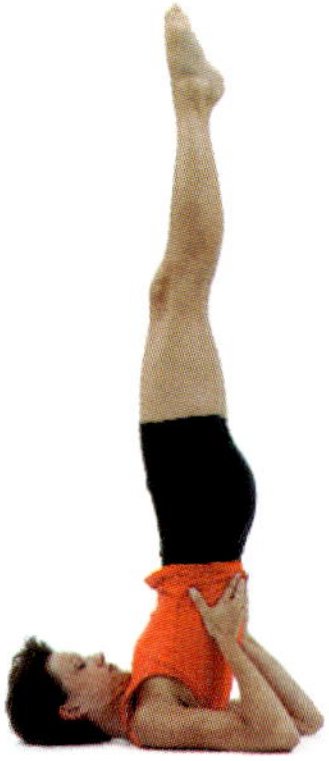

Sarvangâsana

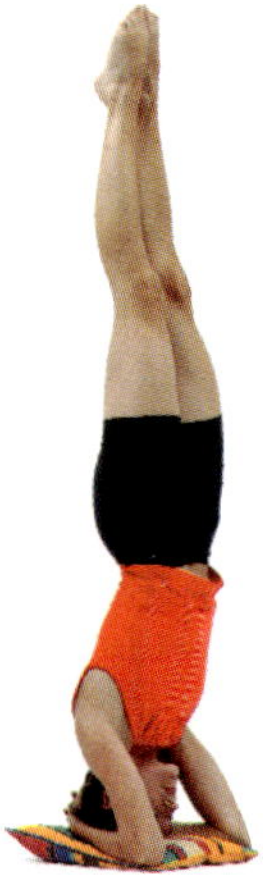

Shîrshâsana

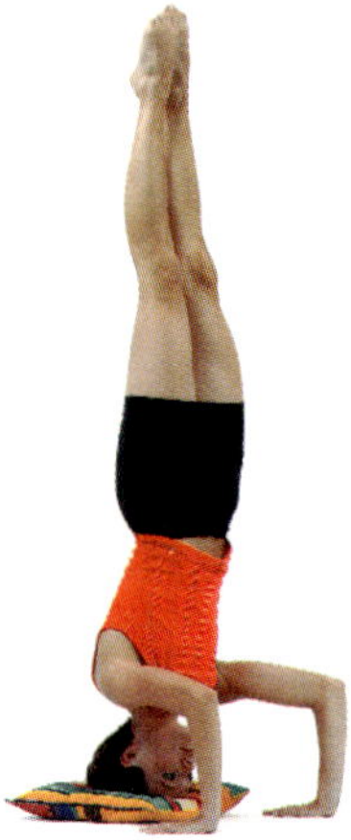

Kapalâsana

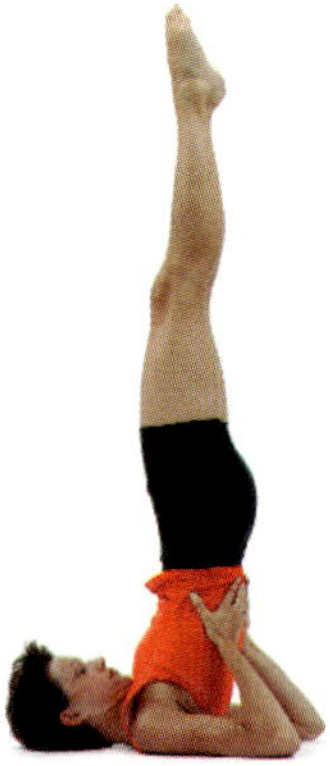

SARVANGÂSANA

Cette posture se nomme *Salamba sarvangâsana*.
***Sa*: avec ; *alamba*: support ; *sarva*: tout, entier ; *anga*: membre, corps.**

Cette posture avec support (mains posées dans le dos, en appui sur les coudes) intéresse l'ensemble du corps.

On la retrouve en cours de gymnastique sous le nom de « chandelle » (mais les objectifs ne sont pas les mêmes).

Progression pédagogique

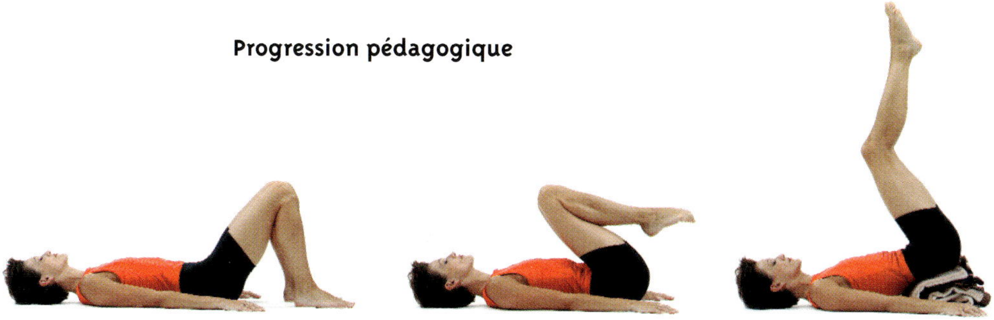

Allongé sur le dos, genoux fléchis, pieds légèrement écartés, bras le long du tronc, paumes sur le sol.

Amener les cuisses vers le ventre.

Certaines personnes, ne pouvant pas décoller les fesses, doivent s'aider d'un coussin ou d'une couverture pliée placée sous le bas du dos et les fesses. Elles restent alors dans cette posture plusieurs respirations, bras détendus, genoux légèrement fléchis.

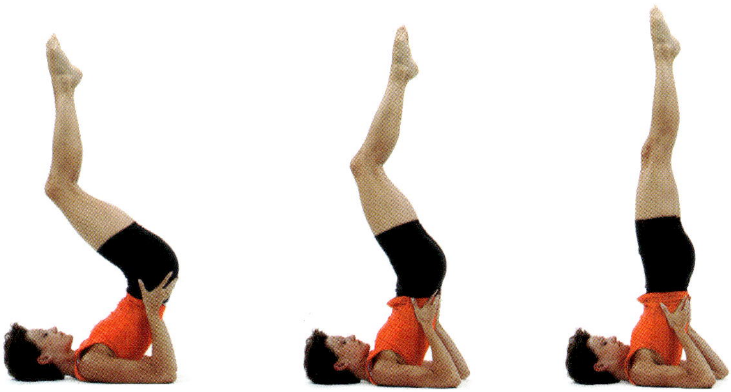

Pour les personnes qui en ont la possibilité, placer les mains dans le bas du dos.

Puis, selon les aptitudes, descendre les mains vers les omoplates, amener le sternum vers le menton et tendre les jambes.

Se concentrer sur la respiration ample et profonde.

Variantes :

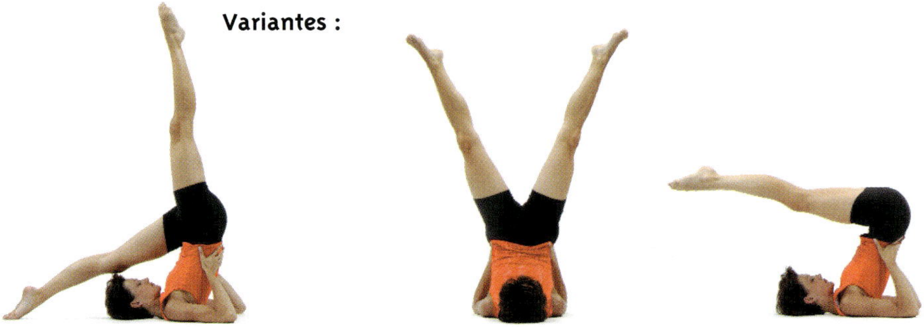

Il existe de nombreuses variantes qui vont mobiliser des muscles ou des chaînes musculaires :

- *Une jambe tendue vers le haut, une jambe tendue vers le sol (" demi-chandelle/demi-charrue ») → étirement du fessier et des ischio-jambiers de la jambe descendue vers le sol.*
- *Les deux jambes écartées : étirement des adducteurs.*
- *Maintien des jambes descendues, parallèles au sol (ou perpendiculaires au tronc) → renforcement musculaire des abdominaux.*

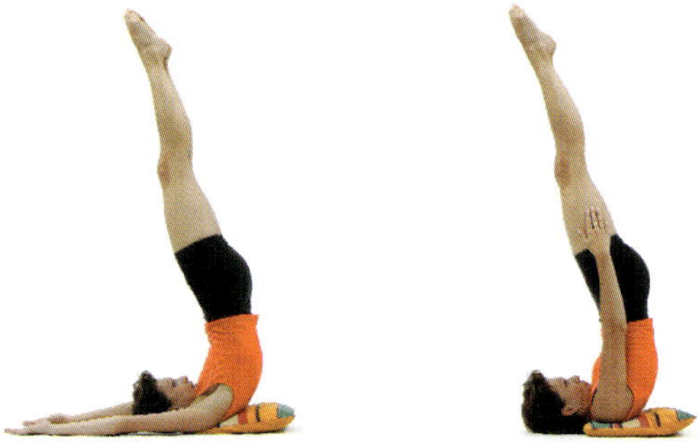

- *Comme l'indiquent les deux photos, les bras peuvent être placés vers l'arrière, allongés sur le sol, de chaque côté des oreilles, ou être placés de chaque côté des flancs, doigts pointés vers les pieds. Dans les deux cas, les abdominaux et le dos sont très sollicités et s'ajoute un déséquilibre à maîtriser.*
- *Placer un coussin ou une couverture pliée sous le cou et le haut du dos si nécessaire.*

HALÂSANA

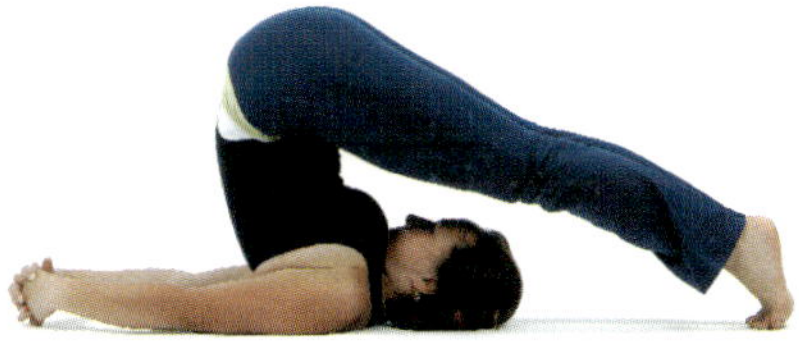

Hala **: soc de charrue.**
Halâsana **: posture de la charrue.**

Progression pédagogique

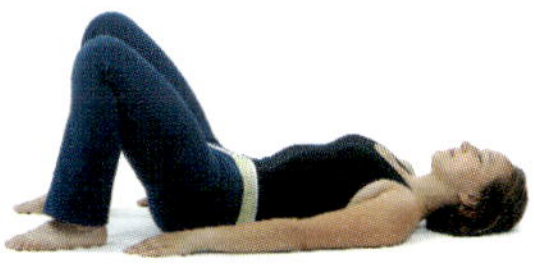

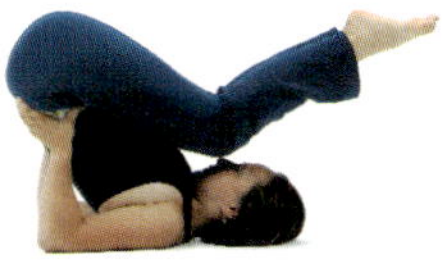

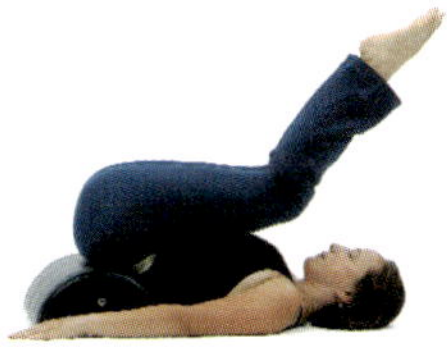

Pour s'installer dans une posture inversée confortable, les consignes sont les mêmes que celles décrites précédemment, excepté les jambes qui vont être descendues vers l'arrière de la tête.

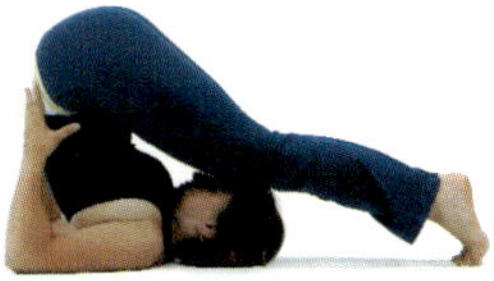

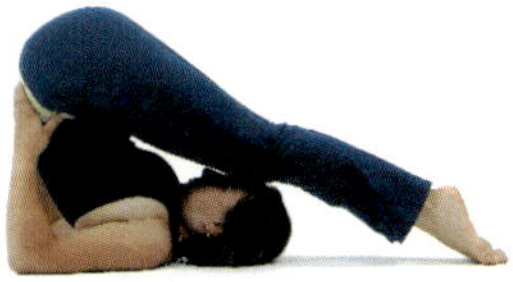

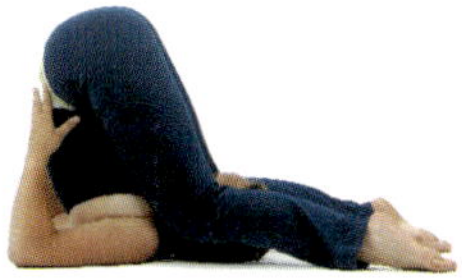

En fonction de ses possibilités et en restant toujours dans l'aisance, l'adepte expérimentera la position des genoux, plus ou moins fléchis, et celle des orteils en flexion ou en extension (flexion arrière plus ou moins intense du cou et du dos).

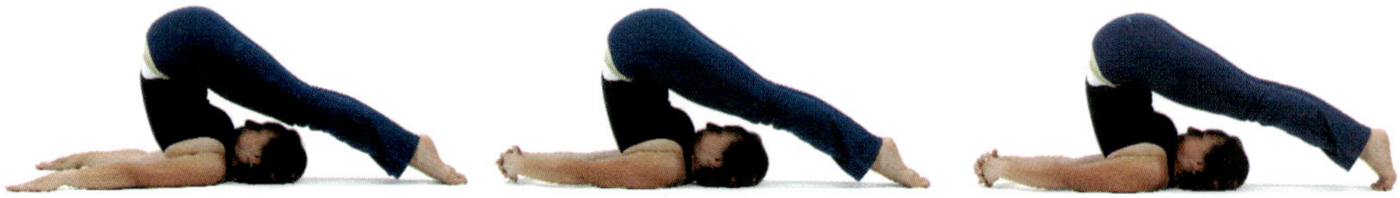

Afin d'intensifier l'étirement de la chaîne postérieure et des antépulseurs, placer les bras vers l'avant puis croiser les doigts. Pousser ensuite ses doigts croisés vers l'avant et les talons vers l'arrière, orteils en flexion.

Variantes :

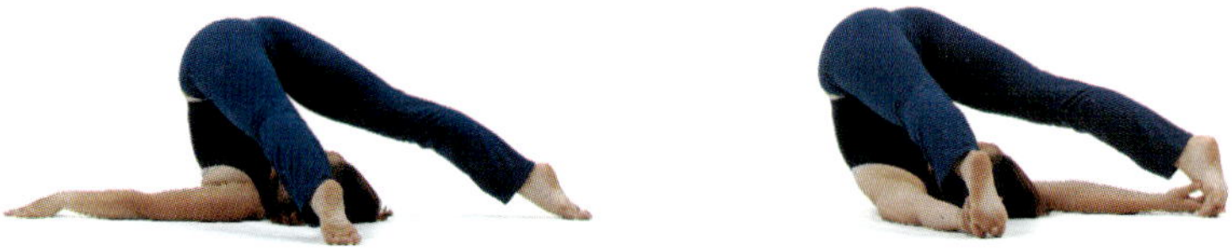

- *Écarter les jambes.*
- *Les bras devant le tronc ou de chaque côté des oreilles, doigts vers les orteils.*

Pour revenir de la posture :
1re possibilité

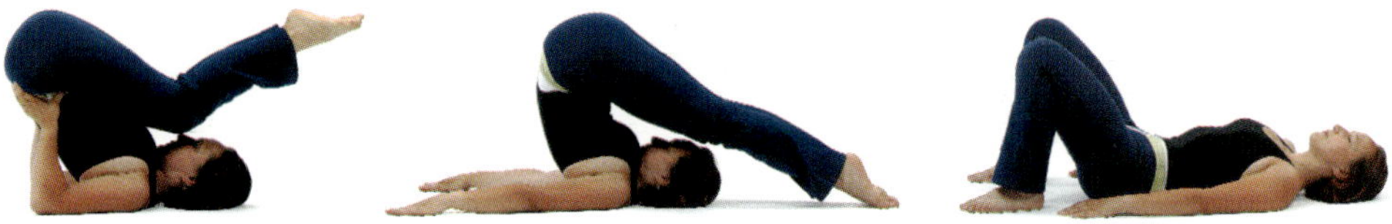

Faire glisser les jambes près du visage, genoux plus ou moins fléchis, les paumes sur le sol servant de support.
La respiration est fluide.

2e possibilité

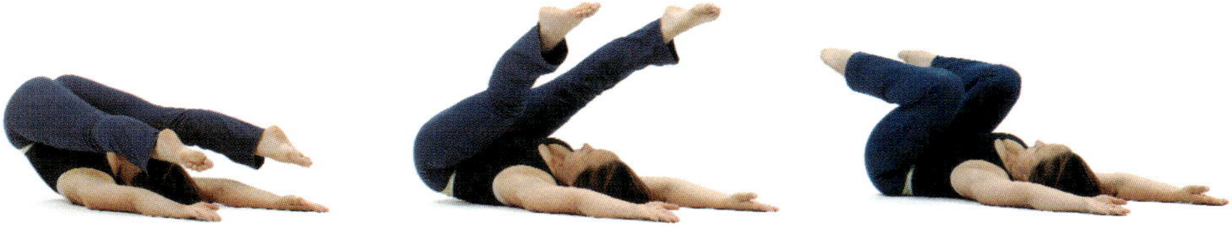

Pour un travail plus important des abdominaux, placer les bras sur le sol, de chaque côté des oreilles. Afin de ralentir le déroulement du dos sur le sol, le support des mains étant supprimé, les abdominaux se contractent.

Expiration pendant le déroulement.

Pendant l'inspiration, détendre les bras et les épaules.

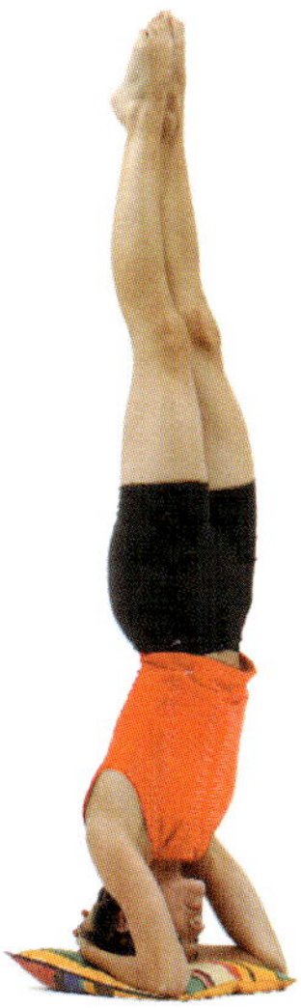

SHIRSHÂSANA

Shirsha **: tête.**

Progression pédagogique

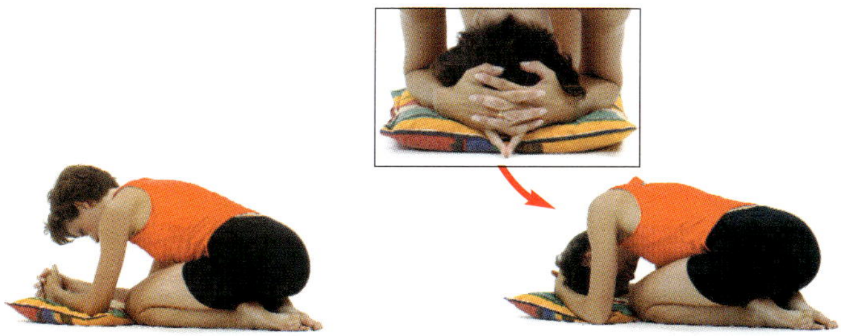

En position agenouillée, installer les avant-bras sur un coussin (ou une couverture pliée), doigts croisés (excepté les petits doigts) non serrés.

Poser le sommet du crâne sur le coussin (les doigts croisés empêchant la tête de rouler).

Décoller les fesses des talons et fléchir les orteils.
Jambes tendues, rapprocher les orteils du visage.

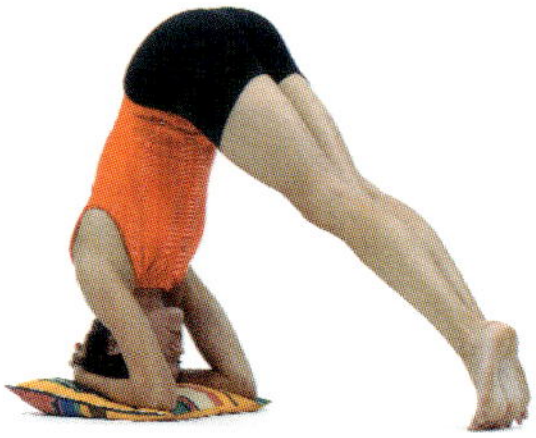

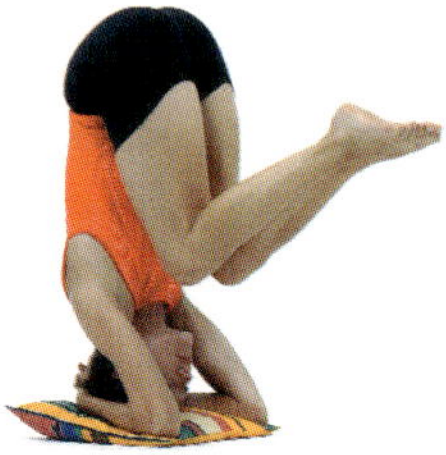

Quand le maximum du poids du corps est transféré sur la tête et qu'il devient impossible de rapprocher les pieds plus près du visage, fléchir les genoux et amener les talons vers les fesses. Tendre ensuite les jambes vers le haut.

Chercher le point d'équilibre le plus approprié pour détendre le maximum de muscles.

Rester dans la posture tant que l'aisance le permet.

Pour le retour, procéder en sens contraire.

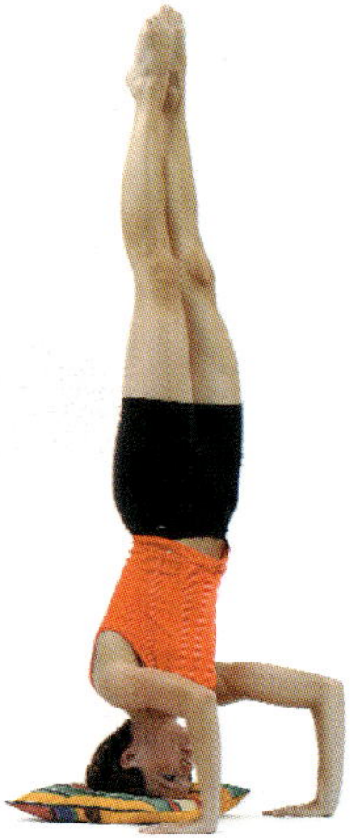

KAPALÂSANA

Kapala : crâne.

Certains auteurs ou maîtres indiens l'appellent *salamba shirshâsana*, c'est-à-dire la « pose sur la tête avec support ».
(Dans certains cours de gymnastique, cette position se nomme " trépied », mais les objectifs visés ne sont pas du tout les mêmes).

Progression pédagogique

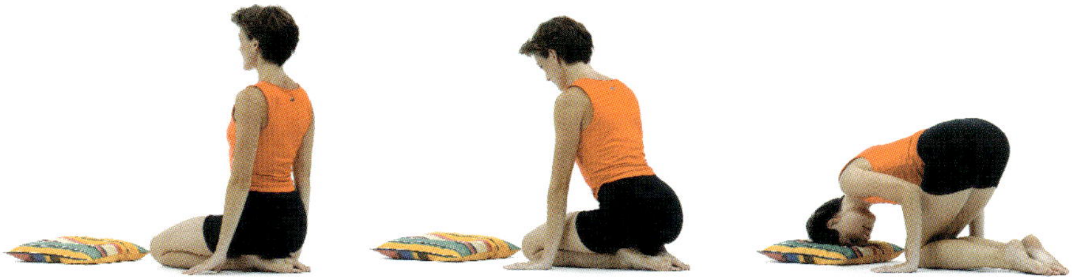

Position assise, fessiers sur les talons. Poser les mains de chaque côté des genoux et le sommet du crâne sur le coussin (pour plus de confort) placé devant. Les deux mains et la tête doivent former un triangle équilatéral.

Décoller les fesses des talons, fléchir les orteils.

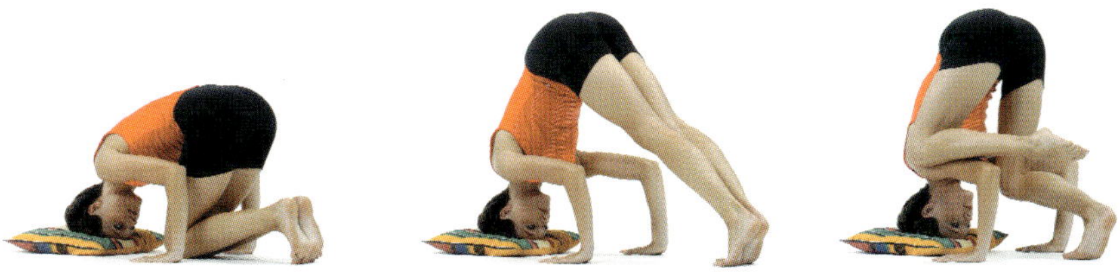

Tendre les jambes et rapprocher les orteils du visage.

Poser un genou sur le bras fléchi, puis l'autre. Il est possible également de poser les tibias au niveau des coudes.

Dans cette posture, bien étirer le cou et rechercher un maximum de stabilité.

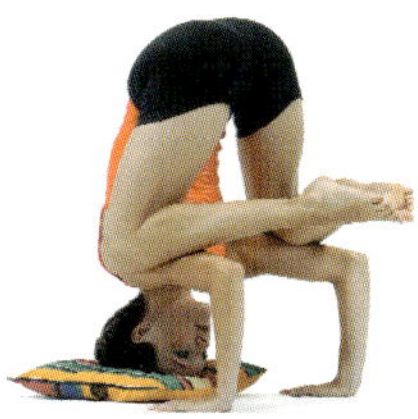

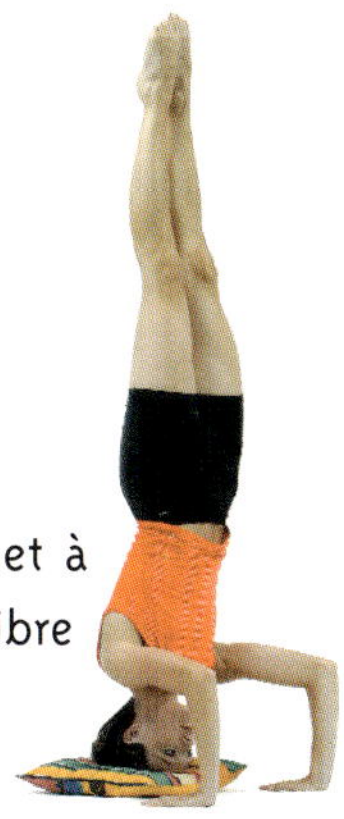

Il ne reste plus ensuite qu'à tendre les jambes et à s'installer confortablement dans la posture, l'équilibre devant être aisé.

Pour le retour, suivre les consignes en sens contraire

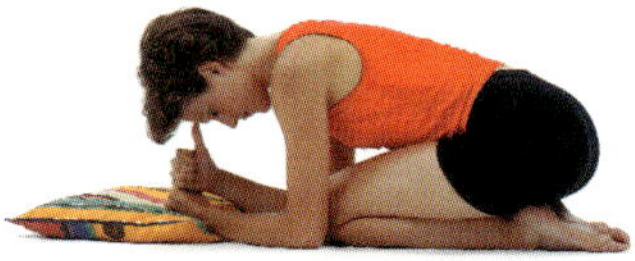

Après les postures sur la tête, s'installer les fesses sur les talons, un point sur l'autre, pouce posé à la racine du nez.

Variantes :

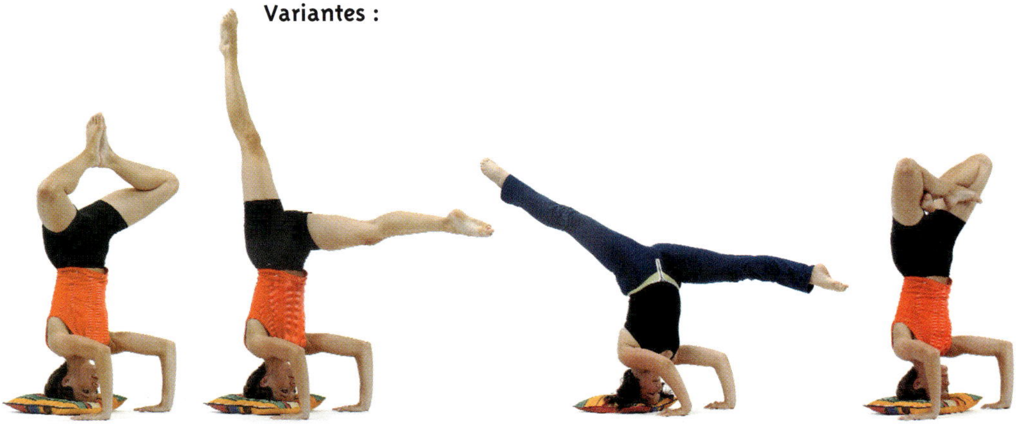

Les photos indiquent des variantes quant aux consignes plaçant la position des jambes.

H - LES POSTURES D'ÉQUILIBRE

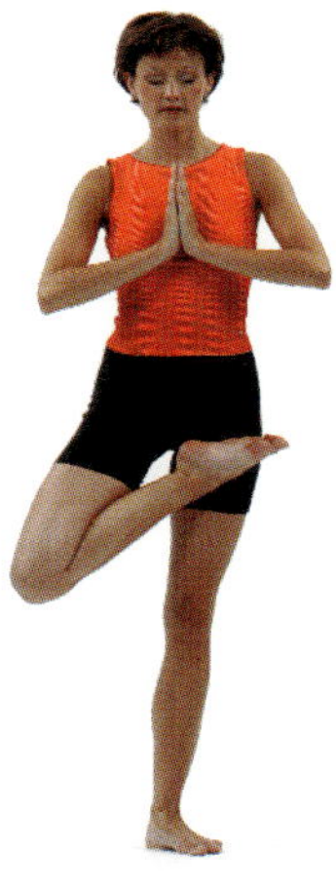

1 - La posture la plus représentative : *VRKSÂSANA*
(Équilibre sur un pied)

Vrksa **: arbre.**

2 - Progression pédagogique

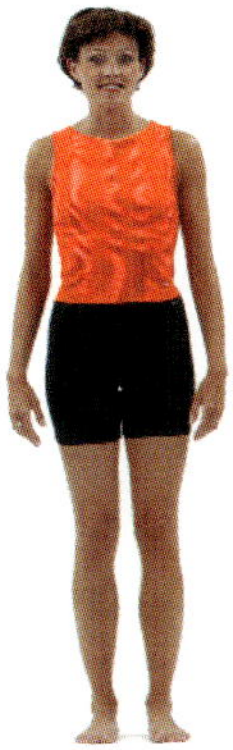
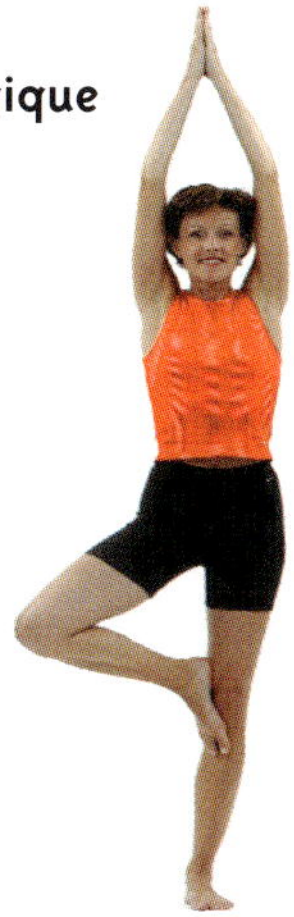
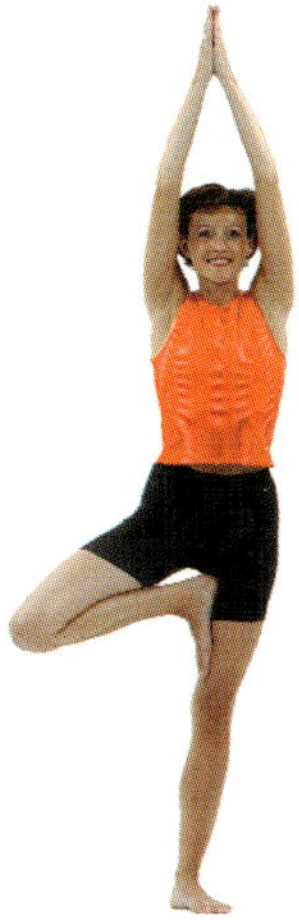

En position debout, dos étiré, pieds légèrement écartés.

L'important, dans ces différentes postures, est de pouvoir maîtriser un équilibre sur un pied, cet objectif favorisant la concentration (il est nécessaire pour cela de fixer un point du regard, loin devant).

Chaque adepte trouvera donc la position qui lui convient le mieux, puis, une fois stabilisé, il expérimentera différentes postures en changeant la position des mains, des bras, d'une jambe ou même du tronc. Rester dans la posture quelques respirations, puis inverser la position des jambes.

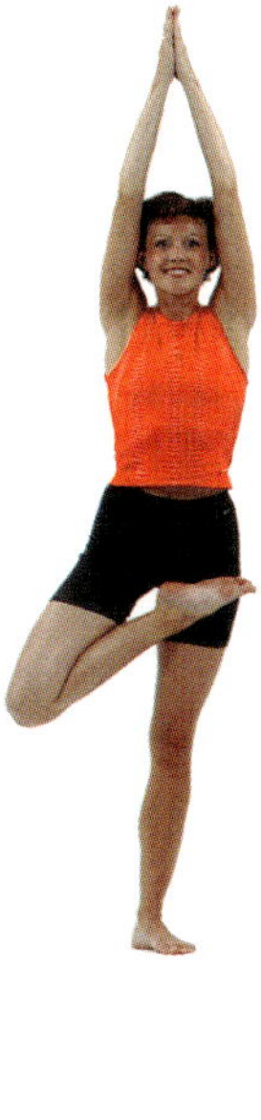

- Étirer les bras vers le haut, paumes jointes. Poser la plante du pied sur la jambe opposée.
- Fléchir le genou et rapprocher le talon du périnée.

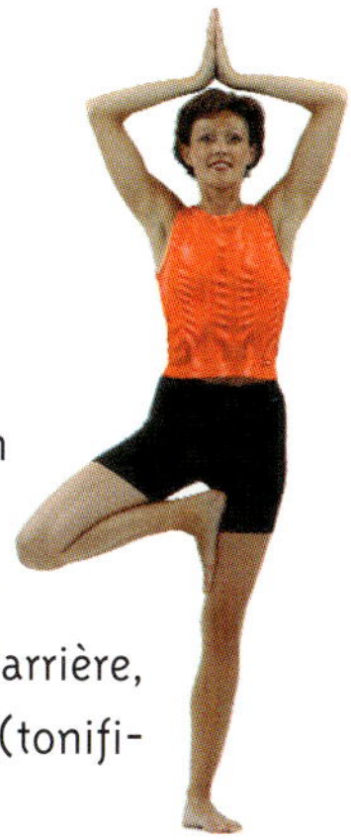

- S'installer en demi-lotus (voir page 200) quand, bien sûr, cela est possible.
- Possibilité également de fléchir les coudes : dans ce cas, garder les paumes jointes et tirer les coudes vers l'arrière, le dos toujours bien étiré, cou dans son prolongement (tonification du dos).

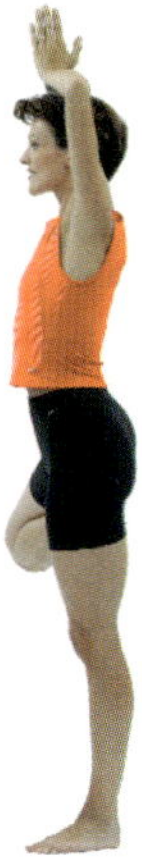

Vu de profil, le corps est bien d'aplomb, le genou fléchi, tiré vers l'arrière.

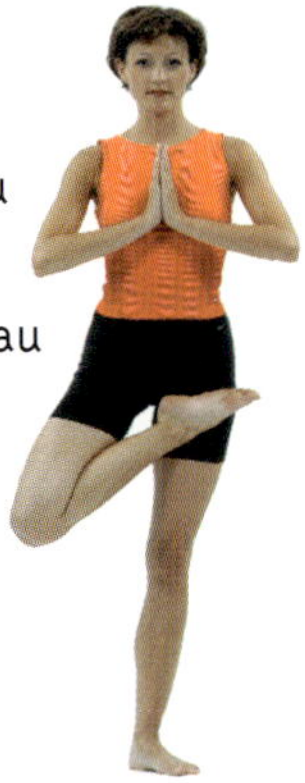

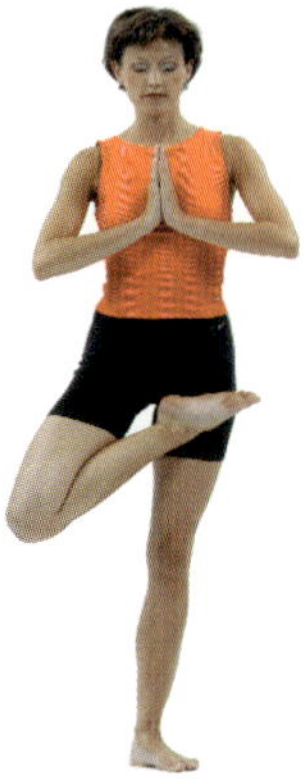

- Les paumes peuvent être jointes au niveau du sternum : tonification légère des pectoraux, des biceps et surtout concentration au niveau du chakra du cœur (voir page 45).
- Pour plus de concentration, il est aussi possible de fermer les yeux.

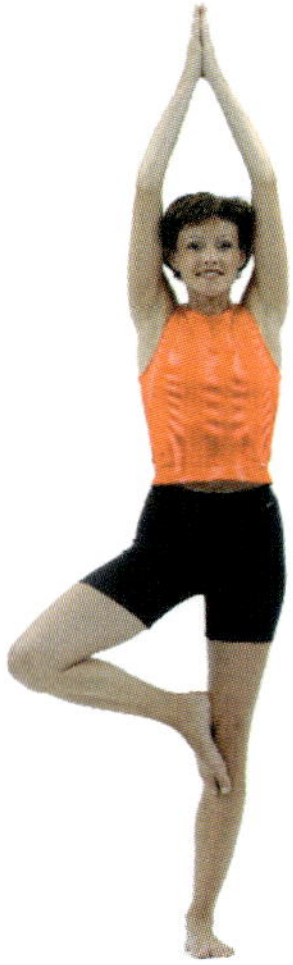

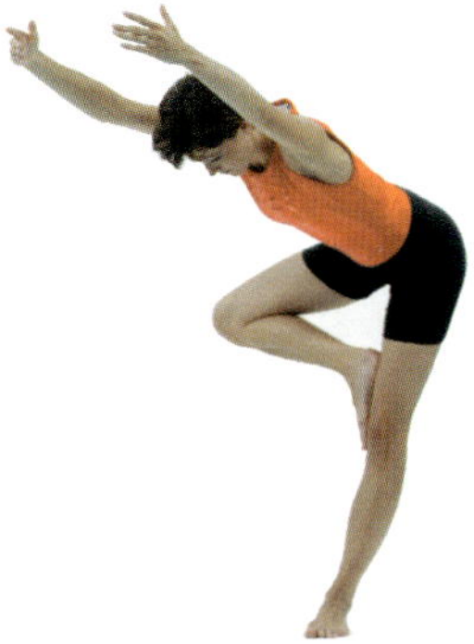

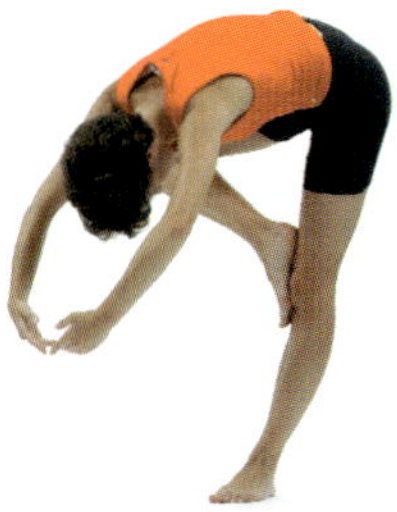

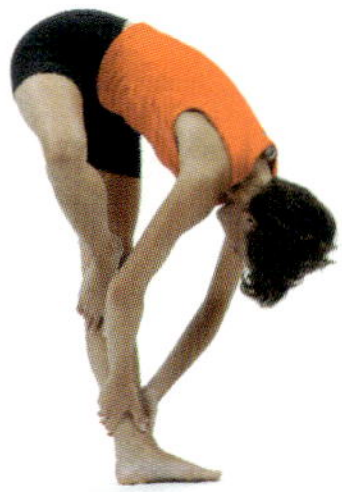

Pour un entraînement plus poussé, s'installer dans l'une des postures précédemment décrites (plante du pied sur la jambe opposée ou en demi-lotus) puis :

- Incliner le tronc vers l'avant, dos étiré, bras dans son prolongement de chaque côté des oreilles.
- Continuer par une flexion du dos et amener les mains vers le sol. Si possible saisir la cheville et coudes fléchis, augmenter la flexion du tronc.

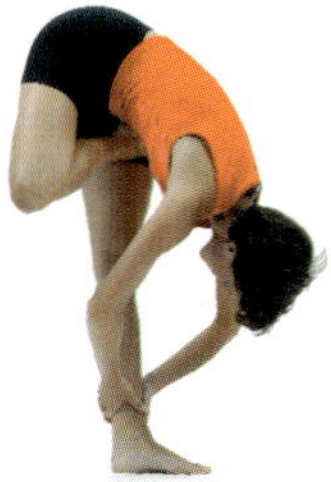

En fait, il faut suivre les mêmes consignes que celles données page 112.

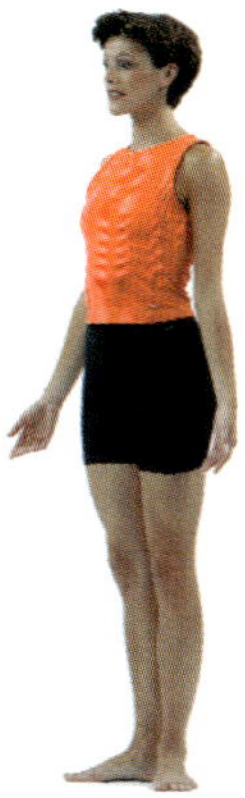

3 - Autres postures d'équilibre (sur un pied ou sur les orteils)

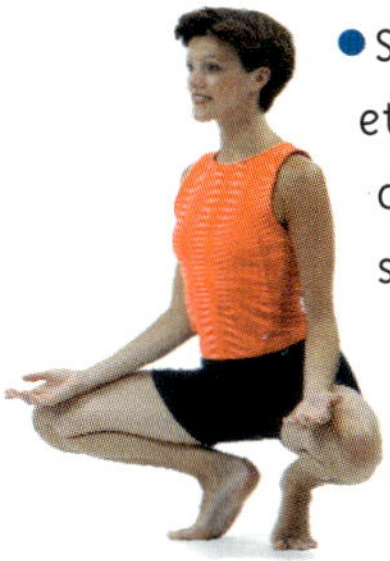

- Simple posture d'équilibre qui consiste à fléchir les genoux et, dos droit, s'installer en équilibre sur les orteils. Les dos des mains posés sur les genoux, les bras et les épaules sont détendus. Le regard est toujours fixé sur un point pour favoriser la concentration.

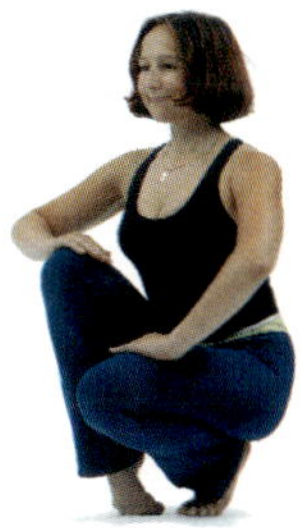

- Dans cette posture, les orteils d'un pied sont en flexion et ceux de l'autre pied en extension. Le dos est droit, cou dans son prolongement. Se servir de la légère pression des paumes sur les genoux pour s'équilibrer. Rester dans la posture plusieurs respirations, puis mêmes consignes en inversant la position des orteils.

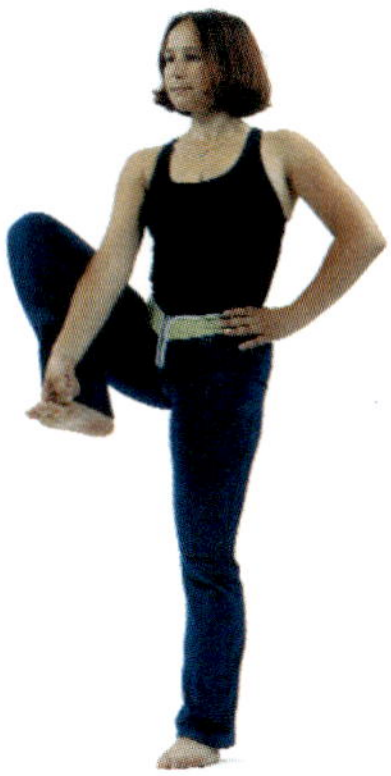

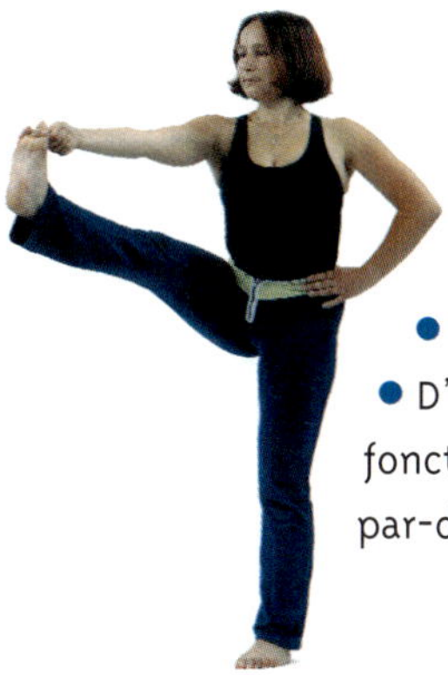

En équilibre sur un pied, crocheter le gros orteil de la jambe pliée :

- Dos droit, tendre la jambe.
- D'autres saisies sont possibles (elles sont aussi en fonction de la longueur du bras de l'adepte) : main par-dessus les orteils, enrobant le talon, sous le mollet...

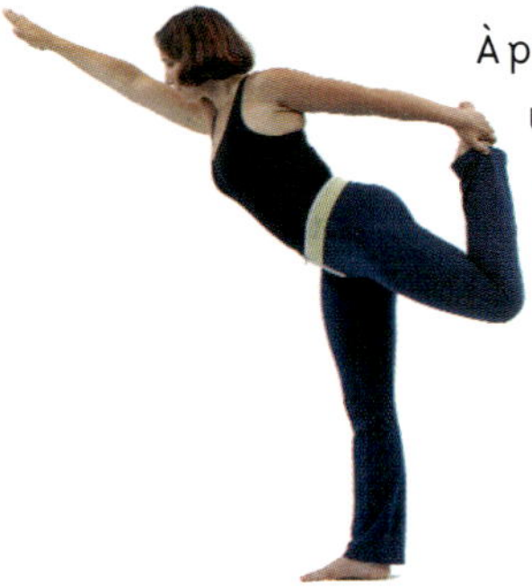

À partir de la posture du demi-arc debout (décrite page 126), effectuer une rotation du tronc, tête tournée vers le haut, ainsi que la paume, et pousser le pied arrière vers le haut.

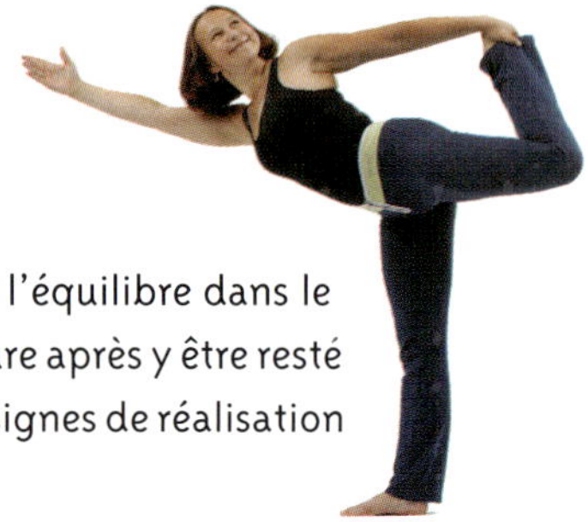

Cette posture « vrillée » fait travailler l'équilibre dans le mouvement. Quitter lentement la posture après y être resté quelques respirations. Puis mêmes consignes de réalisation en inversant la position des jambes.

BAKÂSANA (Équilibre sur les mains)

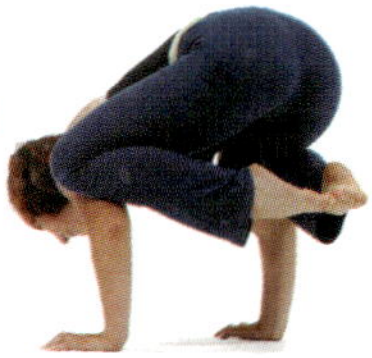

***Baka* : grue (échassier). (Posture appelée également *kakhâsana* : posture du corbeau – *kakha*).**

Progression pédagogique

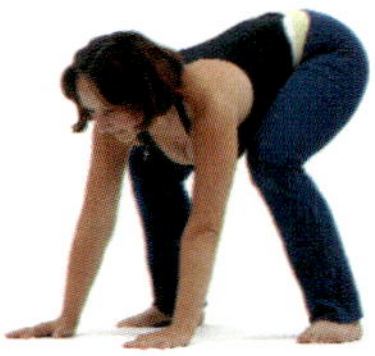
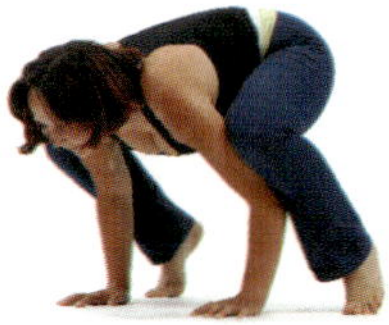
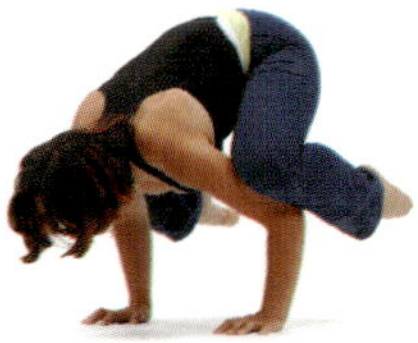
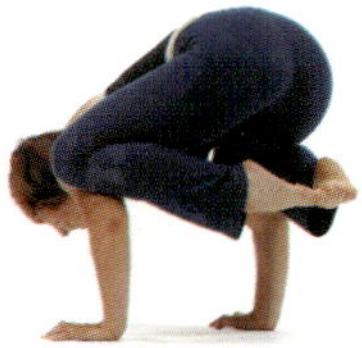

Genoux fléchis, paumes et pieds en contact avec le sol.
Coudes fléchis, amener les genoux en contact sur le dessus des bras.
Se pencher doucement vers l'avant afin que les pieds décollent d'eux-mêmes du sol.
Joindre les orteils et rester plusieurs respirations dans la posture.

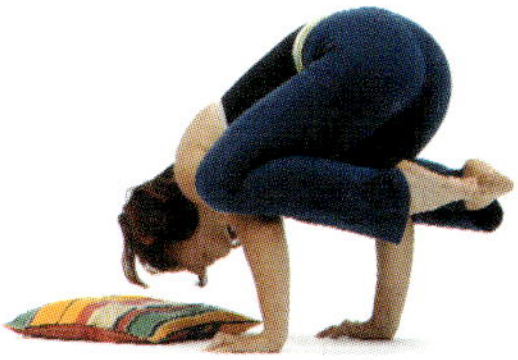

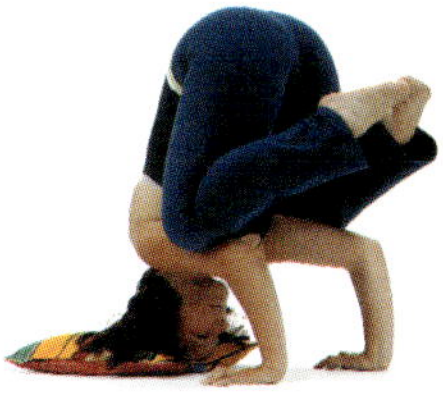

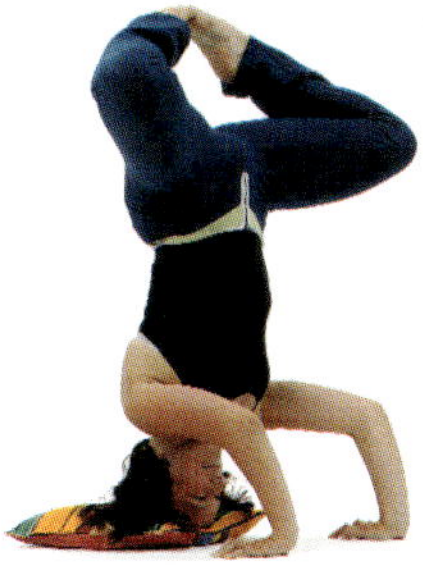

Après avoir placé un coussin ou une couverture pliée devant soi, de la posture précédente, descendre doucement la tête au sol pour se retrouver dans l'une des positions de la progression pédagogique de *kapalâsana* (posture sur le crâne page 146).

Variante :

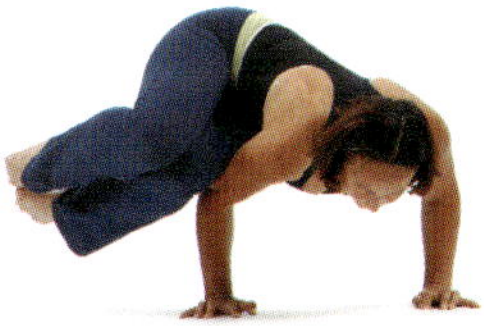

Les indications sont les mêmes que celles décrites précédemment quant à la façon de s'installer au début de la progression. Mais au lieu de poser un genou sur chaque bras, poser les deux genoux fléchis et joints sur un seul bras, coudes fléchis.

Rester plusieurs respirations dans la posture, puis changer de côté.

NAVÂSANA (Équilibre fessier)

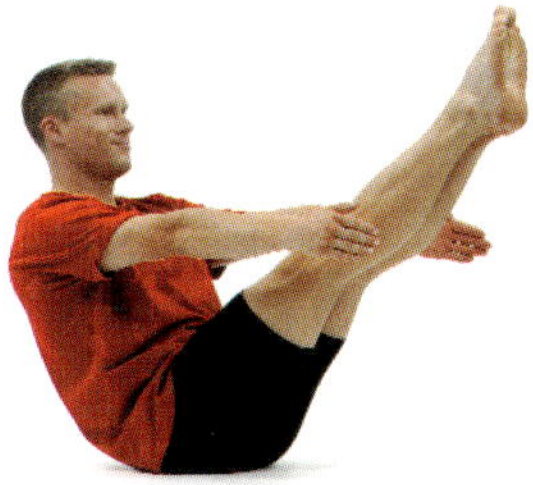

***Nava* : navire, bateau.**

Progression pédagogique

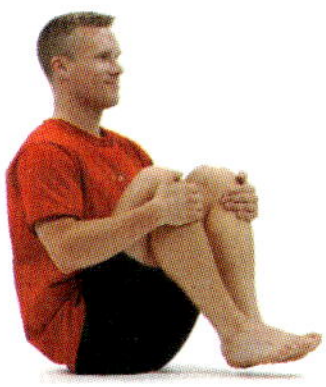

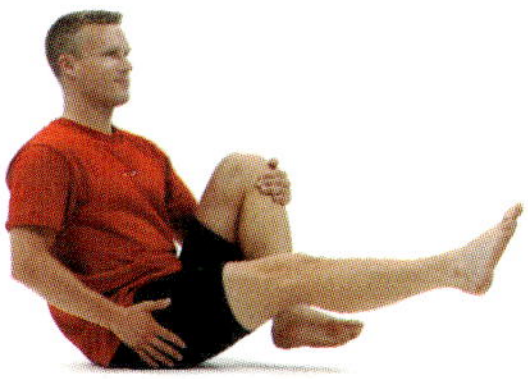

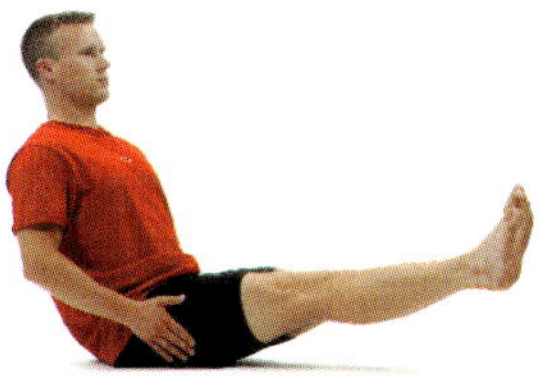

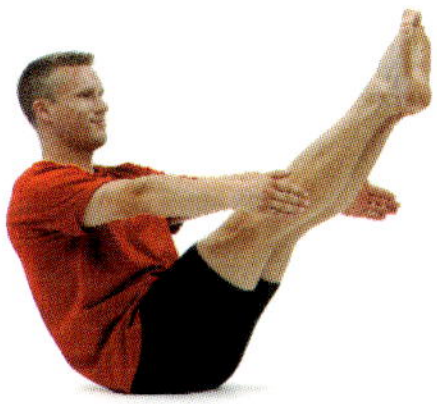

En position assise, mains posées devant les genoux fléchis. En conservant le dos droit, cou dans son prolongement (bien que le tronc soit légèrement incliné vers l'arrière), soulever les pieds du sol. Ensuite il s'agit de proposer des consignes qui offrent des situations permettant de s'entraîner, en fonction de ses possibilités, à la maîtrise d'un équilibre fessier :

- Une jambe tendue, une jambe pliée.
- Les deux jambes tendues, bras étirés vers l'avant, parallèles au sol.

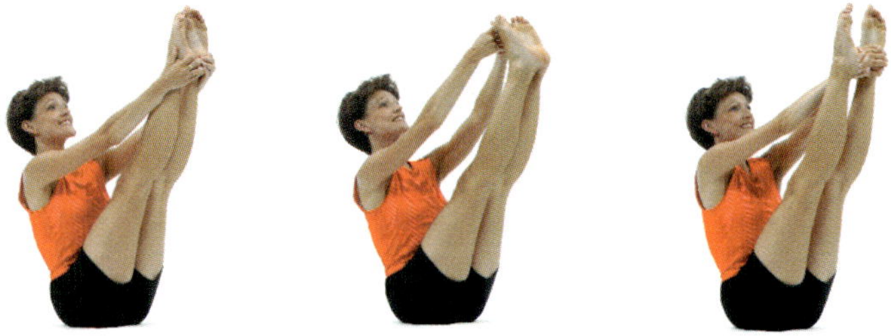

- Jambes tendues, orteils crochetés ou mains enrobant les talons (mains par l'intérieur ou par l'extérieur des pieds).
- Grâce à une flexion des coudes, rapprocher le tronc des cuisses (cette posture s'appelle urdhva paschimottanâsana, lorsque le front se rapproche des genoux et réciproquement).

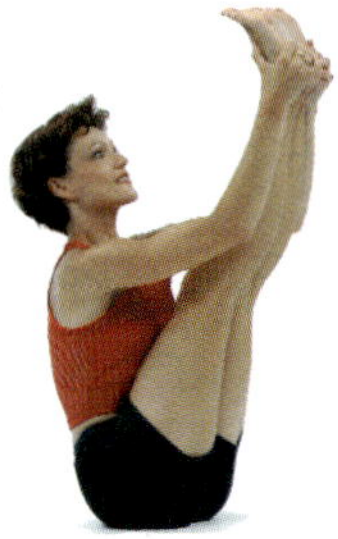

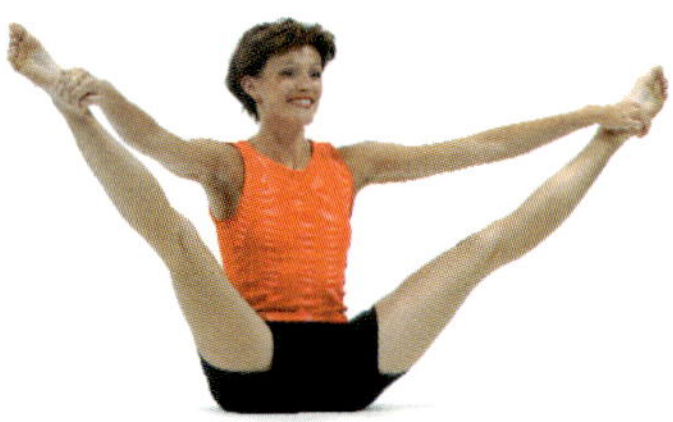

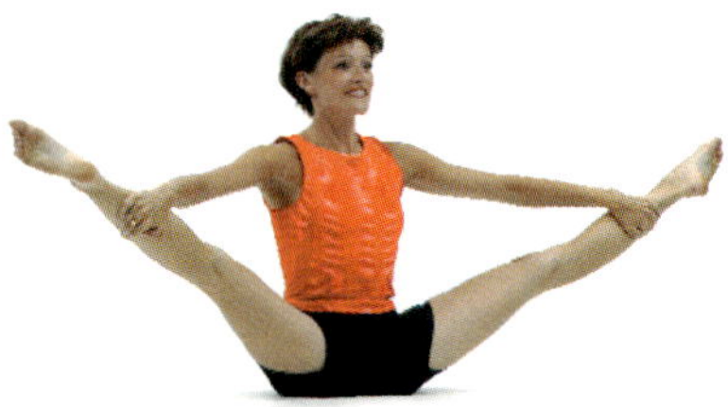

Toujours en équilibre fessier, écarter les jambes, mains au niveau des talons, ou orteils crochetés ou mains au niveau des mollets (en fonction de la longueur des bras).

Rester plusieurs respirations dans la posture la plus aisée et, à chaque séance, s'entraîner à réaliser des variantes.

Voir également

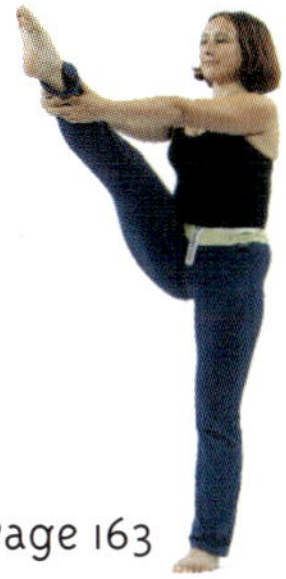
Page 163

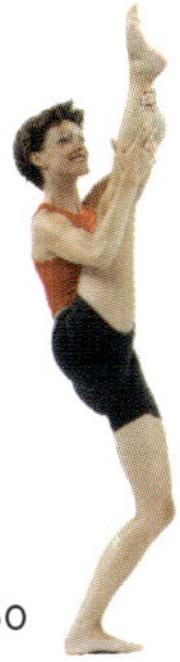
Page 160

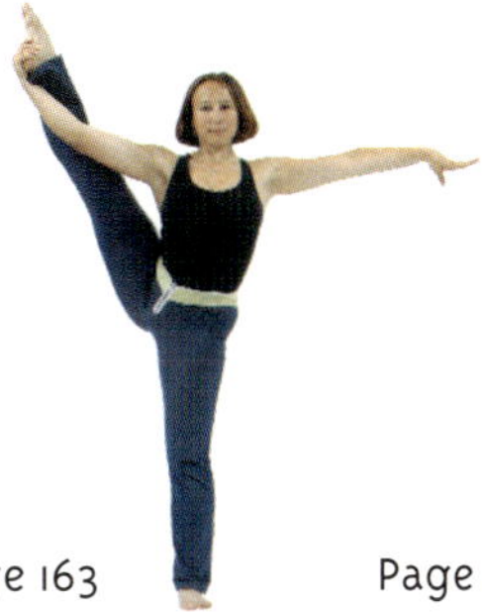
Page 163

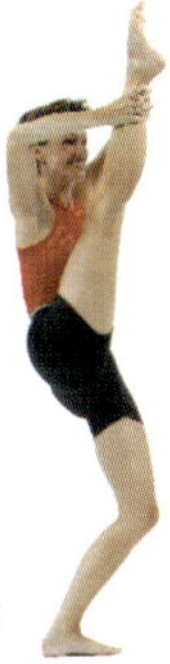
Page 160

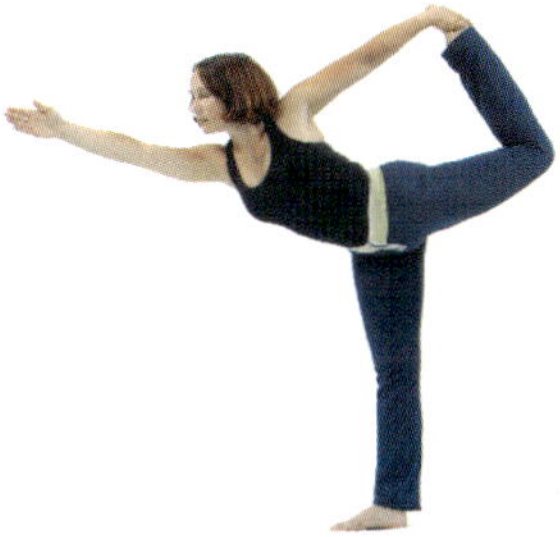
Page 160

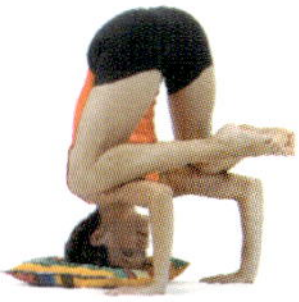
Page 147

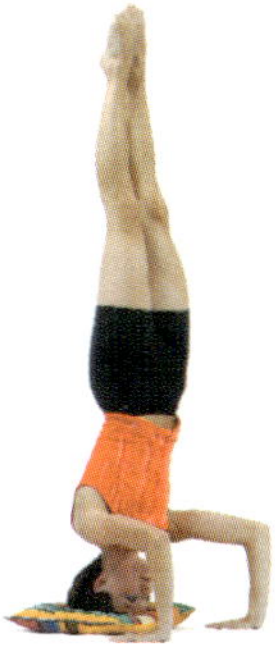
Page 146

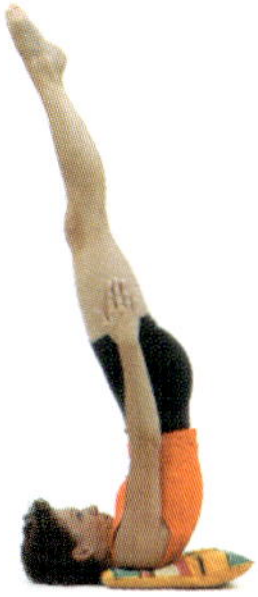
Page 142

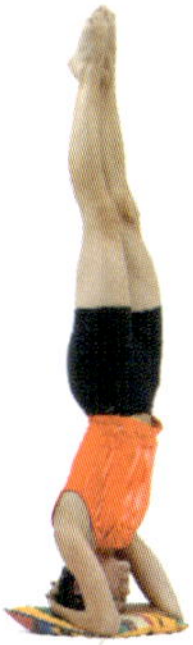
Page 145

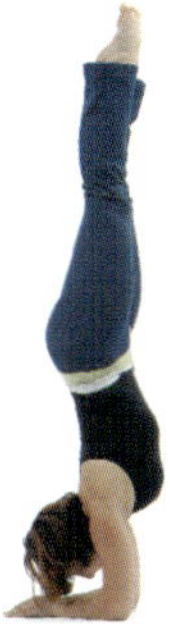
Page 162

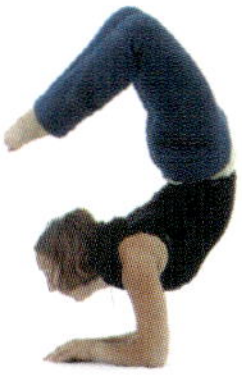
Page 162

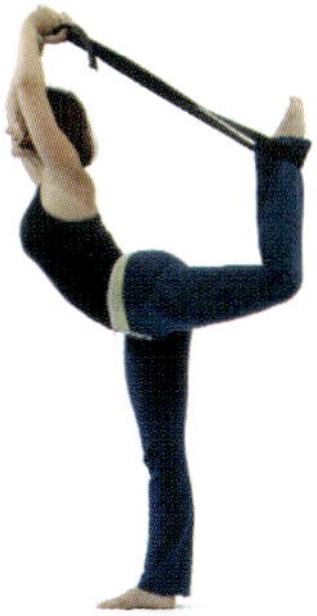
Page 126

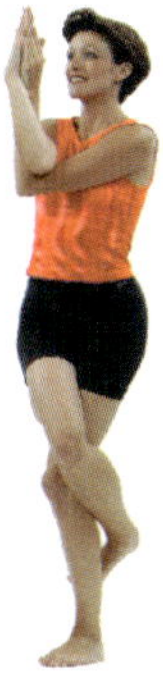
Page 171

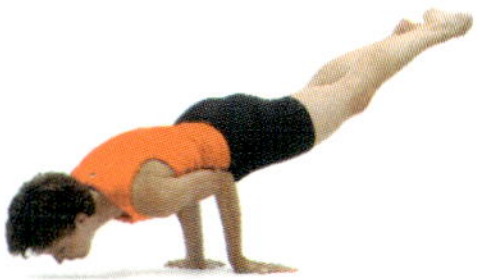
Page 170

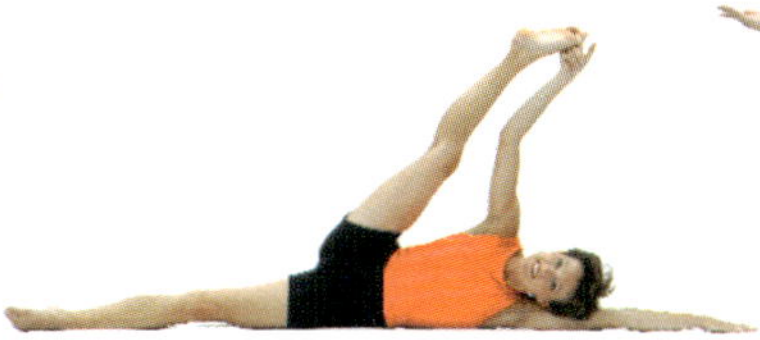
Page 171

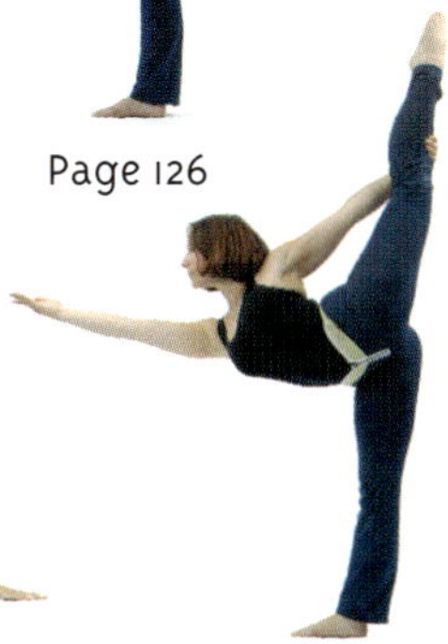
Page 160

I - *LES POSTURES COMBINÉES (ou sollicitations globales)*

- *PRASARITA PADATTANÂSANA*

Prasarita **: dilaté, étendu, étiré ;** ***pada*** **: pied.**

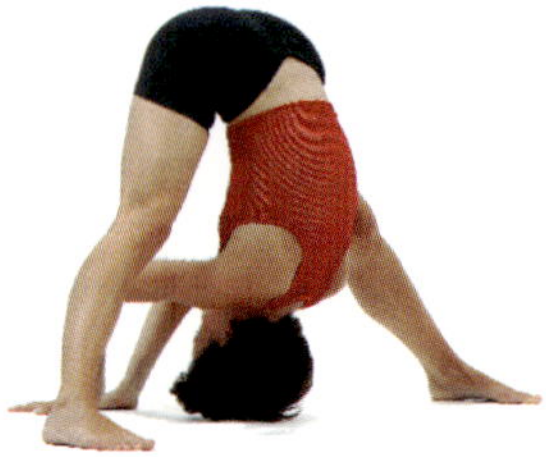

Posture « des jambes écartées étirées intensément ».

Progression pédagogique

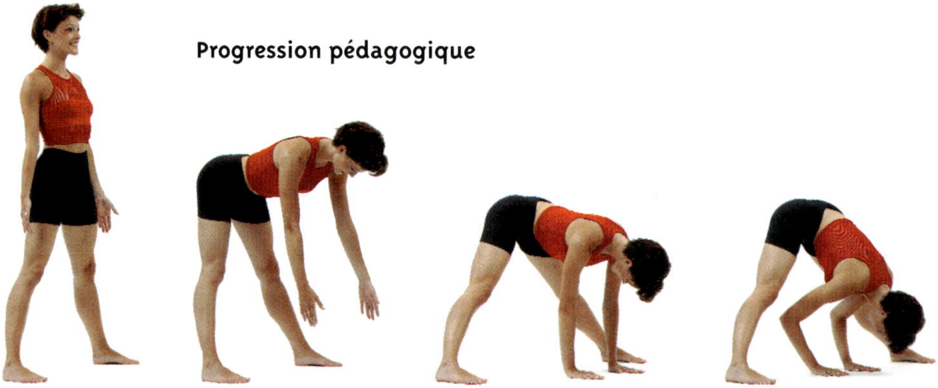

Position debout, pieds écartés. Incliner le tronc, dos droit. Doucement écarter largement les pieds et poser les mains au sol. Fléchir les coudes.

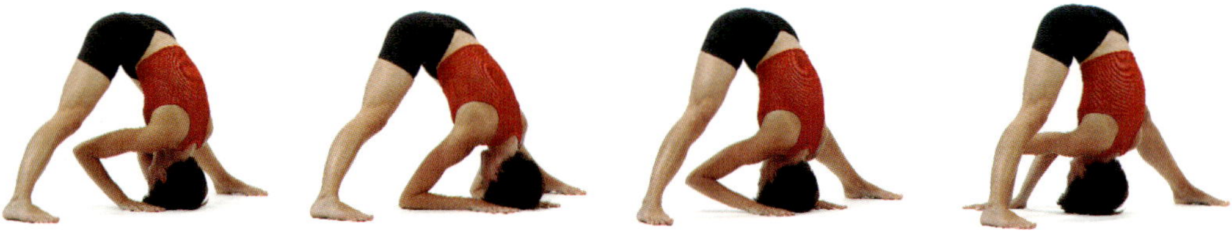

Toujours lentement et sur les expirations, continuer d'incliner le tronc et d'écarter les pieds. Les mains ou les avant-bras servent de points d'appui.

- *PADA URDHVA SHALABHÂSANA*

***Pada* : pied ; *urdhva* : vers le haut ; *shalabhâ* : sauterelle.**

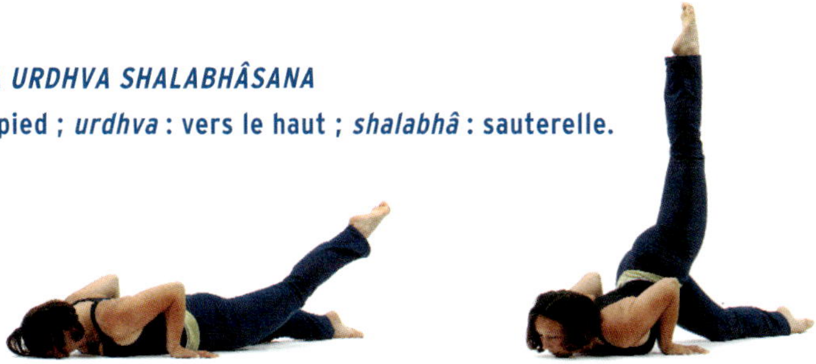

Suivre les consignes décrites page 123, excepté pour les coudes qui sont fléchis, paumes sur le sol, doigts dirigés vers les pieds.

Menton sur le sol, décoller la jambe et le bassin tout en poussant fortement sur les paumes. L'autre jambe est légèrement pliée.

Élever la jambe sur une inspiration et y rester quelques respirations.

Mêmes consignes ensuite pour l'autre jambe.

- *PARIVRTTAKAPOTÂSANA*

***Parivrtta* : tourné autour ; *kapota* : colombe (ou pigeon).**

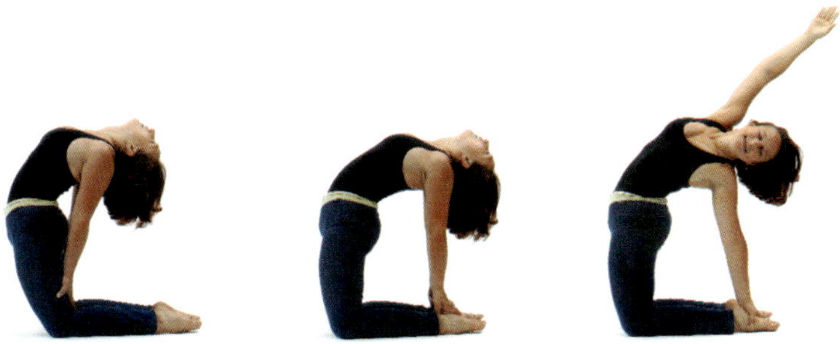

En position agenouillée (voir page 127), le tronc et la tête en extension, descendre les mains vers le creux des genoux, puis vers les talons tout en conservant la poussée du bassin vers l'avant.

Tendre ensuite le bras droit tout en plaçant le buste en rotation vers la gauche.

Rester dans la posture tant que l'aisance le permet, puis mêmes consignes du côté droit, bras gauche étiré vers le haut et vers l'arrière.

- EKA PADA URDHVA DHANURÂSANA

Eka **: un ;** ***pada*** **: pied ;** ***urdhva*** **: vers le haut ;** ***dhanura*** **: arc.**

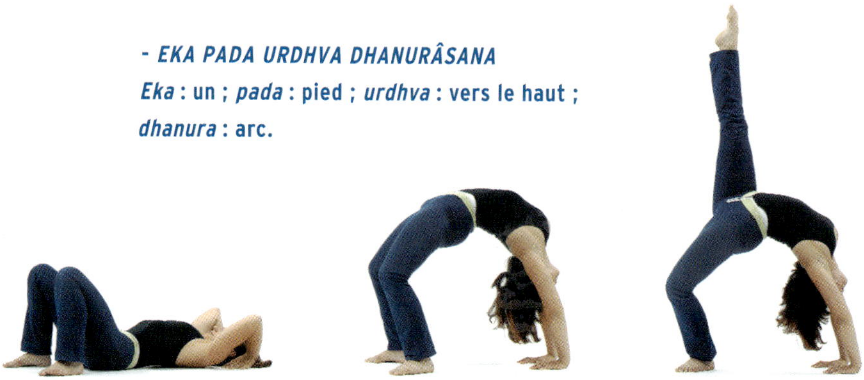

Dans la posture allongée sur le dos, exécuter les consignes décrites page 121.

Une fois dans la posture d'*urdhva dhanurâsana*, tendre la jambe vers le haut. Bien prendre appui sur les paumes et la plante du pied restant au sol.

- PRASARITA KONÂSANA

Prasarita **: étiré ;** ***kona*** **: angle.**

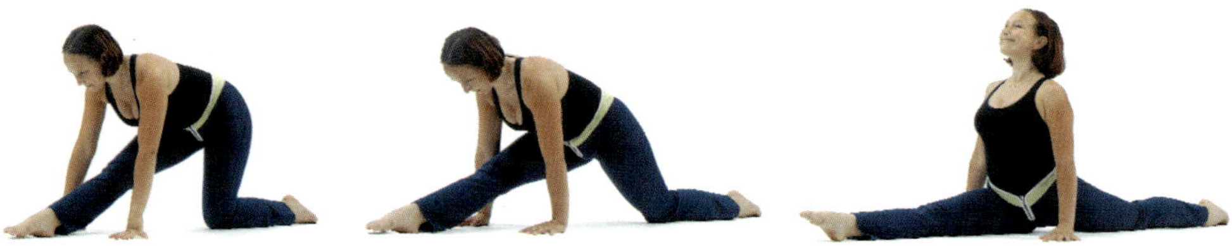

Dans cette position, faire doucement glisser le pied avant vers l'avant et le genou au sol vers l'arrière.

Rester dans la posture quelques respirations en maintenant un étirement supportable.

Mêmes consignes en inversant la position des jambes.

Se servir des paumes sur le sol comme points d'appui.

- *KURMÂSANA*
***Kurma* : tortue.**

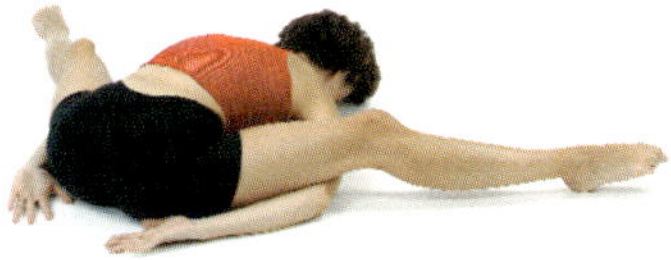

Dans cette posture, le yogi, comme la tortue, se soustrait au monde extérieur (*pratyahara*, « le retrait des sens », voir page 46).

Progression pédagogique

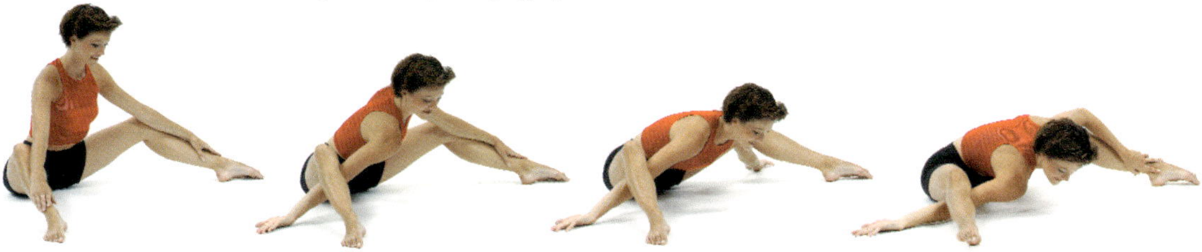

Assis sur le sol, genoux fléchis, jambes écartées. Placer un bras tendu sous le creux du genou. Procéder de même avec l'autre bras.
En fonction des possibilités, tendre les jambes en inclinant le tronc vers le sol.

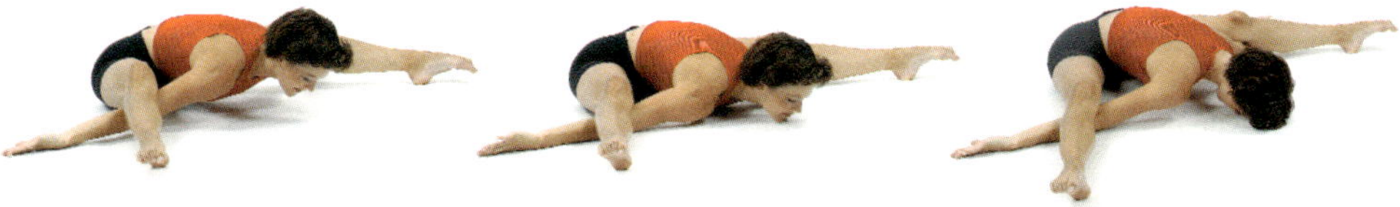

Dans la posture, le menton peut être sur le sol, ou ce peut être le front posé au sol (*supta kurmâsana*, posture de la tortue endormie).

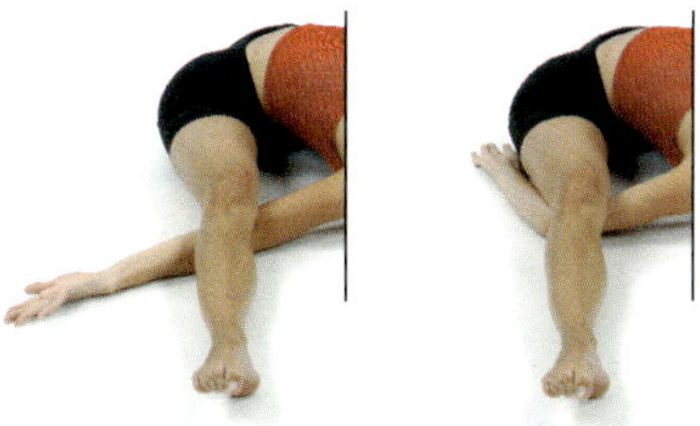

Détails

Les coudes sont soit fléchis, soit en extension, paumes tournées vers le haut.

- *UTTHITA HASTA PADATTANÂSANA*

Utthita **: étendu, étiré ;** ***hasta*** **: main ;** ***pada*** **: pied.**

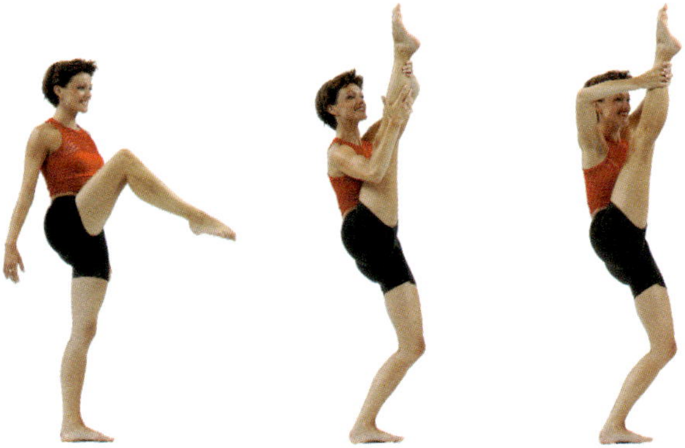

Posture à la fois d'équilibre et de flexion (de hanche).

Se placer en équilibre sur un pied ; amener le genou fléchi vers la poitrine ; tirer la jambe tendue vers le thorax, mains enrobant la cheville.

La traction des mains peut être plus intense en tirant les coudes fléchis vers l'arrière.

- *EKA PADA DHANURÂSANA*

Eka **: un ;** ***pada*** **: pied ;** ***dhanura*** **: arc.**

" L'arc sur un pied ».

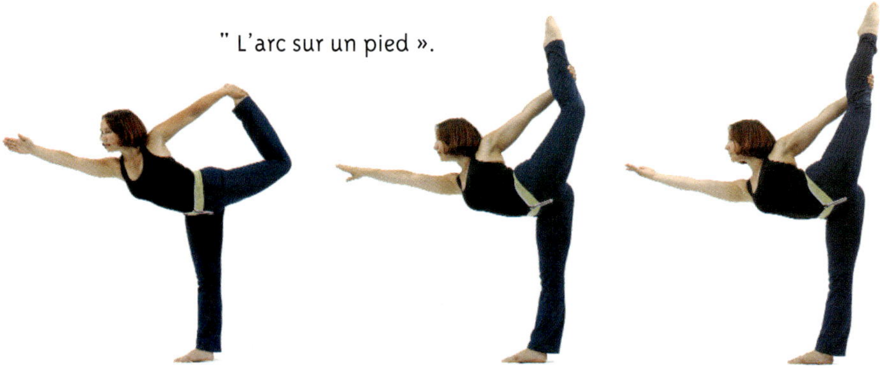

Réaliser les consignes décrites page 126. Puis tendre la jambe arrière vers le haut tractée par la main placée derrière le tibia.

- *PARIVRTTA EKA PADA ARDHA DHANURÂSANA*

***Parivrtta* : tourné autour (mouvement de vrille).**

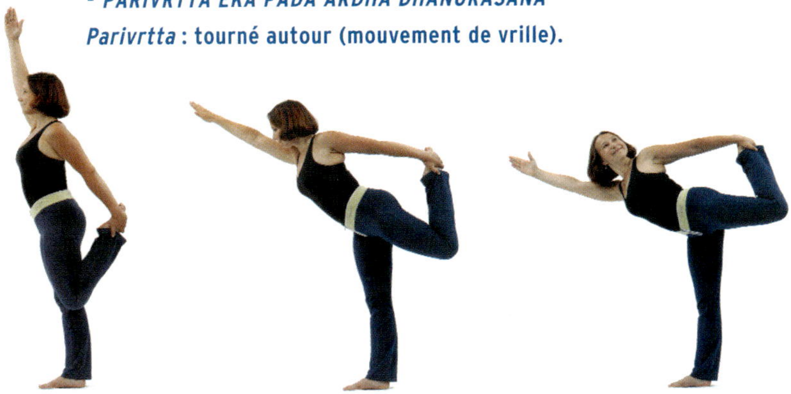

Suivre les mêmes consignes que celles décrites page 126. Une fois installé dans cette posture du « demi-arc en équilibre sur un pied », pousser le pied gauche vers le haut et l'arrière, pousser la main droite vers l'avant, bras tendu, et effectuer une rotation du tronc vers la droite, regard vers le haut.

Mêmes consignes ensuite pour une rotation du tronc vers la gauche après avoir inversé la position des pieds et des bras.

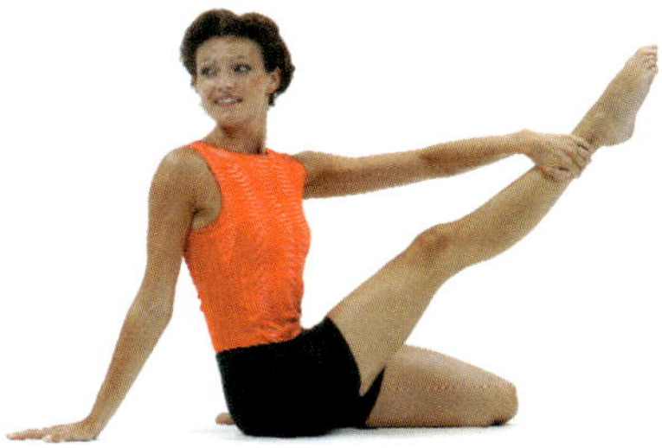

Variante d'ardha matsyendrasana (voir page 135).

- *Genou gauche fléchi, pied gauche près de la fesse gauche.*
- *Le tronc est en rotation vers la gauche, main droite en appui sur le sol. La jambe droite est tendue et élevée, tractée par la main gauche.*

Rester plusieurs respirations dans la posture, puis mêmes consignes en inversant les positions.

- *URDHVA PADMÂSANA KAPALÂSANA*

Urdhva **: haut ou au-dessus ;** ***padma*** **: lotus ;**
kapala **: crâne.**

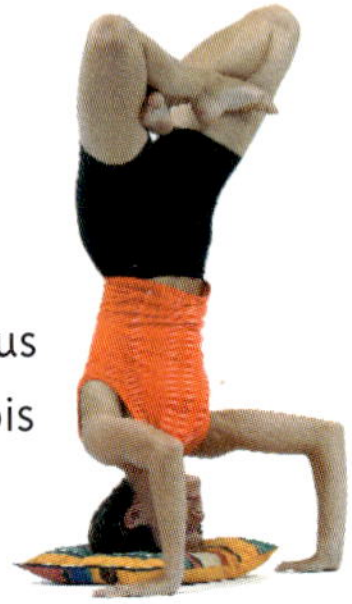

Suivre les consignes décrites page 147. S'installer en lotus dès le début de la progression pédagogique ou une fois dans la posture.
Mêmes indications pour *shirsâsana* (page 145) en lotus.

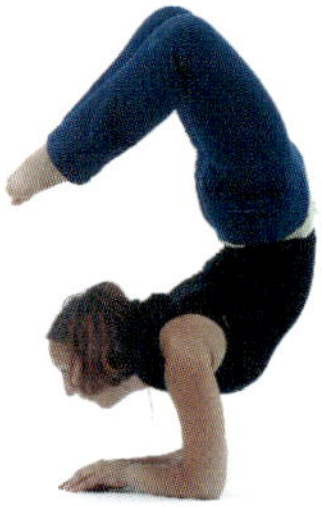

- *VRSCHIKÂSANA*

Vrschika **: scorpion.**

Progression pédagogique

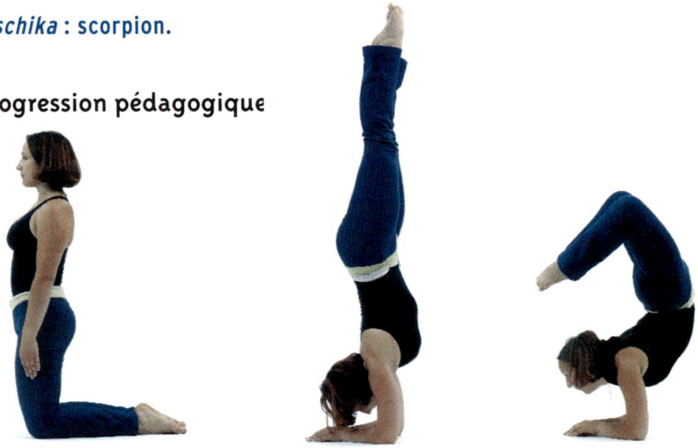

De la position agenouillée, placer les avant-bras sur le sol, étirer le cou, placer la tête au-dessus du sol. En expirant, lancer les jambes et le bassin en l'air. Trouver le point d'équilibre. Cette posture se nomme *pinca mayurâsana* (*pinca* : menton et plume ; *mayura* : paon). Une fois l'équilibre assuré, fléchir les genoux, rapprocher la tête des orteils et réciproquement.

Variante de *vrschikasana*

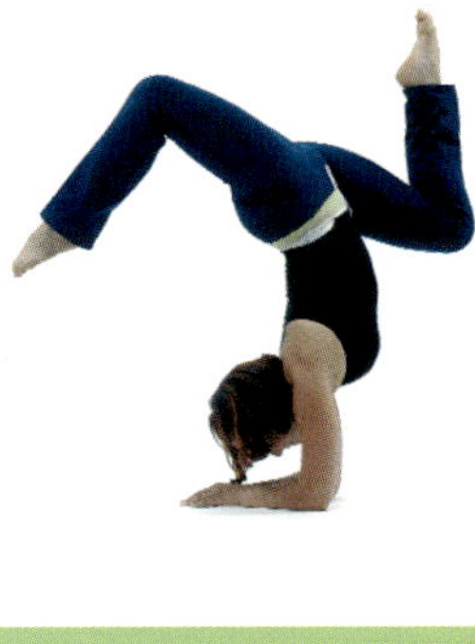

- *UTTHITA HASTA PADAPARSVÂSANA*

***Utthita* : étiré ; *hasta* : main ; *pada* : pied ; *parsva* : côté.**

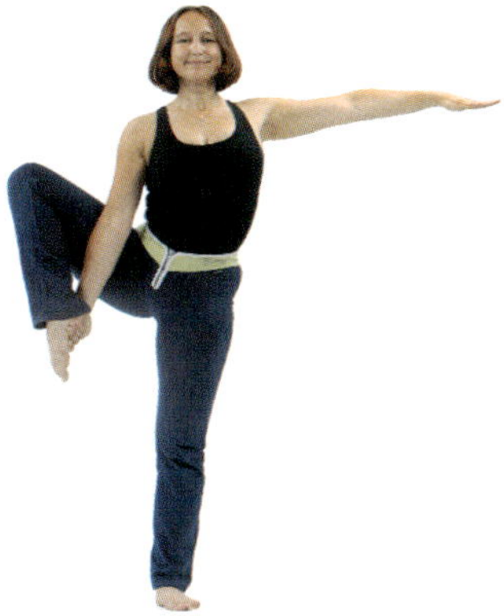

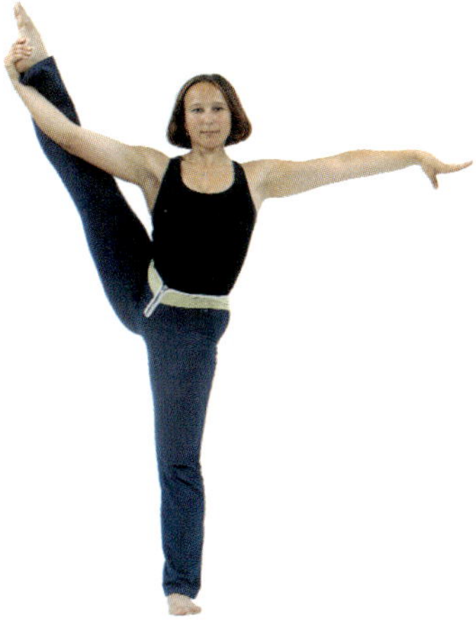

En équilibre sur le pied gauche, enrober de la main droite le talon droit, genou droit fléchi et élevé. Se servir du bras gauche pour s'équilibrer.

Tendre lentement la jambe droite vers le haut et sur le côté.

Mêmes consignes en inversant la position des jambes et des bras.

- *SUPTA PADANGUSTHÂSANA*

***Supta* : étendu sur le dos ; *pada* : pied ; *angustha* : gros orteil.**

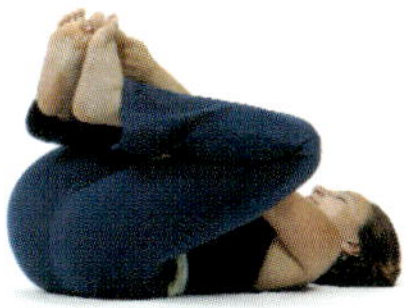

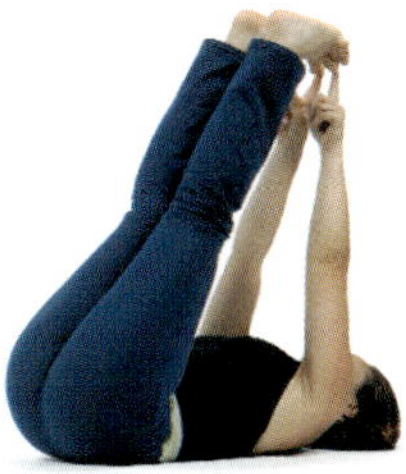

Allongé sur le dos, crocheter les gros orteils, genoux fléchis, cuisses sur le ventre. En expirant, tendre lentement les jambes.

Garder le bas du dos et l'arrière de la tête le plus possible plaqués au sol.

- *UTKÂSANA*

Utkata **: puissant, féroce.**

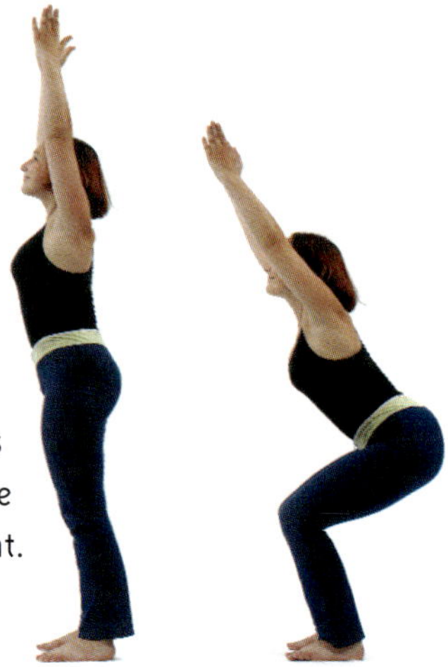

Debout, bras étirés de chaque côté des oreilles, dos droit, pieds légèrement écartés.
Fléchir les genoux, en conservant les bras étirés de chaque côté des oreilles, dans le prolongement du tronc incliné vers l'avant.

- *VIRABHADRÂSANA*

Virabha **: héros puissant, guerrier.**

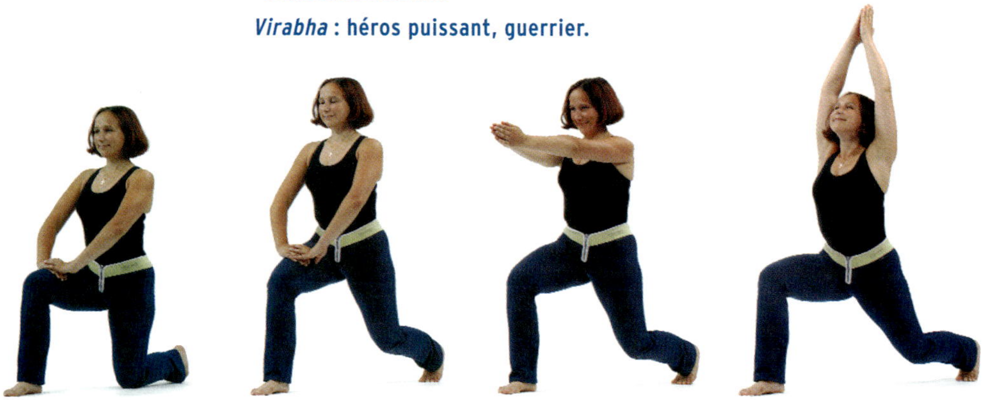

Posture que l'on retrouve dans « la salutation au soleil » (page 185).
Se placer en fente : genou gauche au sol, pied droit devant, à plat sur le sol (genou droit à l'aplomb des orteils droits).
Les mains posées sur le genou droit, décoller le genou gauche du sol, orteils gauches en flexion. Les épaules sont basses, détendues.
En conservant la fente (sauf si l'intensité de la contraction musculaire des membres inférieurs est trop importante et, dans ce cas, reposer le genou gauche sur le sol), pointer les paumes jointes loin vers l'avant, puis vers le haut et l'arrière, bras très étirés, menton vers le haut.
Mêmes consignes en inversant la position des jambes.

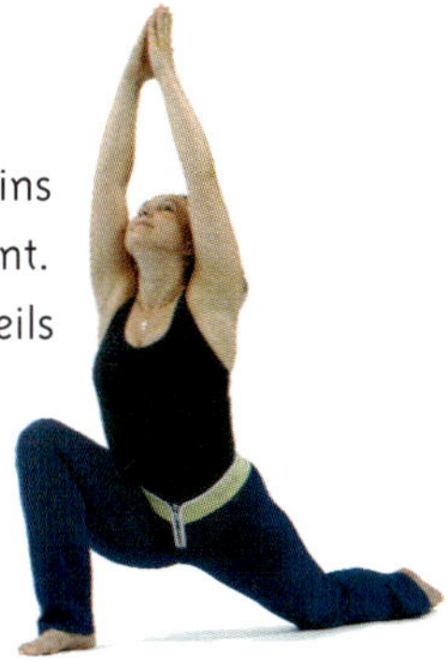

Les consignes pour le tronc, les bras et les mains restent les mêmes que celles décrites précédemment. Faire glisser le genou gauche loin vers l'arrière, orteils gauches en extension, en conservant le genou droit à l'aplomb des orteils droits.
Mêmes consignes en inversant la position des jambes.

- *STHIRATÂSANA*
Sthira **: ferme, solide, calme ;** ***sthiratâ*** **: stabilité.**

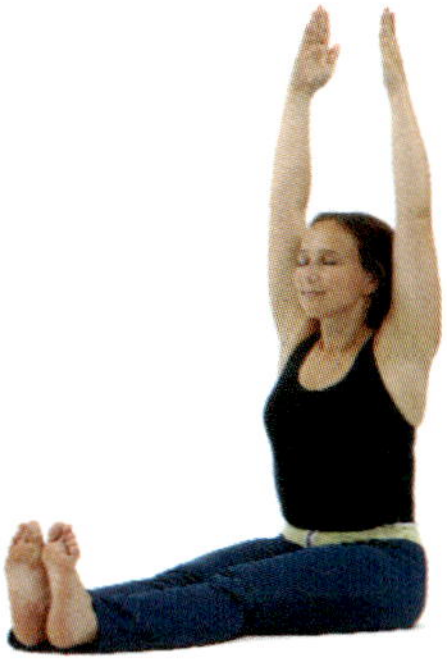

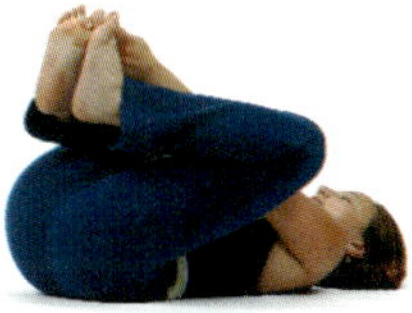

En position assise, tronc légèrement incliné vers l'avant, tendre les bras de chaque côté des oreilles, dos droit. Les jambes sont également tendues, les orteils en extension.
Placer ensuite les poings fermés derrière la tête, coudes fléchis tirés vers l'arrière. Le menton légèrement rentré, pousser le sommet du crâne vers le haut, regard parallèle au sol.

- *AKARNA DHANURÂSANA*
Karna **: oreille ;** ***a*** **: préfixe exprimant la proximité ;** ***dhanura*** **: arc.**

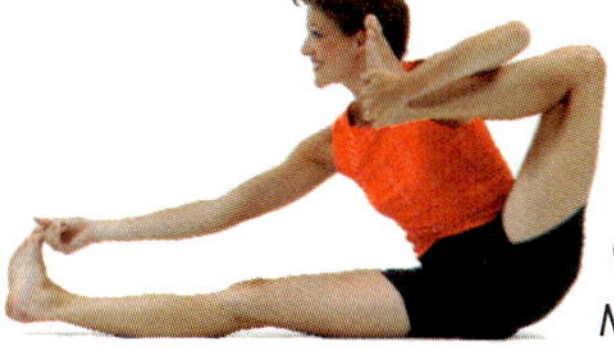

En position assise sur le sol, jambe droite allongée, gros orteil droit crocheté. Le talon gauche enrobé de la main gauche, tracter le pied gauche en direction de l'oreille gauche, coude et genou gauches fléchis.
Mêmes consignes en inversant la position des jambes et des bras.

- *CATURANGA DANDÂSANA* (en statique)
***Catur* : quatre ; *anga* : membre ; *danda* : bâton.**

- *NAKRASANA* (en dynamique)
***Nakra* : crocodile**

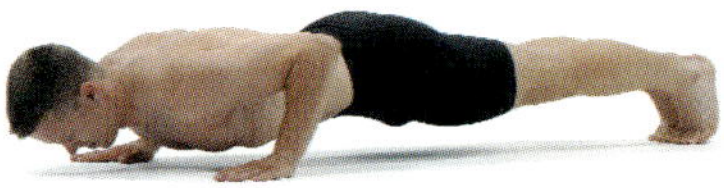

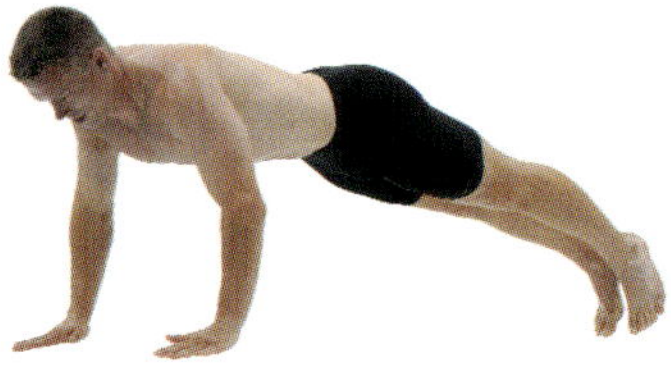

Coudes fléchis, en appui sur les paumes placées au niveau des épaules et les orteils en flexion.

Le cou, le tronc, le bassin et les jambes sont alignés.

Rester plusieurs respirations dans la posture, puis se relaxer sur le ventre en respirant normalement.

En phase dynamique, il s'agit de faire des bonds en avançant comme le fait le crocodile bondissant sur sa proie. En expirant, pousser fortement sur les paumes et les orteils en conservant toujours le corps raide comme un bâton.

Réaliser quatre ou cinq bonds puis se relaxer.

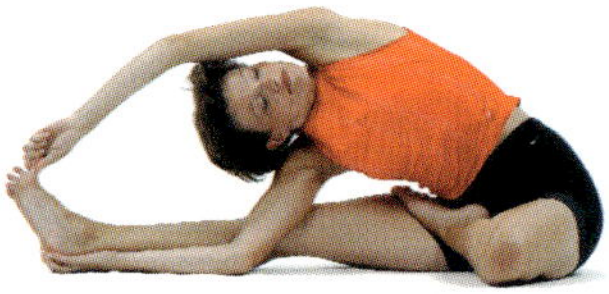

- *PARIVRTTA JANU SIRSÂSANA*
***Parivrtta* : tourné autour ; *janu* : genou ; *sirsa* : tête.**

Progression pédagogique

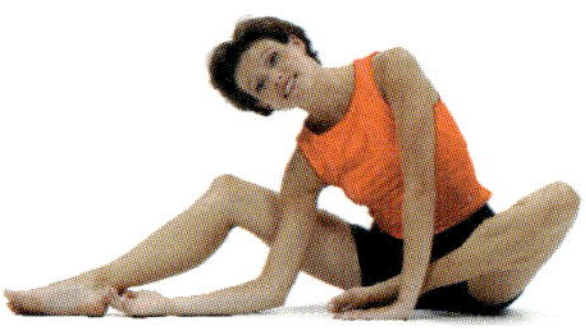

ou

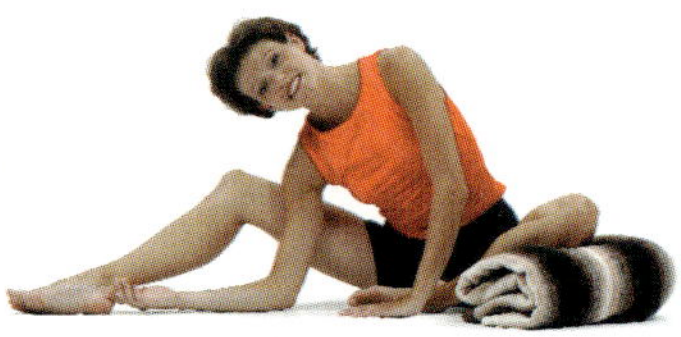

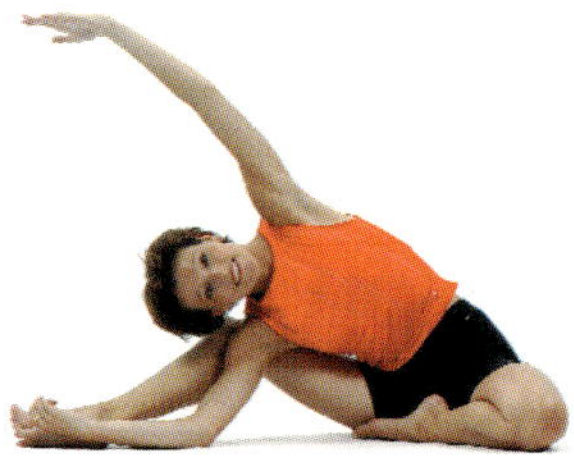

Genou gauche fléchi, talon proche du périnée (ne pas hésiter, pour plus de confort, à placer un coussin ou une couverture pliée sous le genou).

S'incliner vers la droite, coude droit sur (ou vers) le sol, main droite vers la cheville droite, genou droit fléchi.
Pour étirer le gril costal gauche (ainsi que le grand dorsal et les obliques), incliner davantage le tronc vers le sol tout en plaçant le bras gauche au-dessus de la tête.

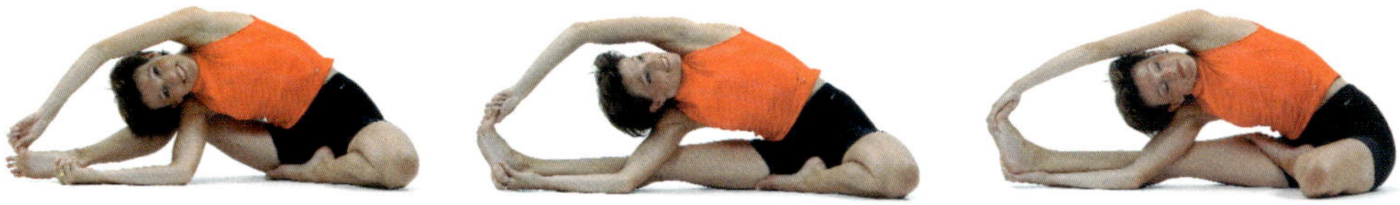

Pour étirer les ischios de la jambe droite, la tendre. Pour un étirement plus intense, tirer avec la main gauche les orteils droits en flexion.
Accentuer la rotation du tronc, main droite derrière le talon droit.
Ouvrir le gril costal en inspirant. S'étirer en expirant.
Le cou est en rotation, regard vers le haut et vers la gauche. Possibilité d'installer la jambe gauche en demi-lotus (voir page 200).
Mêmes consignes de l'autre côté en inversant toutes les positions.

- *PARSVATTANÂSANA*
***Parsva* : côté , flanc ; *uttana* : étirement intense.**

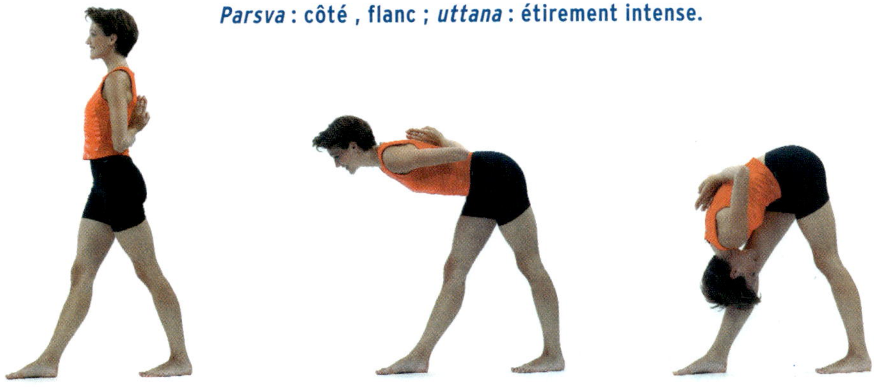

Debout, pieds l'un devant l'autre, bien écartés. Coudes fléchis, les mains sont placées en « prière » entre les omoplates (paumes jointes, doigts pointés vers la tête).
En expirant, incliner le tronc, en gardant les jambes tendues.

Puis amener le ventre vers la cuisse avant, la poitrine vers le genou, et terminer par une flexion du cou.
Maintenir la posture quelques respirations, puis dérouler lentement le corps, genoux fléchis si nécessaire.
Mêmes consignes en inversant la position des pieds.

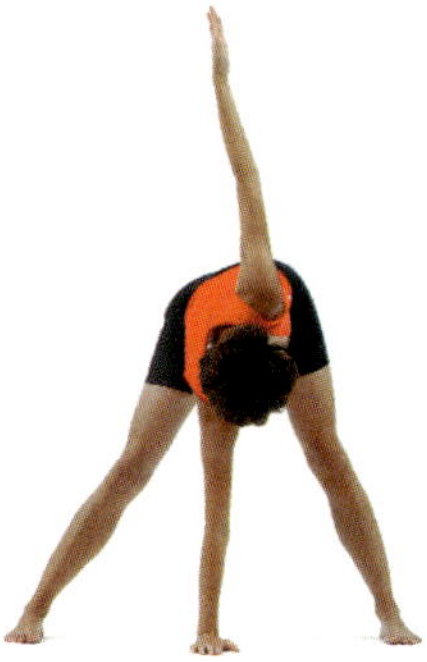

- *PARIVRTTA TRIKONÂSANA* (triangle en torsion)
***Parivrtta* : tourner autour ; *trikona* : triangle.**

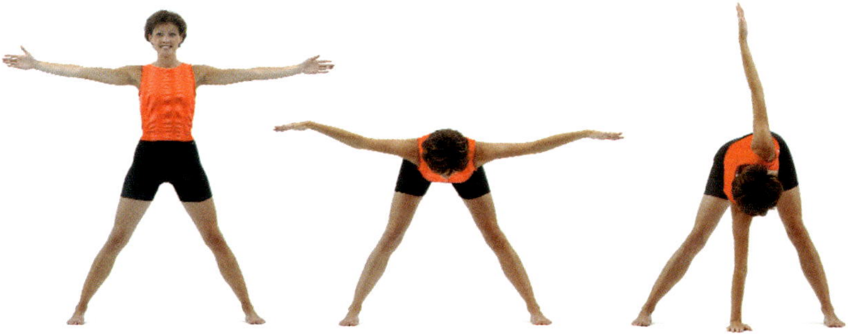

La position initiale est toujours la même : pieds largement écartés, bras tendus perpendiculaires au tronc étiré.
Incliner le buste, puis le placer en rotation une main au sol, à égale distance des deux pieds, et une main vers le haut, bras toujours tendu. Le regard est dirigé vers le haut.

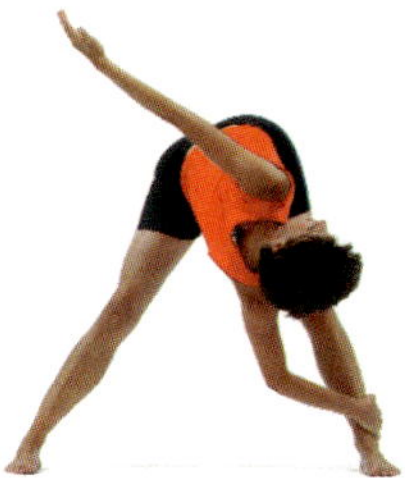

Augmenter l'étirement (grand pectoral et biceps brachial) en laissant aller vers l'arrière le bras du dessus. La traction de la cheville par la main opposée peut servir de point fixe pour un travail dynamique, actif.
Mêmes consignes en inversant les positions.

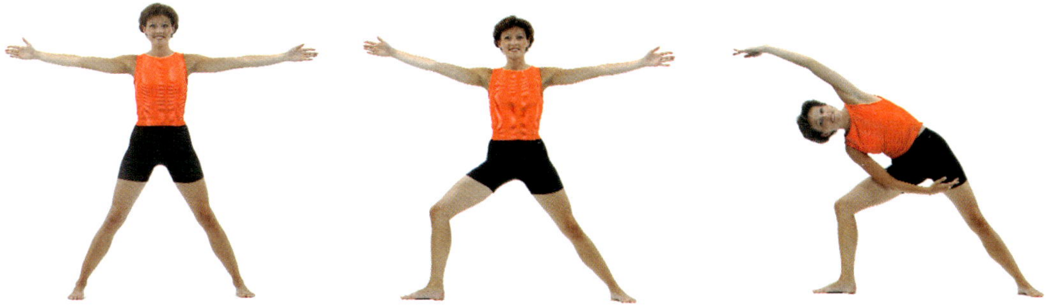

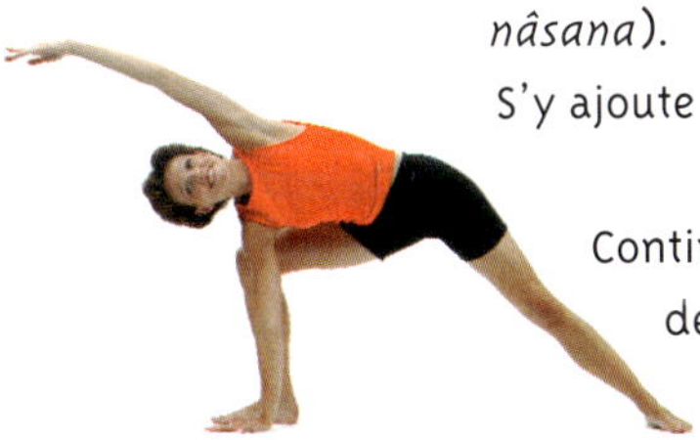

Les consignes sont les mêmes que celles proposées page 132. (*trikonâsana*).
S'y ajoute une fente à droite, puis à gauche.

Continuer l'étirement du gril costal et le renforcement musculaire des membres inférieurs en venant poser la paume sur le sol, près du pied de la jambe pliée.

Continuer d'expérimenter les différentes postures telles que les montrent les photographies. Selon les positions, l'intensité des étirements et du renforcement musculaire variera.
Conserver l'aisance dans la pratique et la respiration fluide.

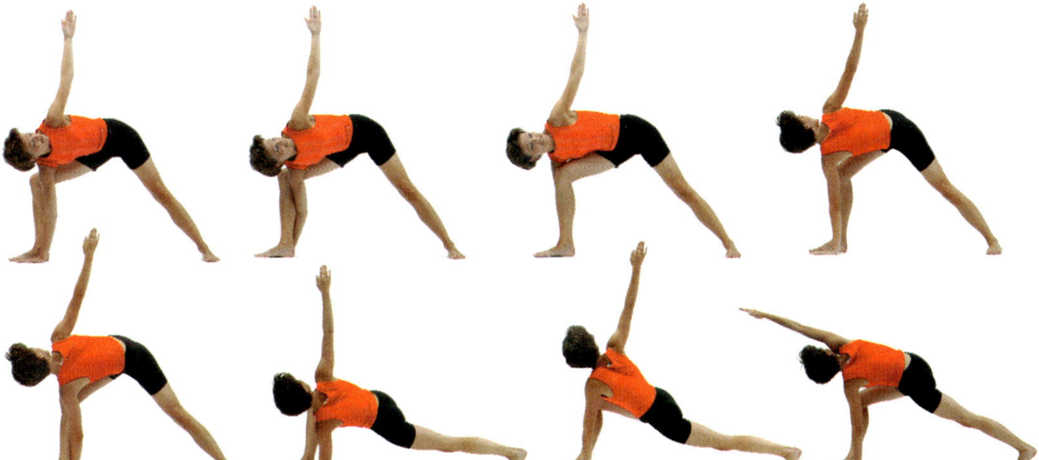

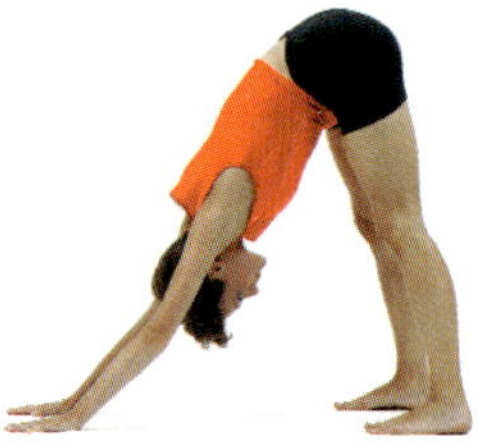

- *ADHO MUKTA SVANÂSANA*

Posture que l'on retrouve dans « la salutation au soleil », page 188.

Progression pédagogique

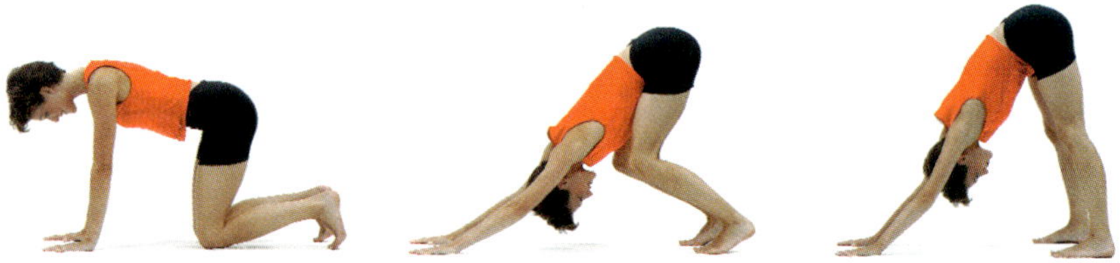

En position quadrupédique, orteils en flexion, cuisses et bras perpendiculaires au sol, dos plat, nuque dans son prolongement.
Les genoux fléchis, pousser les fesses vers le haut et vers l'arrière, amener le ventre vers les cuisses et la tête vers les genoux, les bras étant tendus.
Une fois l'étirement du dos réalisé, tendre les jambes en poussant les talons vers le sol (pieds écartés de la largeur des hanches).

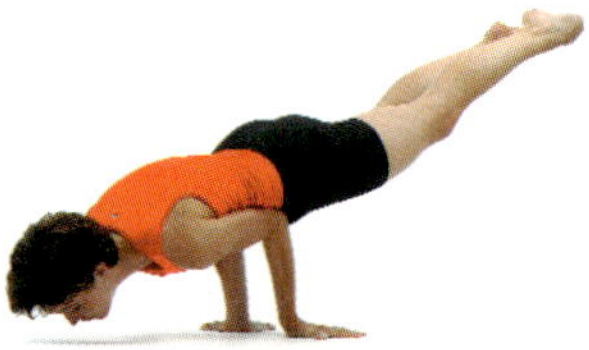

- *MAYURÂSANA*

***Mayura* : paon.**

(Avec les jambes en lotus, la posture se nomme *lolâsana*, posture du crabe).

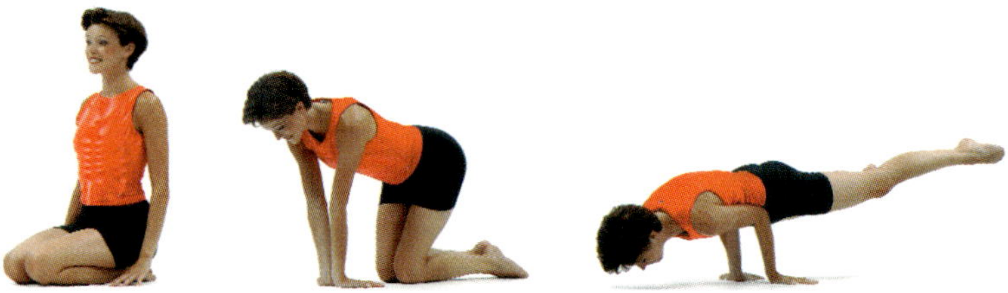

Agenouillé, placer les paumes au sol, doigts pointés vers les genoux.
Incliner le buste et placer la région abdominale contre les coudes (joints si possible et les poignets en contact).

Soulever les jambes, genoux joints, après avoir déplacé le centre de gravité vers l'avant.

Posture du paon sur un seul coude, jambes largement écartées.

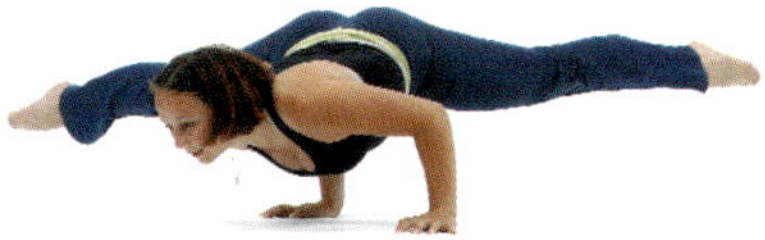

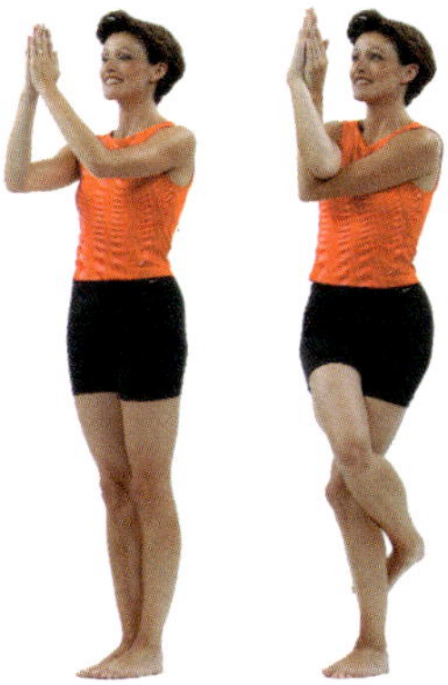

- *GARUDÂSANA*
***Garuda* : aigle.**

Pieds joints, les mains en prière au niveau du regard, croiser la cuisse droite par-dessus la cuisse gauche et le pied droit derrière le mollet gauche.
Croiser le bras gauche sous le bras droit, puis amener la paume gauche sur la paume droite.
Conserver cette posture d'équilibre pendant plusieurs respirations.
Revenir dans la position initiale, puis réaliser les mêmes consignes en inversant les croisements décrits précédemment.

- *ANANTÂSANA* (ou *vishnuâsana*)
***Ananta* est l'un des noms de *Vishnu*, divinité hindouiste.**

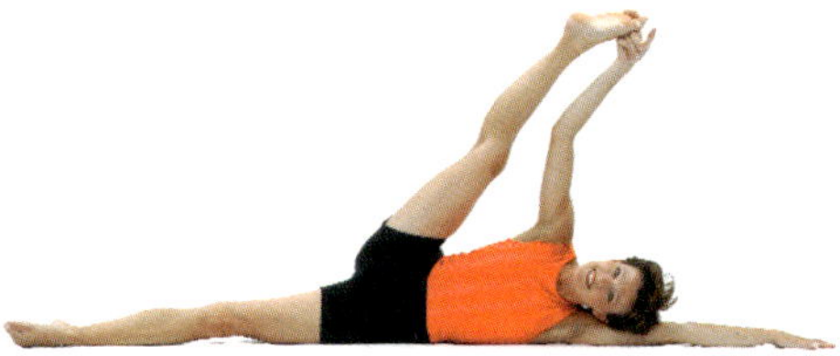

ou

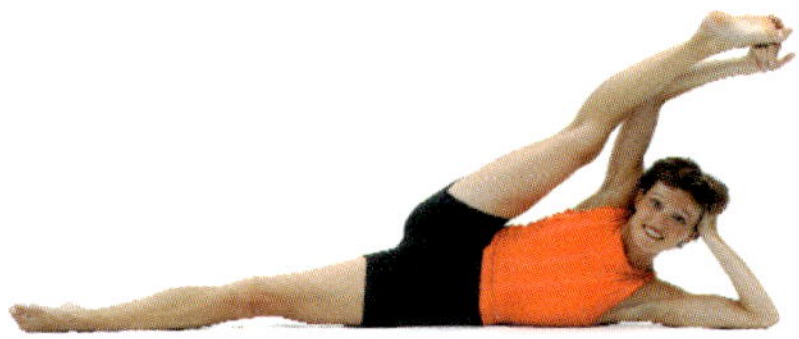

Allongé sur le flanc gauche, bras, flanc et jambe gauches bien alignés.
De la main droite, crocheter le gros orteil droit, genou droit fléchi.
Tendre la jambe droite et la rapprocher du flanc droit.
La tête peut être en appui sur la paume gauche, coude gauche fléchi.
Rester plusieurs respirations dans la posture, puis mêmes consignes de l'autre côté en inversant les positions des bras et des jambes.

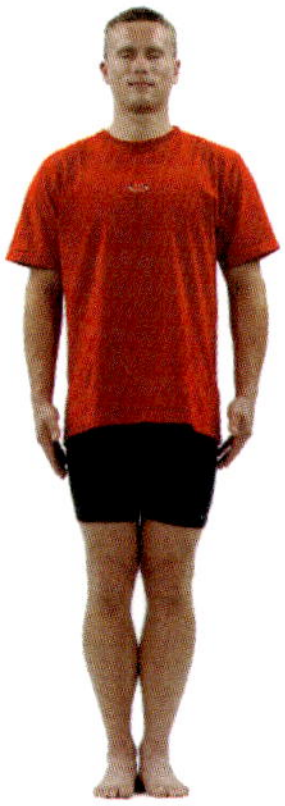

- *SAMASTHITI* (ou *TADÂSANA*)

***Sama* : vertical, droit, impassible ; *sthiti* : stabilité, immobilité ; *tada* : montagne.**

Samasthiti et *tadâsana* indiquent une posture debout dans laquelle l'être humain est bien installé sur ses pieds, le corps d'aplomb, immobile, sans tension ; position qui respecte la forme normale de la colonne vertébrale.

Afin de trouver son aplomb, il faut reprendre les exercices que font involontairement les enfants : lors de leurs premiers pas, ils oscillent d'avant en arrière afin de trouver le point de juste équilibre. Grâce à cet exercice, on prend conscience de la voûte plantaire en portant d'abord tout le poids du corps sur les orteils, puis sur les talons. On pousse le sommet du crâne vers le ciel afin de bien étirer la colonne vertébrale.

Il est absolument essentiel de bien maîtriser l'art de se tenir debout. Beaucoup de personnes, lorsqu'elles sont dans cette position typique de l'être humain, portent tout le poids du corps sur une seule jambe ou trop sur les talons, tiennent leur dos voûté...

Ainsi, *samasthiti* équilibre-t-elle l'ensemble du corps et permet une prise de conscience globale très rapide et à tout moment de la journée. Elle n'entraîne aucune fatigue anormale de la colonne vertébrale, mais, par contre, induit automatiquement une attitude psychologique positive et une libre circulation de l'énergie. Le regard étant placé correctement, il ne peut s'ensuivre qu'une juste vision du monde. Les pieds sont correctement « plantés » et ainsi tout l'édifice du corps est correctement disposé jusqu'au sommet du crâne ; n'importe quel maçon procédera de cette façon s'il veut une maison solide et bien construite, pouvant faire face ainsi aux intempéries et au poids des années.

Deux variantes de la posture précédente

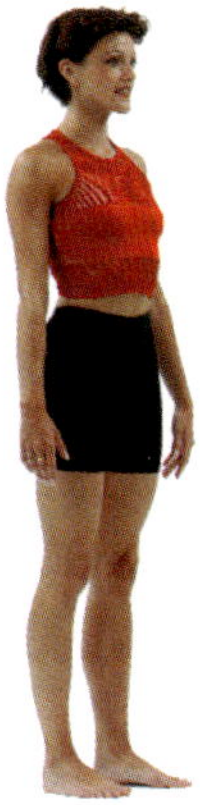
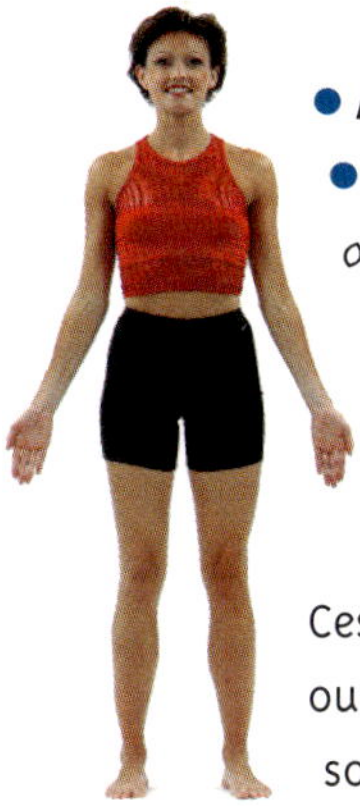

- *Les pieds sont parallèles, écartés de la largeur des hanches.*
- *Les bras sont détendus le long du tronc ou légèrement en oblique par rapport au buste, paumes tournées vers l'avant.*

Quelle que soit la position, le dos est étiré, cou dans son prolongement, regard parallèle au sol.

Ces positions sont à vivre le plus souvent possible (les yeux ouverts ou les paupières closes) : parcourir mentalement l'ensemble de son corps, « sentir » de l'intérieur son « véhicule corporel »...

J - *L'AIDE POSSIBLE D'UN PARTENAIRE – YOGA À DEUX*

Généralement, dans la plupart des cours, le yoga se pratique seul. Or, il existe de nombreuses postures pour lesquelles l'intervention d'un(e) partenaire s'avère très bénéfique pour de nombreuses raisons :

- C'est d'abord, pour la personne à qui on fait vivre l'étirement, la possibilité de se relâcher complètement ; elle devient encore plus disponible mentalement pour observer l'endroit exact des crispations, des tensions, des « nœuds ». Ainsi l'appareil locomoteur dans son ensemble peut-il conserver ou retrouver toutes ses possibilités fonctionnelles.

- C'est l'occasion pour la personne qui manipule d'observer le fonctionnement d'un corps durant une posture.

- Cette personne apprend également, au cours de la pratique, à se mettre véritablement à l'écoute de l'autre et à doser l'exercice effectué : si elle ne place pas correctement son partenaire dans la posture indiquée, il (elle) ne sentira rien et il n'y aura pratiquement aucune action sur les parties du corps qui auraient dû être sollicitées ; si, au contraire, elle force la posture, cela sera désagréable pour le (la) partenaire et risque même de créer des tensions supplémentaires ! Ce sera donc à force de pratiquer ce yoga à deux que la douceur dans la manipulation pourra être liée à la fermeté pour effectuer le travail demandé (notion de sukha/sthira).

- La personne qui manipule doit donc faire très attention à ce qu'elle fait et doit travailler en harmonie avec la respiration du partenaire : ce qui est une forme de travail de concentration.

- Le yoga à deux permet un contact direct entre « les corps d'énergie », mais aussi et surtout entre « les corps physiques », cela entraînant une communication différente (ni verbale, ni visuelle), peut-être plus vraie, plus sincère bien que moins usitée.

- La confiance en soi, une lutte contre certaines peurs s'installent progressivement : « Suis-je capable de réaliser tel ou tel exercice ? Vais-je pouvoir m'abandonner entre les mains de cette personne que je ne connais pas ? », etc.

- Ce « travail » est une occasion unique de découvrir qu'il est assez simple d'apporter du bien-être à l'autre, éventuellement de soulager, et d'utiliser au maximum ses potentialités.

- Sur un plan pédagogique, c'est l'apprentissage d'une certaine forme d'autonomie dans la pratique : ainsi des couples peuvent pratiquer ensemble et se corriger mutuellement.

- C'est l'occasion offerte aux élèves de vraiment participer à la séance : le professeur n'est plus le seul à observer la verticalité d'un dos, le placement d'une jambe... et un véritable travail en commun peut ainsi se mettre en place. Les échanges n'en sont que plus fructueux, plus chaleureux.

YOGA A DEUX : EXERCICES

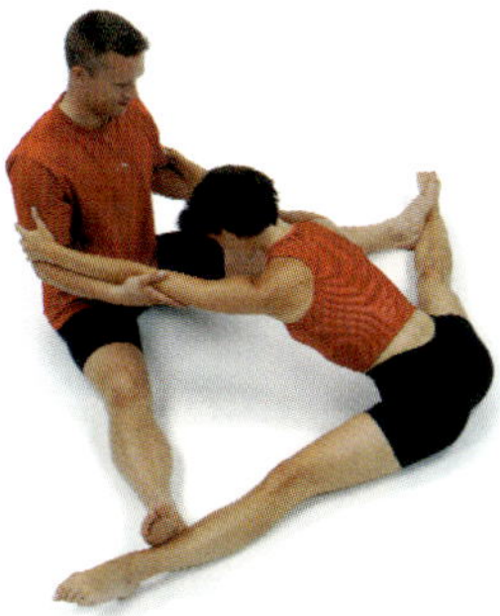

Installé dans cette position, le partenaire maintient par ses pieds l'écartement des jambes d'Isabelle. Celle-ci réalise des antéversions et des rétroversions du bassin.

Le partenaire accompagne le mouvement en réalisant une légère traction (mains au-dessus des coudes).

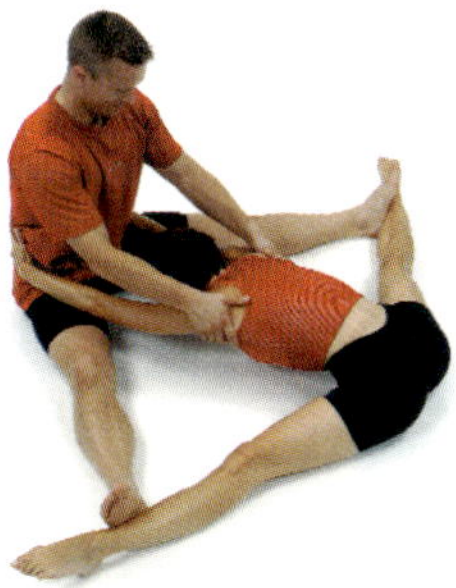

En fonction des possibilités, dos droit, continuer d'incliner le tronc (nombril vers le sol et non pas le front).

Le partenaire continue d'accompagner le mouvement en exerçant une traction légère, mains au niveau des aisselles.

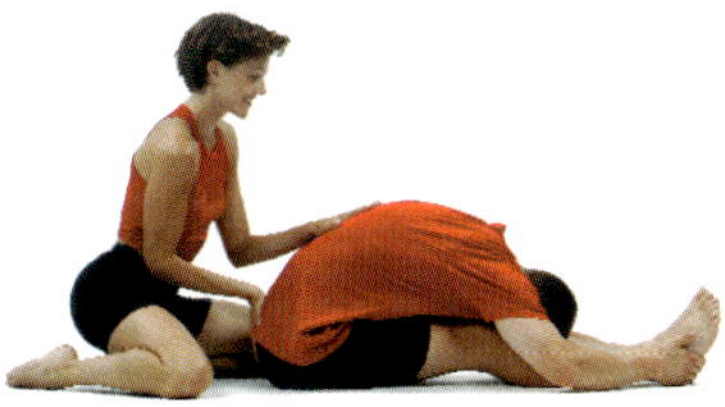

Gurvan, installé en *paschimatânâsana* (voir consignes page 110), Isabelle pose la paume droite (doigts dirigés vers le sol) en bas de sa colonne vertébrale. Sa main gauche (doigts dirigés vers la tête) est posée au milieu de la colonne vertébrale.

Sur les expirations de Gurvan, Isabelle va accompagner l'étirement du rachis en flexion en exerçant une poussée très légère, discrète, des deux mains du bas vers le haut de la colonne.

Il s'agit plus de favoriser la perception des sensations par Gurvan que d'intensifier la flexion.

Rester dans la posture tant que l'aisance le permet.

YOGA A DEUX : EXERCICES

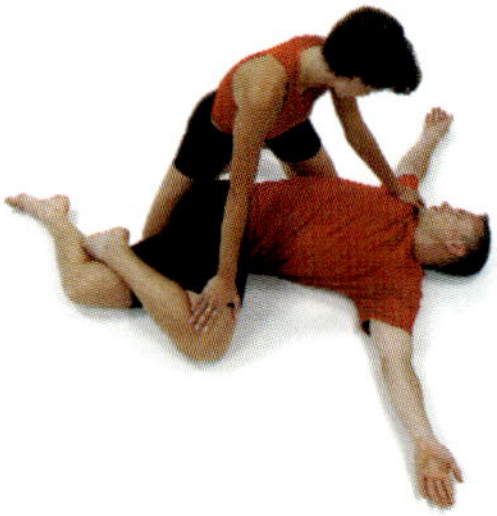

Gurvan s'est installé dans l'une des deux postures présentées par ces photos, en suivant les consignes proposées page 136. (*supta parivrittâsana*).

Isabelle accompagne l'étirement de la chaîne latéro-postérieure d'un côté puis de l'autre, en exerçant une pression légère sur la cuisse et sur le bras (lorsque Gurvan expire).

Huit à douze respirations de chaque côté.

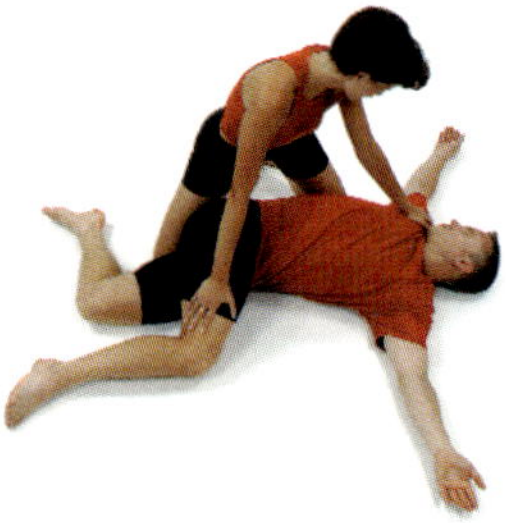

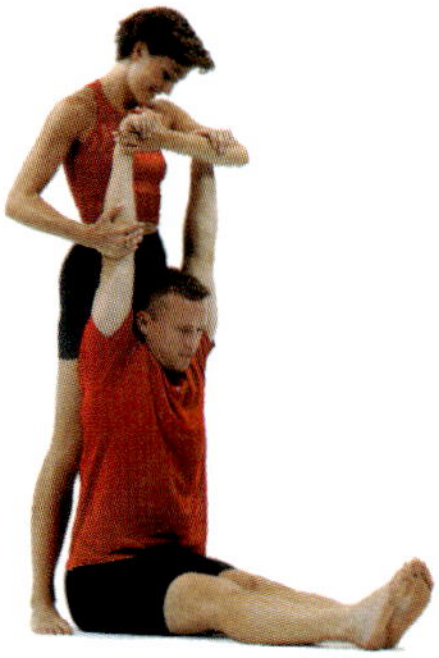

Assis sur le sol, jambes allongées (ou légèrement pliées ou en tailleur), Gurvan se suspend à l'avant-bras d'Isabelle.

Cou fléchi, Gurvan respire profondément tout en détendant les épaules.

Rester dans la posture tant que l'aisance le permet.

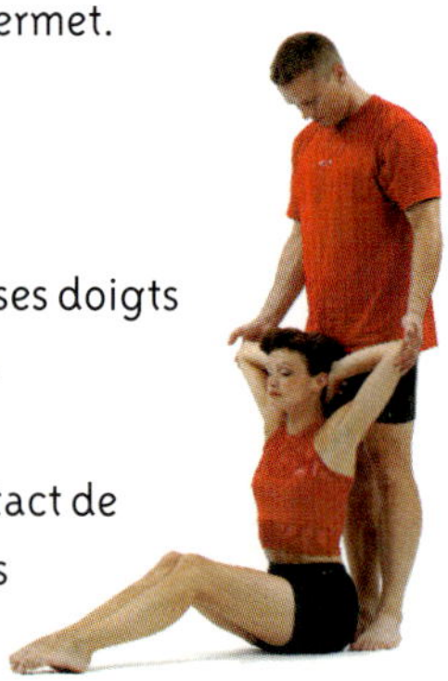

Assise sur le sol, genoux fléchis, Isabelle croise ses doigts derrière sa tête et tire ses coudes vers l'arrière.

Gurvan maintient le dos d'Isabelle grâce au contact de ses genoux et grâce à ses mains placées sous ses coudes.

YOGA A DEUX : EXERCICES

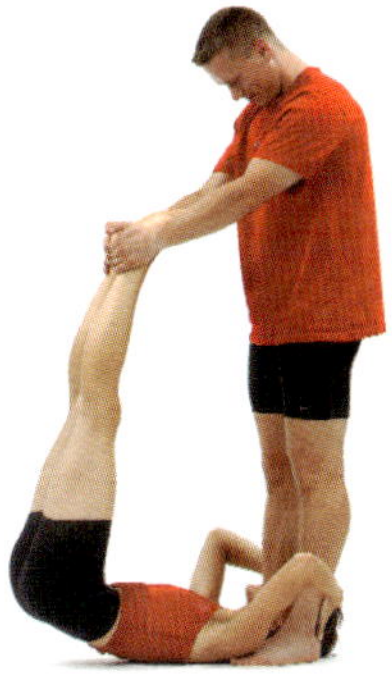

Dans cette position, Gurvan ayant saisi les talons d'Isabelle, celle-ci peut avoir ses fessiers et son bas du dos en suspension. Elle peut mobiliser son bassin dans tous les sens et laisser se réaliser les étirements en abandonnant son bassin à la pesanteur.

Isabelle soutient Gurvan en le maintenant par les jambes, avant-bras dans les creux poplités et coudes posés sur ses genoux.

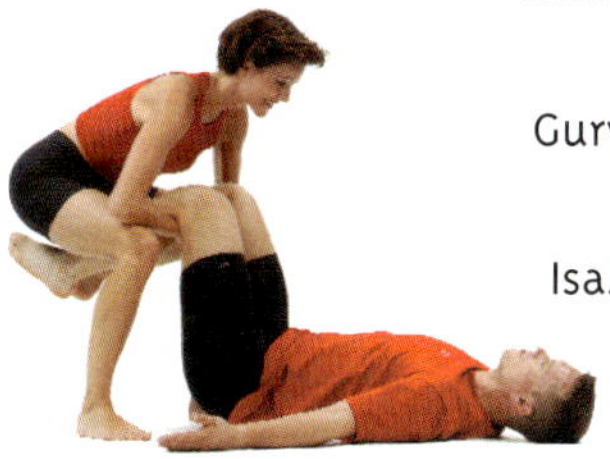

Gurvan apprécie le relâchement du bassin sur les expirations.

Isabelle peut aussi organiser des petits mouvements de balancier de droite et de gauche, et même d'antéversion et de rétroversion du bassin.

Gurvan est allongé sur le dos, cuisses sur le ventre, bras détendus.

Isabelle, agenouillée, place ses mains sur les genoux de Gurvan et son ventre sur ses plantes de pied.

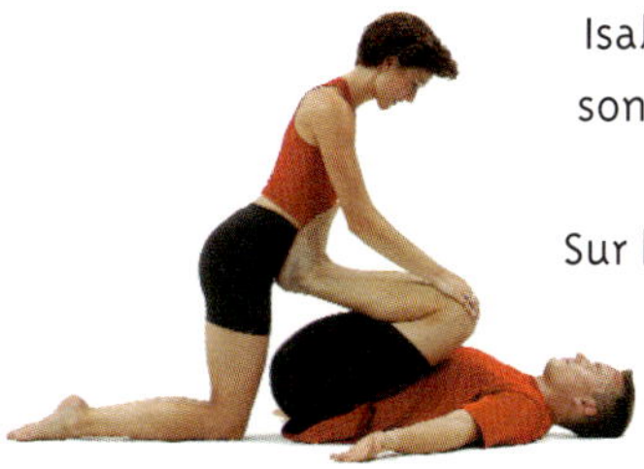

Sur les expirations de Gurvan, elle se laisse aller vers l'avant.

Gurvan peut apprécier l'étirement des fessiers et la détente du bas de son dos.

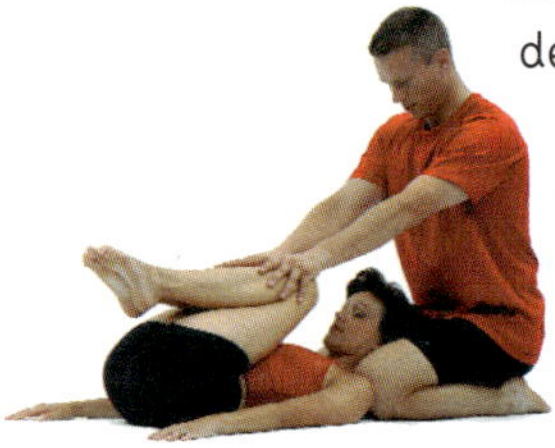

Isabelle installe confortablement son cou sur les genoux fléchis et joints de Gurvan.

Gurvan, les mains posées sur les genoux d'Isabelle, rapproche ses cuisses de son ventre sur ses expirations.

Rester dans cet étirement confortable une dizaine de respirations.

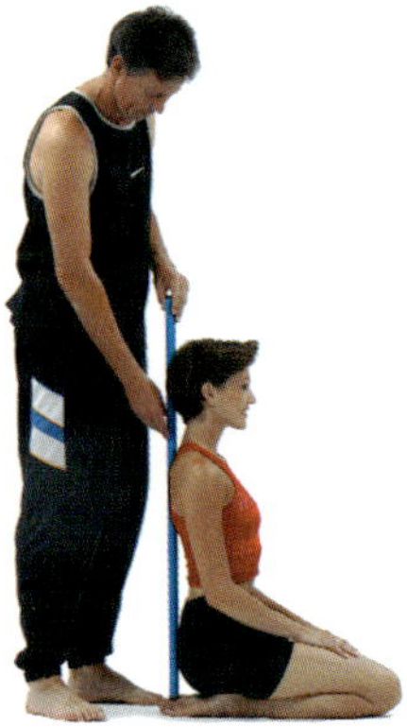

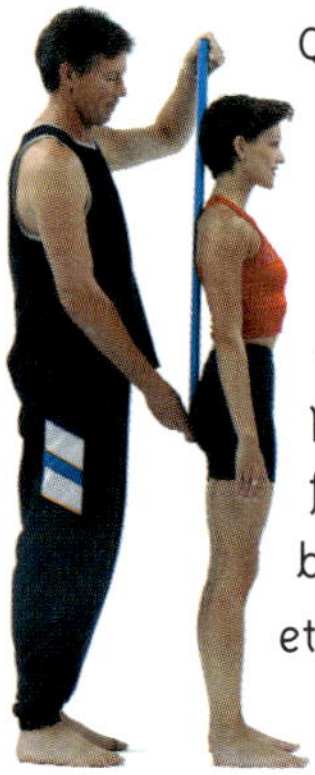

Que ce soit en position agenouillée, en lotus, en demi-lotus ou debout, il est très important d'avoir un dos droit, bien étiré, cou dans son prolongement.

À l'aide d'un bâton (ou d'un manche à balai), on peut aider un partenaire à mieux se positionner : il faut rechercher un maximum de contacts entre le bâton, perpendiculaire au sol, placé derrière son dos et les régions constituant la face postérieure du corps (occiput, dos, fessier).

Ce contact permet un autoagrandissement et donc une diminution des courbures cervicales et lombaires excessives.

K - L'AIDE POSSIBLE D'UNE CHAISE

Le yoga sur une chaise peut intéresser au moins trois catégories de personnes :

- *Les personnes à mobilité réduite qui, malgré un handicap temporaire ou permanent, souhaitent continuer la pratique du yoga ;*
- *celles qui, ayant conscience des bienfaits de cette discipline, profitent de leur temps de pause au travail pour vivre des « mini-séances éclair ». Elles savent pertinemment que ce ne sont pas le café et la cigarette qui vont leur permettre de décompresser et d'être plus efficaces ! Quelques postures, des exercices de prânâyâma, des*

exercices de concentration, voire même un temps de méditation, pendant un temps même très court, peuvent suffire à stimuler le système nerveux afin d'être plus dynamique, plus vigilant ;

- *les enseignants qui souhaitent utiliser cette discipline millénaire pour la mettre au service des futures générations : apprendre à se concentrer et à se relaxer devraient être les fondamentaux de tout enseignement, qu'il soit du domaine cognitif ou corporel. En effet, se « calmer » et « faire attention » ne sont pas des qualités innées chez les enfants. L'introduction du yoga à l'école ne peut que faciliter les apprentissages et agir positivement sur le comportement.*

LE YOGA SUR UNE CHAISE

Présentation des postures (enchaînement pour une mini-séance)

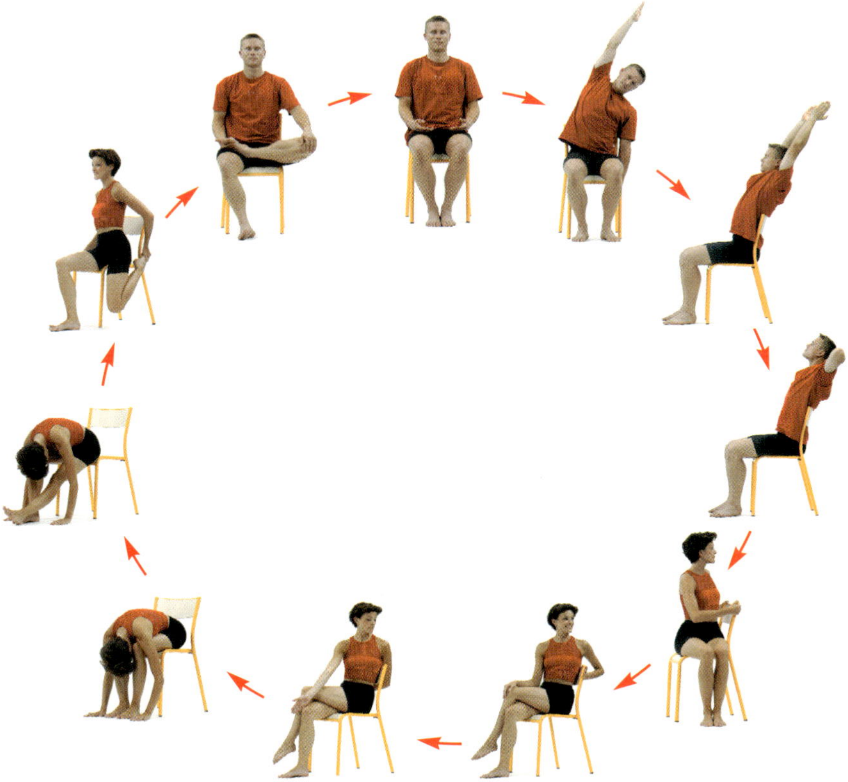

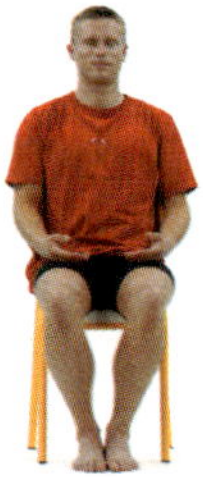

Dos droit, les fesses bien calées sur la chaise, pieds à plat sur le sol. Épaules basses, bras détendus, dos des mains sur les cuisses.

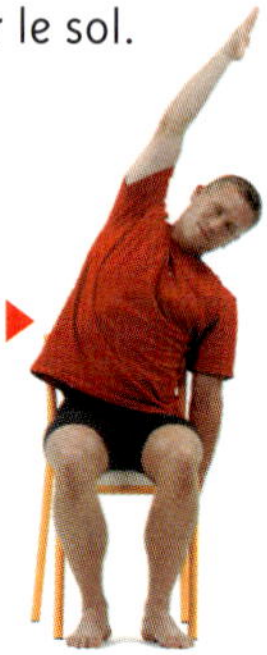

En inspirant, étirer le bras droit vers le haut. En expirant, placer le tronc en inclinaison latérale vers la gauche. 8 à 12 respirations d'un côté puis de l'autre.

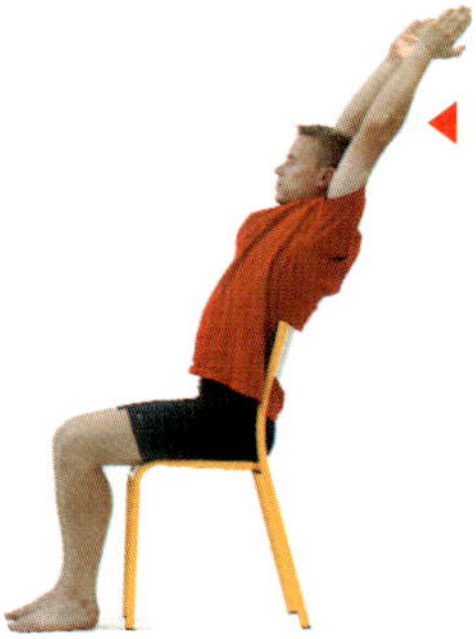

En inspirant, placer les bras de chaque côté des oreilles, doigts pointés vers le haut.
En expirant, caler le dos contre le dossier de la chaise tout en poussant les doigts légèrement vers le haut et les bras vers l'arrière. Rester dans la position 8 à 10 respirations en favorisant le mouvement ascendant de la cage thoracique. Détendre les bras et les épaules, puis s'installer dans la posture suivante.

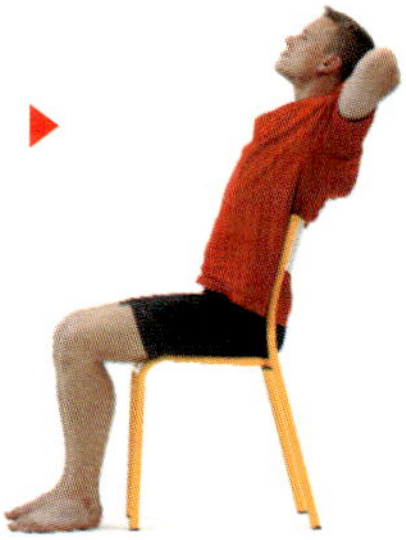

En inspirant, croiser les doigts derrière la tête. En expirant, s'installer dans une extension de tronc, menton dirigé vers le haut, coudes tirés vers l'arrière. 6 à 10 respirations dans la posture. Après avoir quitté la posture, détendre le cou et les épaules.

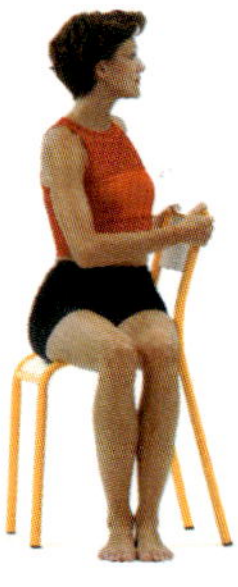

S'installer sur la chaise de façon à avoir le flanc gauche perpendiculaire au dossier. Placer les deux mains écartées de la largeur des épaules sur le dossier de la chaise.
En expirant, s'autoagrandir (redresser le dos, cou dans son prolongement, épaules basses et détendues).
En inspirant, installer le tronc en rotation, tête et regard tournés vers la gauche. 8 à 12 respirations d'un côté puis de l'autre.
Le bassin et les pieds restent fixes pendant toute la durée de ces mises en situation.

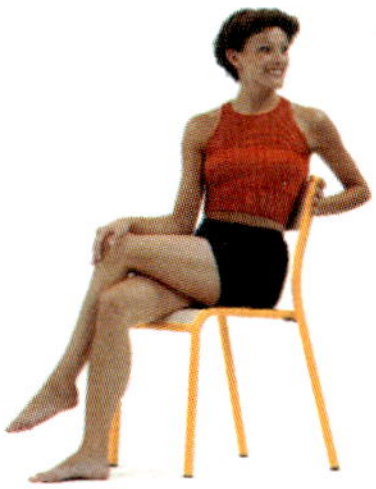

Comme dans le chapitre « Les postures en rotation » page 135, il est possible d'installer le tronc en rotation avec les jambes croisées.
La main placée derrière saisit le dossier (coude fléchi, épaules basses) afin d'augmenter la rotation.
Les consignes sont les mêmes que pour la posture précédente.

Placer le dos de la main ou le poignet (selon la longueur des bras) à l'extérieur du genou.
Sur les expirations, en même temps que l'autoagrandissement, pousser le genou vers l'intérieur (étirement des fessiers et des tenseurs du fascia lata).
8 à 12 respirations calmes et profondes d'un côté puis de l'autre (en inversant toutes les positions).

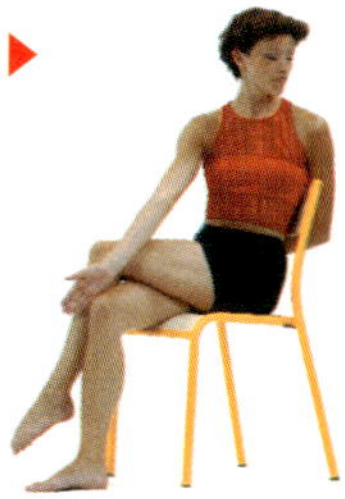

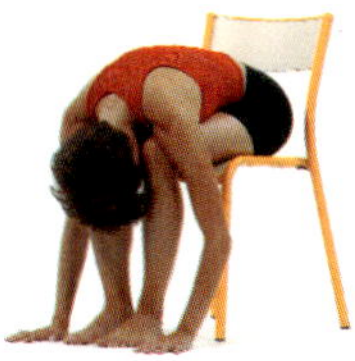

Fléchir le cou puis le haut du dos sur des expirations. Continuer la flexion du tronc de façon à poser le ventre sur les cuisses.
Rester dans la posture plusieurs respirations, aussi longtemps que l'aisance le permet.
Relâcher le cou, les épaules. Décontracter les bras.
Pour quitter la posture, se redresser lentement en déroulant le tronc.

Suivre les mêmes indications que précédemment, excepté qu'avant de fléchir le tronc et le cou, une jambe aura été tendue, talon sur le sol, orteils plus ou moins dirigés vers le visage, selon l'intensité souhaitée de l'étirement des ischio-jambiers (muscles postérieurs des cuisses) et des mollets. Mêmes consignes pour l'autre jambe.

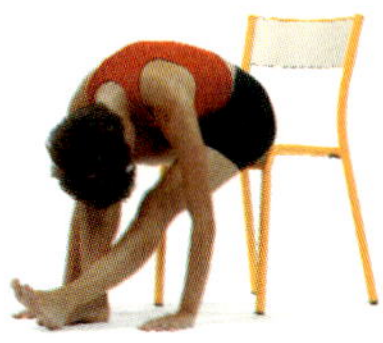

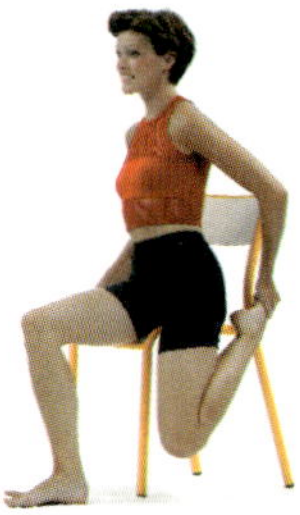

S'installer sur la chaise une fesse dans le vide de façon à pouvoir saisir la cheville ou le dessus du pied (selon les possibilités), genou fléchi. Rapprocher le talon de la fesse selon l'intensité souhaitée de l'étirement des quadriceps.
8 à 12 respirations dans la posture, épaules basses, détendues, dos droit.
Mêmes consignes pour l'autre cuisse.

S'installer en demi-lotus en suivant les indications données page 200.
8 à 12 respirations pour une jambe puis pour l'autre.

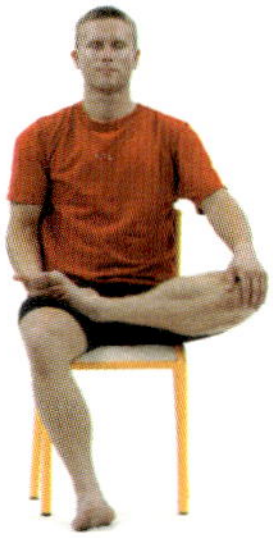

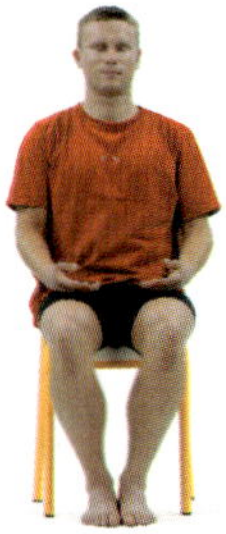

Retrouver la position initiale.
Les yeux fermés, se mettre à l'écoute des sensations perçues suite au vécu de ces différentes postures.
Rester plusieurs respirations dans cette posture également propice à la méditation.

L - *LES ENCHAÎNEMENTS*

1 - L'intérêt des enchaînements

- *Les deux enchaînements présentés dans ce manuel sollicitent la colonne vertébrale. Or, on sait qu'un rachis souple et solide peut conditionner un bon état de santé général. La mobilisation aisée de la colonne vertébrale joue un rôle prépondérant dans la liberté corporelle tant dans les actes de la vie quotidienne, professionnelle que sportive. La souplesse et le renforcement musculaire du dos diminuent fortement les risques musculaires ou ligamentaires (le mal de dos étant devenu le « mal du siècle »).*
- *L'entretien de la coordination est facilité grâce à la succession des postures. La coordination est la faculté d'organisation neuromuscu-*

laire depuis la prise d'informations, son traitement, jusqu'à la réalisation de la tâche motrice. Une fois l'enchaînement appris, on peut développer cette faculté de coordination en multipliant les consignes pour l'exécuter. Les situations se complexifient progressivement grâce à l'augmentation des contraintes de réalisation de la tâche motrice. Par exemple, la salutation au soleil pourra être exécutée plus ou moins rapidement.

- *Grâce aux enchaînements, les pratiquants sont obligés de fixer leur attention, celle-ci se définissant comme la focalisation de la perception sur ce qui est important pour une activité donnée. L'attention est la première étape de la concentration. Le mental, petit à petit, grâce à l'entraînement, est alors domestiqué et apte, à la demande, à se focaliser sur un sujet unique. Il s'agit donc d'une aide précieuse pour entrer dans un état de méditation.*
- *Une pratique régulière d'enchaînements va équilibrer le pratiquant. Cet équilibre concerne autant le mental, l'aspect émotionnel que nerveux. Le système nerveux est fortement sollicité pendant la pratique ; quant aux exercices respiratoires accompagnant les mouvements, ils vont permettre à l'adepte de domestiquer ses émotions. Celles-ci, mieux gérées, plus conscientes, ne perturberont plus le mental qui pourra alors se stabiliser.*
- *Une perception énergétique du monde nous permet de voir dans ces enchaînements une technique simple mais très efficace de revitalisation. La salutation au soleil vise directement l'éveil énergétique puisque sa pratique va harmoniser les deux énergies, la double polarité représentée symboliquement en yoga par idâ* (énergie lunaire) et pingalâ* (énergie solaire) qui s'écoulent à travers des canaux (nâdîs*). Ces deux forces s'unissent pour libérer une puissance (kundalinî*) qui, à travers la sushumnâ* (nâdî situé au centre de la moelle épinière), transporte la conscience individuelle jusqu'au royaume de la transcendance spirituelle, située au-delà du temps et de l'espace.*
- *Les enchaînements peuvent être pratiqués par tous, les consignes de réalisation pouvant être adaptées à chacun selon ses possibilités.*
- *Ils agissent sur l'ensemble de l'organisme tant au niveau de la souplesse que du renforcement musculaire.*

- *Ils peuvent être pratiqués à tout moment, en tout lieu, à l'intérieur comme à l'extérieur et sans matériel.*
- *En fonction du nombre de répétitions, de leur vitesse d'exécution, les enchaînements stimulent aussi la fonction cardio-vasculaire.*
- *Enfin, l'aspect symbolique des enchaînements, en particulier celui de la salutation au soleil, est à noter. Sûrya namaskâra (sûrya : soleil ; namaskâra : salutation) est un rituel dédié à l'astre solaire, symbole de la vie ayant un rôle dynamique, fécondateur, jamais affecté par les ténèbres puisque de retour à chaque aube nouvelle. « Cet enchaînement représente le cycle de toute une vie, depuis le non manifesté s'incarnant dans la matière, jusqu'au retour au non manifesté ayant acquis une conscience supérieure. Il symbolise ainsi la démarche du yoga » (Boris Tatzky)*[1].

Il existe plusieurs salutations au soleil enseignées dans le monde. Plus ou moins complexes, le rythme de leurs mouvements s'exécute à des vitesses variées et le nombre de répétitions diffère également. Pour André Van Lysebeth[2] « *que votre premier but soit 15 Sûrya namaskâra en cinq minutes ; après six mois, 40 en dix minutes* ». Pour Boris Tatzky : « *cet enchaînement doit être effectué sur la base de douze saluts !... et même au-delà. Cette pratique peut s'accompagner de concentrations intérieures, de répétitions de sons (mantra*). C'est seulement avec la répétition de ce cycle que nous pourrons pénétrer avec intelligence dans son symbolisme* ».

Comme dans toute chose, « *le pratiquant doit prendre en compte sa condition physique et ses limites personnelles, afin d'éviter toute fatigue inutile. Nous suggérons aux débutants de commencer par deux ou trois cycles exécutés lentement, puis au fur et à mesure que la condition physique s'améliore, d'augmenter progressivement jusqu'à douze* »[3]. Quoi qu'il en soit, la salutation au soleil peut préparer avec efficacité une séance de yoga : après plusieurs répétitions, le corps est bien étiré, assoupli, le mental est concentré et la respiration domestiquée.

[1] Enseignant de yoga, directeur d'une école de formation.
[2] *J'apprends le yoga*, Ed. Flammarion, p. 289.
[3] La Salutation au soleil, Ed. Swam, p. 27.

2 - Une salutation au soleil : Sûrya namaskâra
(les postures principales)

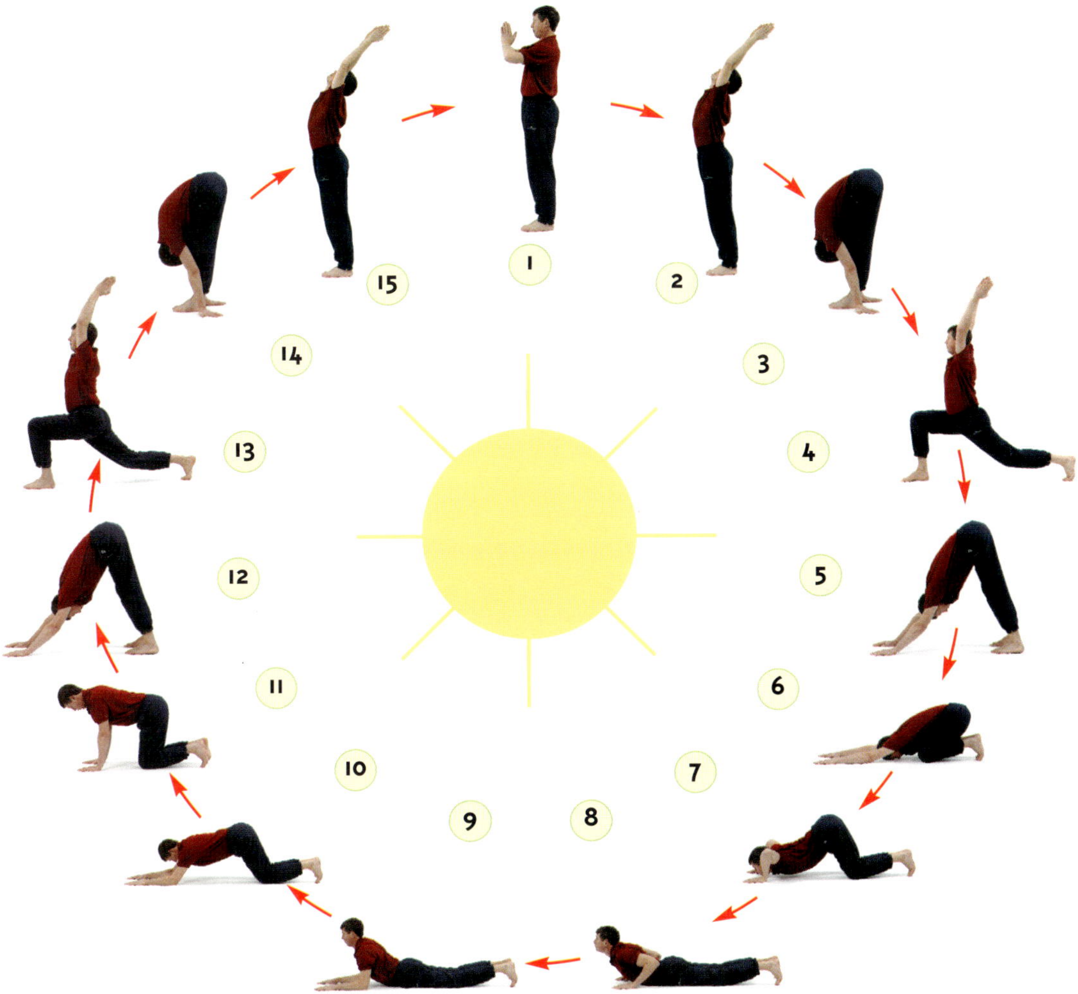

Consignes de réalisation

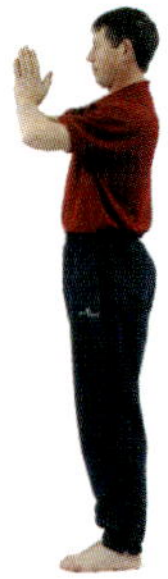

Posture n° 1 : posture de la prière (*pranamâsana*)

- Position debout, dos droit ; pieds joints fermement au sol et le sommet du crâne poussé vers le ciel (menton légèrement rentré dans la gorge, regard parallèle au sol). Les paumes sont jointes.
- Les épaules sont basses et détendues.

→ Expirer à fond.

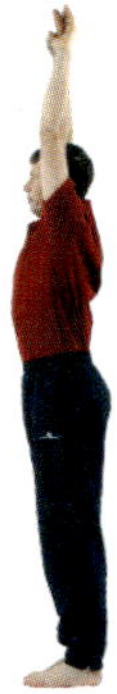

Position intermédiaire :

Avant de réaliser la posture suivante en extension, il est indispensable d'étirer le dos, de s'autoagrandir en poussant les doigts et le sommet du crâne vers le haut.

→ Début d'une inspiration.

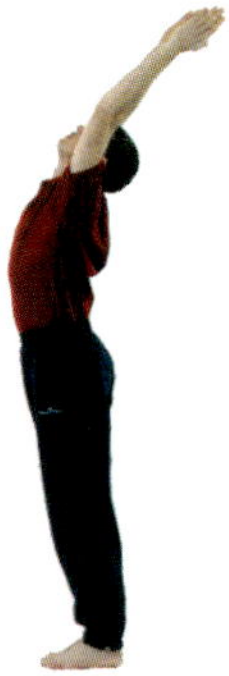

Posture n°2 : posture d'ouverture des mains vers le ciel (*hasta uttânâsana*)

→ En continuant d'inspirer (puis léger temps de rétention du souffle, poumons pleins) :

- Lever et étirer les bras vers le ciel, paumes et regard tournés vers le haut. Continuer la poussée des paumes vers le ciel tout en réalisant une extension du dos.
- Pendant tout le mouvement d'étirement et d'ouverture, le bassin est resté en position neutre.

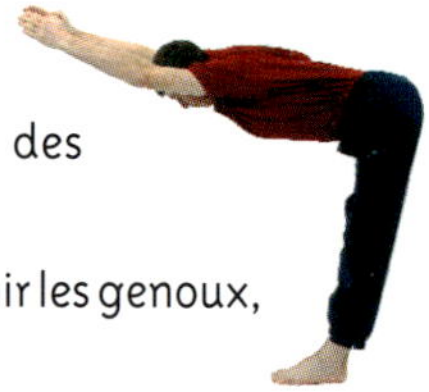

Position intermédiaire :

→ En expirant :

- Incliner le tronc, bras étirés de chaque côté des oreilles, jambes tendues.
- Si l'étirement est trop intense, ne pas hésiter à fléchir les genoux, le cou ou le dos.

Posture n°3 : posture d'étirement en flexion (*uttânâsana*)

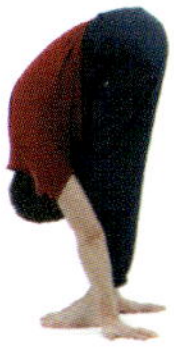

→ En continuant d'expirer :

- Réaliser une flexion des hanches (fermeture tronc/cuisses). Amener les mains sur (ou vers) le sol, de part et d'autre des pieds, et approcher le buste des cuisses puis la tête des genoux.
- Pendant tout le mouvement, les jambes restent tendues sauf, bien sûr, si les muscles postérieurs des jambes (ischio-jambiers) ne peuvent supporter cet étirement. Dans ce cas, fléchir les genoux avant les hanches.

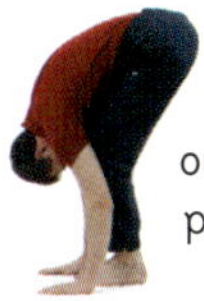

ou selon les possibilités

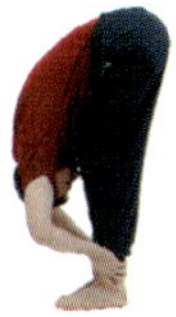

Posture n°4 : posture du héros puissant, le salut du guerrier (*virabhadrâsana*)

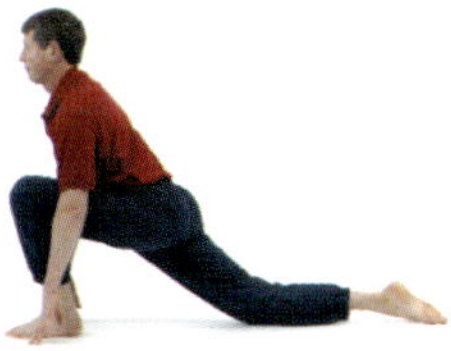

ou

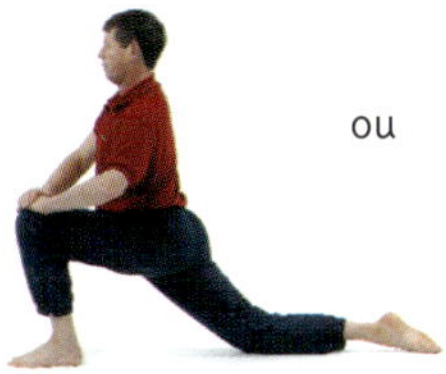

ou

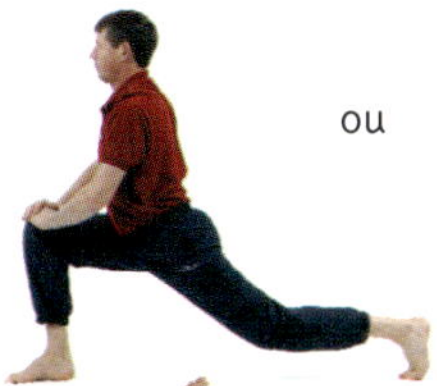

ou

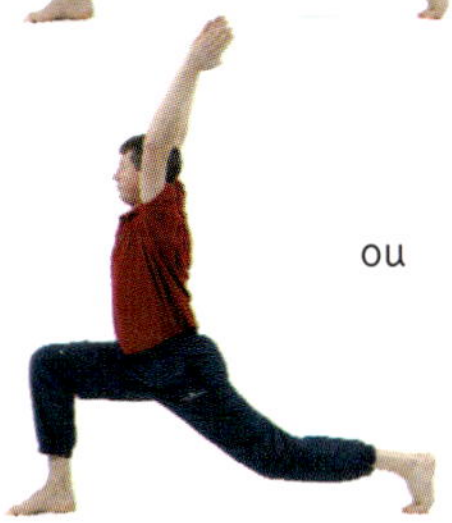

→ En inspirant :

- Les mains toujours de part et d'autre des pieds, fléchir le genou gauche tout en posant le pied droit le plus loin possible derrière.
- Selon les possibilités et les objectifs visés, plusieurs possibilités :
  - orteils droits en extension, genou droit au sol, glissé loin vers l'arrière (étirement de la cuisse droite). Mains ou doigts de chaque côté du pied gauche,
  - même position, excepté les paumes posées sur le genou gauche (facilitant ainsi l'extension du buste),
  - décoller le genou droit du sol, orteils en flexion (renforcement musculaire des membres inférieurs), paumes en appui sur le genou gauche,
  - même position que précédemment, excepté les bras étirés de chaque côté des oreilles, paumes jointes, doigts poussés vers le haut et vers l'arrière.
- Quelle que soit la posture adoptée :
  - ouvrir la cage thoracique (extension de la colonne vertébrale),
  - garder le genou avant à l'aplomb des orteils.

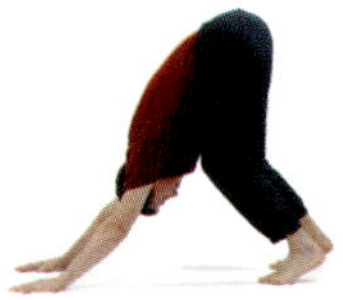

Posture n°5 : posture du chien qui s'étire, face tournée vers la terre (*adho mukta svanâsana*)

→ En expirant :

Placer les mains de chaque côté du pied gauche puis amener ce pied près du pied droit.

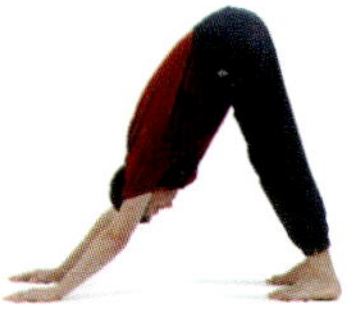

- Dans un premier temps, fléchir légèrement les genoux de façon à pouvoir pousser les fesses vers le haut et vers l'arrière, amener le ventre vers les cuisses et la tête vers les genoux, les bras étant tendus.
- Une fois l'étirement du dos réalisé, tendre les jambes en poussant les talons vers le sol (les pieds écartés de la largeur des hanches).

Position intermédiaire :

→ En inspirant :

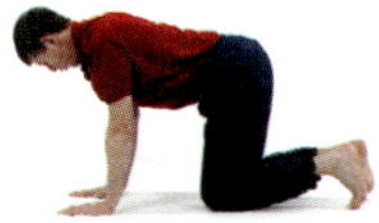

- Poser les genoux au sol, orteils en flexion.
- Les cuisses et les bras sont perpendiculaires au sol.
- Le dos est plat, nuque dans son prolongement.

Posture n°6 : posture de l'embryon (*gurbhâsana*) appelée parfois « posture de la prière musulmane »

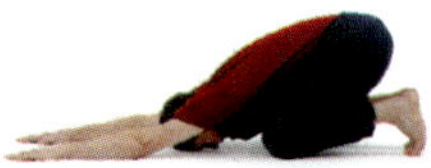

→ En expirant :

- Pousser les fesses vers les talons, en conservant les orteils en flexion. Pousser également les doigts loin vers l'avant, le front au sol.

Posture n°7 A : la salutation des huit points (*ashtanga namaskâra*)

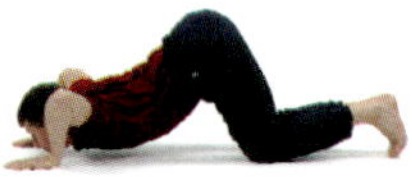

- De la position précédente, les mains restant à la même place, amener le menton et la poitrine vers le sol, la colonne vertébrale étant cambrée.

→ Réaliser cette reptation poumons vides.

Posture n°7 B : posture de la prosternation

Suite de la posture précédente, poumons vides (cependant, le rythme de la respiration pendant la salutation doit être toujours fluide).
Tout le corps est en contact avec le sol. Dans certains enseignements, cette posture est remplacée par *dandâsana*, la posture du bâton : le corps est parallèle au sol, raide comme un bâton (*danda*), les mains et les orteils en flexion étant les seuls points d'appui.

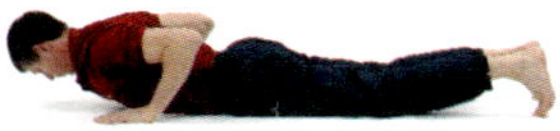

Posture n°8 : posture du cobra (bhujangâsana)

→ En inspirant :

- De la posture précédente, installer la colonne vertébrale en extension en suivant ces différentes phases :
  - les coudes près des flancs, les mains au sol près des épaules, le front toujours au sol,
  - rentrer le menton dans la gorge, pousser le sommet du crâne vers l'avant ; tirer les paumes vers l'arrière dans l'intention de les faire glisser sur le sol mais sans qu'elles ne bougent réellement,
  - cette phase préliminaire est importante car elle permet d'étirer la colonne vertébrale d'abord vers l'avant pour ensuite seulement la placer en extension : le risque de cambrure excessive et traumatisante est ainsi évité. Cette extension de la colonne s'effectue sans l'aide des bras. Le cou est bien dégagé des épaules qui, elles, sont basses et détendues. Le poids du corps repose sur l'abdomen, le nombril rapproché le plus près possible du sol.

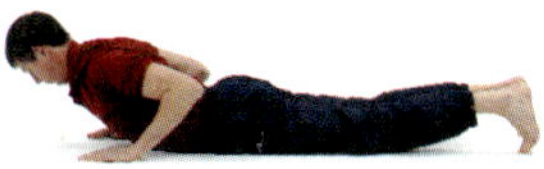

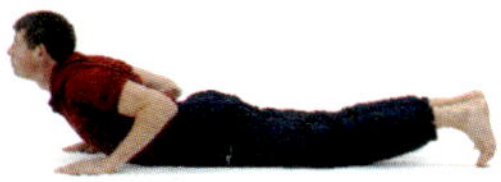

Cette salutation se poursuit par l'enchaînement précédent mais pratiqué en ordre inversé.

Position intermédiaire :

→ En rétention de souffle, poumons pleins :

- *À la place des mains, poser les coudes.*

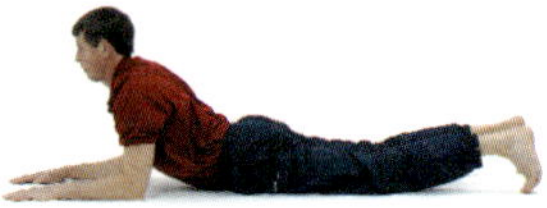

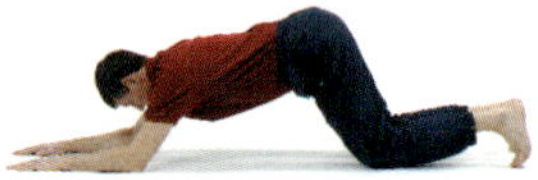

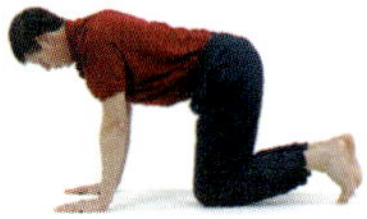

- En appui donc sur les avant-bras, pousser les fesses vers le haut et vers l'arrière.
- Cette façon d'agir évite de trop cambrer ; la poussée sur les mains demandant plus de force qu'une poussée sur les avant-bras, il arrive fréquemment de compenser l'effort demandé en cambrant excessivement au niveau lombaire.
- Revenir en position quadrupédique : mêmes consignes que pour la position intermédiaire entre les postures 5 et 6.

Posture n°9 : de nouveau, posture du chien qui s'étire, face tournée vers la terre (*adho mukta svanâsana*)

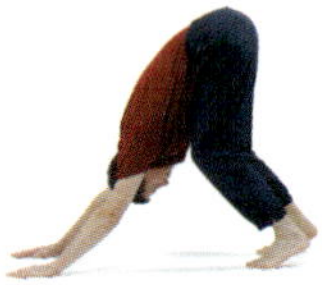

→ En expirant.

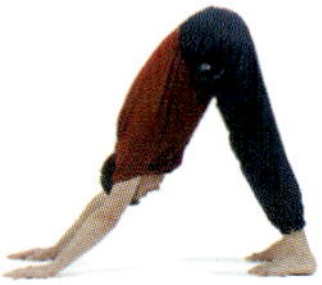

Également en deux temps : voir les consignes de la posture n°5.

Posture n°10 : de nouveau, la posture du héros puissant, le salut du guerrier (*virabhadrâsana*)

→ En inspirant :
- Suivre les mêmes consignes que pour la posture n° 4, excepté le fait qu'il faut inverser la position des jambes (pied droit devant).
- Vivre les mêmes variantes proposées en posture n° 4 en fonction des possibilités et des objectifs visés.

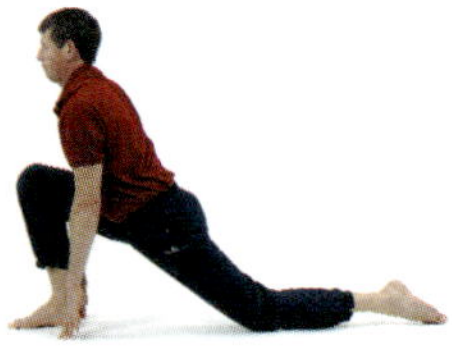

ou

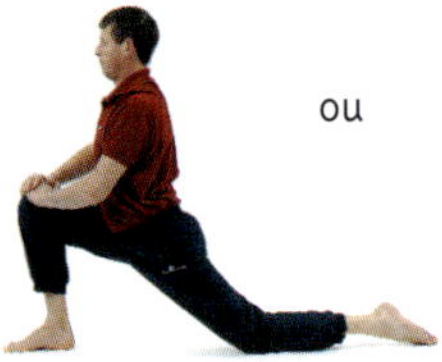

ou

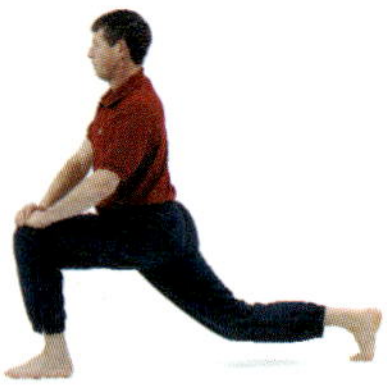

ou

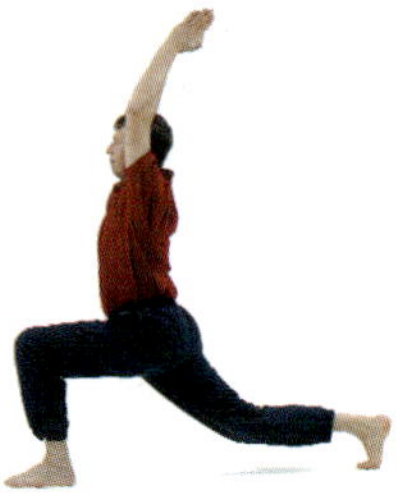

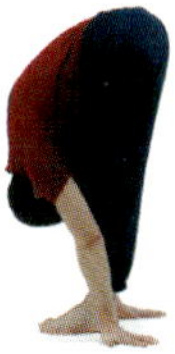

ou

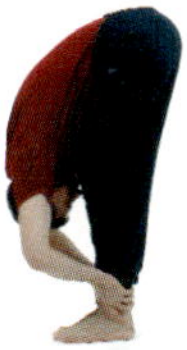

ou

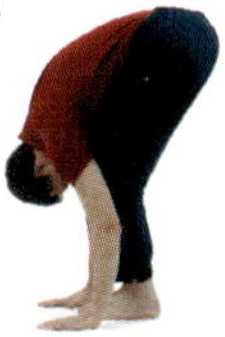

Posture n°11 : De nouveau la posture n°3, posture d'étirement en flexion (uttânâsana).

→ En expirant :

- Les genoux sont plus ou moins fléchis, les mains sur ou vers le sol ou derrière les chevilles selon les possibilités.

Positions intermédiaires :

→ En inspirant :

- Dérouler doucement le corps, dos, cou et genoux fléchis, bras ballants, épaules détendues.
- De nouveau, autoagrandissement de tout le corps.

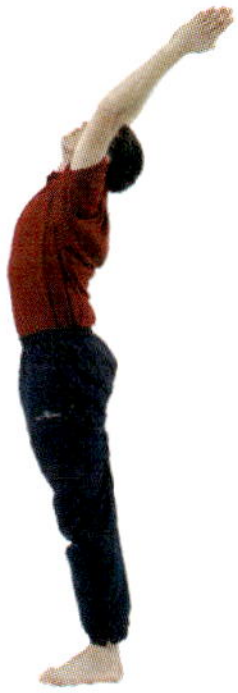

Posture n°12 : de nouveau, posture d'ouverture des mains vers le ciel (*hasta uttânâsana*)

→ En continuant d'inspirer (et éventuellement léger temps de rétention de souffle poumons pleins).

- Mêmes consignes que celles indiquées pour la posture n°3.

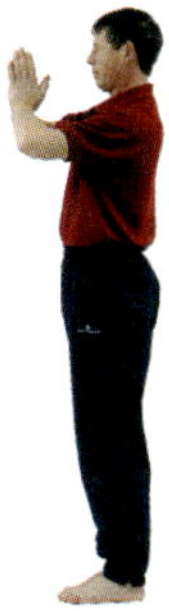

Terminer la salutation au soleil par la posture de la prière (*pranamâsana*)

→ En expirant.

- Mêmes consignes que pour la posture n°1.

3 - Deuxième enchaînement : les différents sens de la colonne vertébrale

Tableau récapitulatif

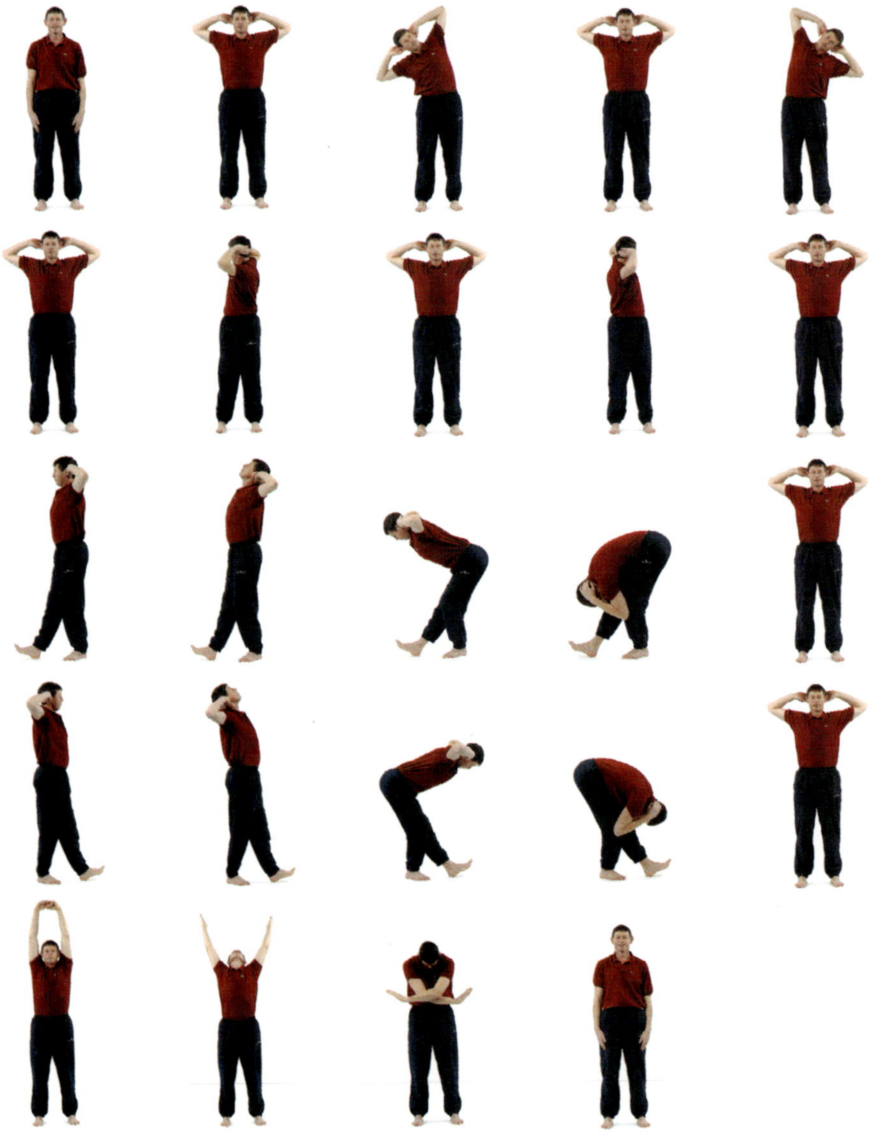

Consignes de réalisation

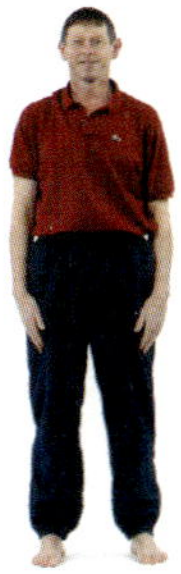

Position de départ :

- Pieds parallèles écartés de la largeur des hanches.
- Le bassin est en position neutre, le sommet du crâne poussé vers le haut.
- Les épaules sont basses, détendues, bras le long du tronc.

→ Expirer à fond.

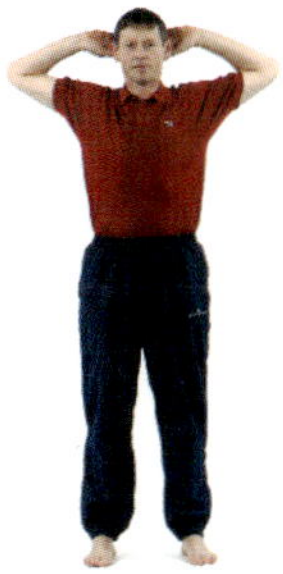

Position n°1 :

→ En inspirant :

- Venir placer les doigts derrière la nuque par un mouvement de bras circulaire ample, lent, par les côtés et vers l'arrière.
- On retrouve cette position n81 entre chaque position de l'enchaînement sollicitant un sens de la colonne vertébrale.

Position n°2A :

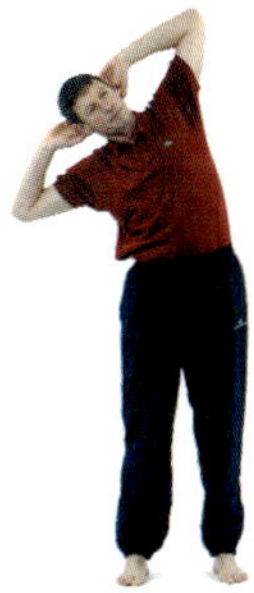

→ En expirant :

- Incliner latéralement le buste à droite.
- Garder le bassin fixe (hanches alignées).
- Pour augmenter l'étirement du flanc, pousser le coude droit vers le haut.

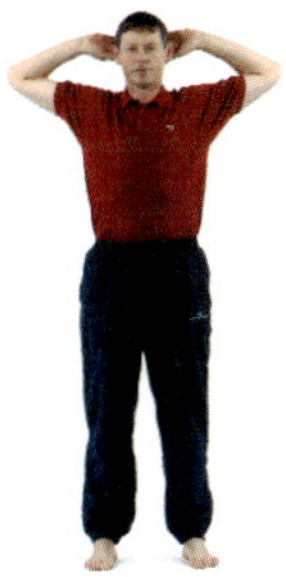

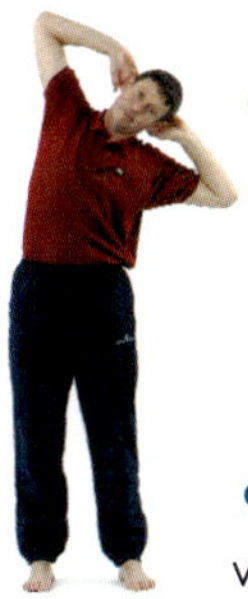

→ En inspirant, position n°1,

→ puis en expirant :

Position n°2B :

- Mêmes consignes que précédemment avec une inclinaison latérale vers la gauche.

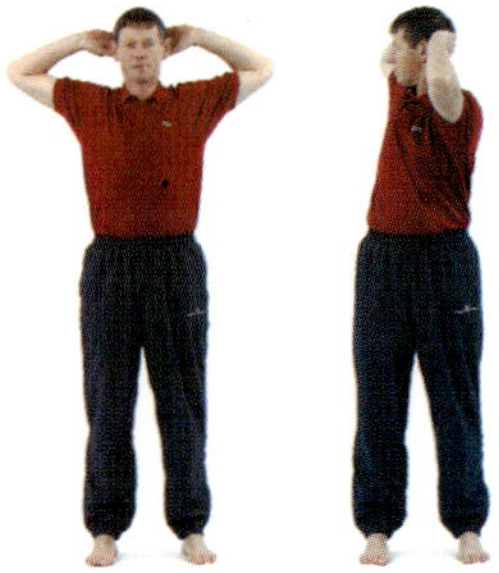

→ En inspirant, position n°1,
→ en expirant :

Position n°3A :

- Réaliser une rotation du buste vers la droite :
- dans un premier temps, bassin fixé : seul le buste est sollicité,
- dans un second temps, laisser le bassin tourner vers la droite : toute la chaîne latéro-postérieure droite sera ainsi sollicitée.

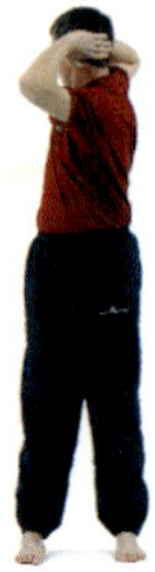

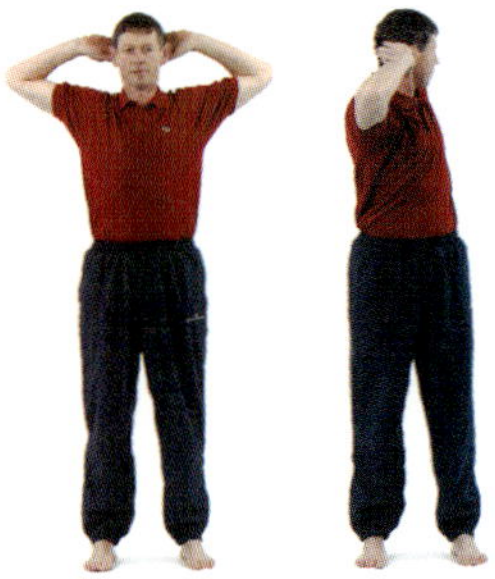

→ En inspirant, position n°1,
→ en expirant :

Position n°3B :

- Mêmes consignes que précédemment avec une rotation du buste vers la gauche.

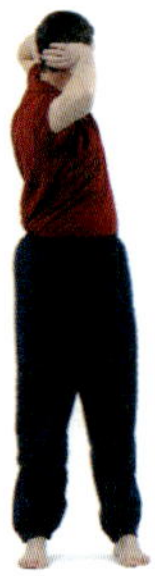

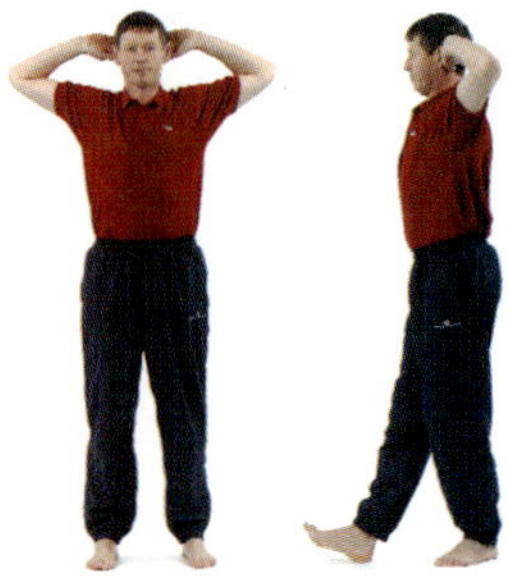

→ En inspirant, position n°1,
→ en continuant d'inspirer :

Positions n°4A et 5A :

- Pivoter tout le corps de 90 degrés vers la droite.
- Décoller les orteils du pied droit.
- Tirer les coudes vers l'arrière, ouvrir la poitrine, menton vers le haut.

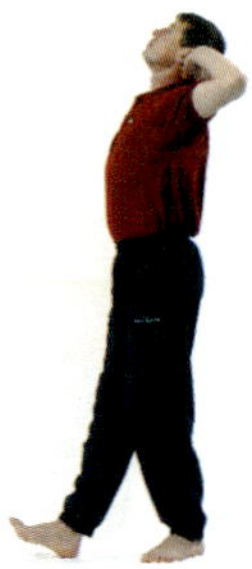

Positions 6A et 7A :

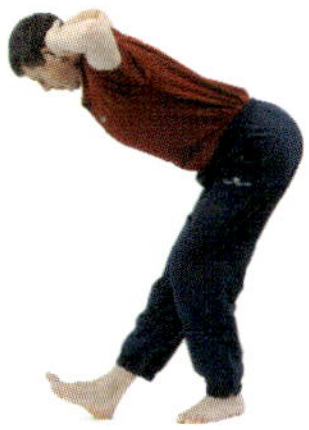

→ En expirant :

- Incliner le tronc, dos droit, cou dans son prolongement.
- Genou gauche fléchi, pousser les fesses vers l'arrière, le sommet du crâne vers l'avant.
- Puis fléchir le dos et le cou, rapprocher les coudes des genoux (ventre vers cuisses, front vers genoux).

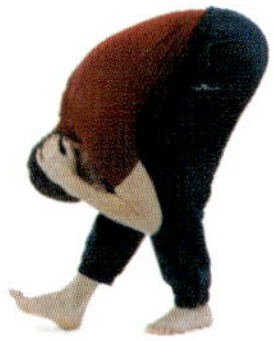

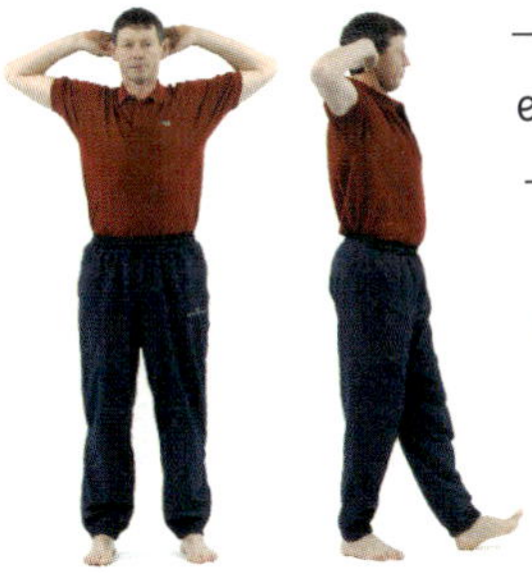

→ En inspirant, revenir en position n°1,
→ en continuant d'inspirer :

Positions n°4B et 5B, puis n°6B et 7B :

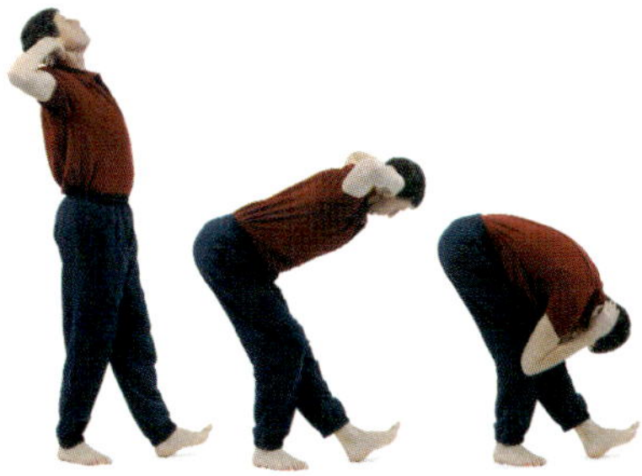

→ En expirant.

- Mêmes consignes de réalisation que pour les positions n°4A, 5A, 6A et 7A excepté le fait que le corps a pivoté de 90 degrés vers la gauche.

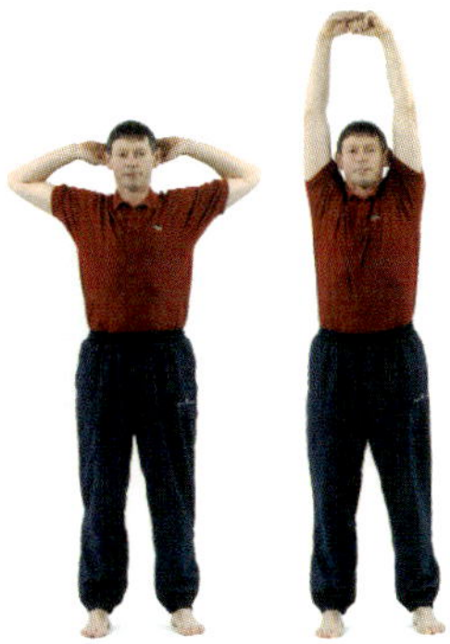

Positions n°8 :

→ En inspirant, revenir en position n°1,
→ en expirant :

- S'étirer, doigts croisés paumes tournées vers le haut, bras tendus de chaque côté des oreilles.

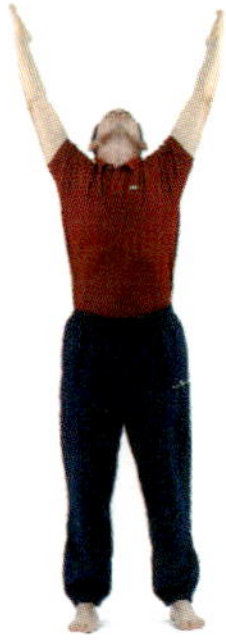

Positions n°9 :

→ En inspirant :

- Écarter les bras.
- Pousser les doigts et le menton vers le haut et vers l'arrière, poitrine vers l'avant, la colonne vertébrale en extension.

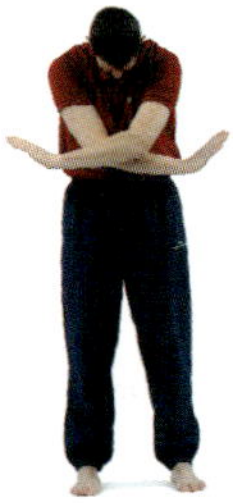

Positions n°10 :

→ Pour expirer à fond :

- Croiser les bras pour fermer la cage thoracique.
- Rentrer le ventre.
- Fléchir le cou, menton vers la gorge.

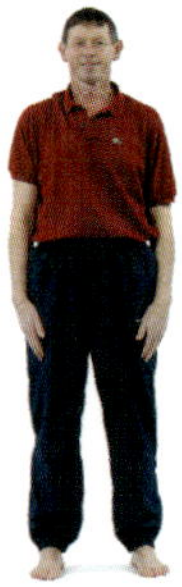

→ En inspirant, revenir dans la position de départ.

M - LES POSTURES ASSISES

Pour la respiration rythmée, les exercices de concentration, la méditation, il est indispensable de pouvoir rester dans la plus parfaite immobilité, mais pour autant la position ne doit pas engendrer de douleurs. L'adepte doit donc trouver la position qui lui convient le mieux, en fonction de ses possibilités corporelles du moment.

Il importe également d'avoir le dos étiré, tronc perpendiculaire au sol, et ce quelle que soit la posture :

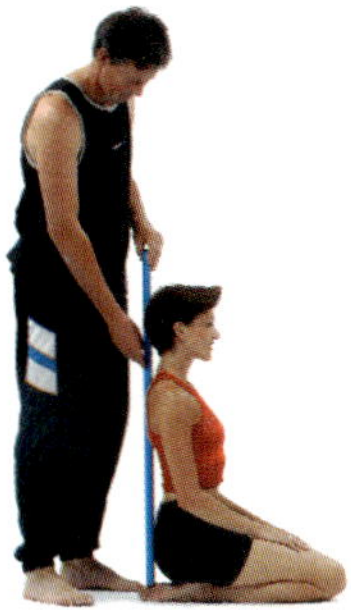
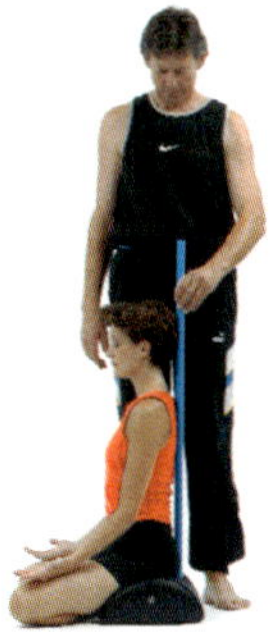

Des exercices ou postures permettent plus particulièrement de tonifier le dos, tout en ouvrant la cage thoracique :

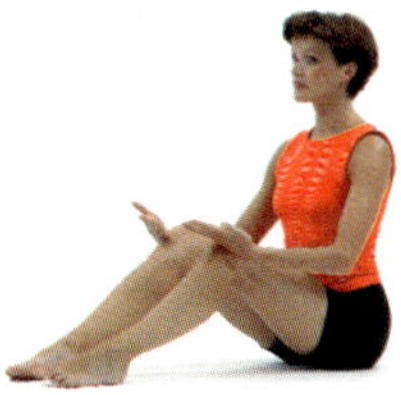
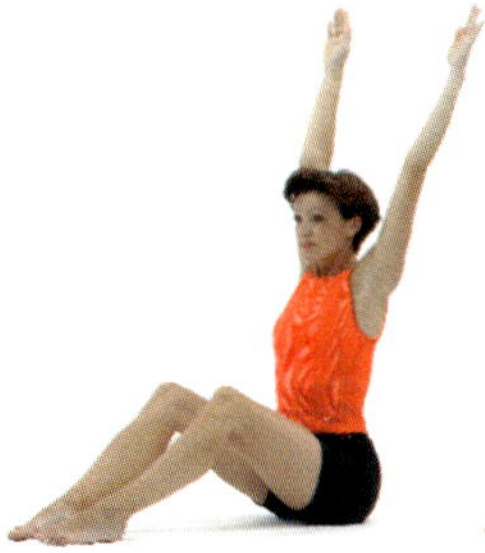
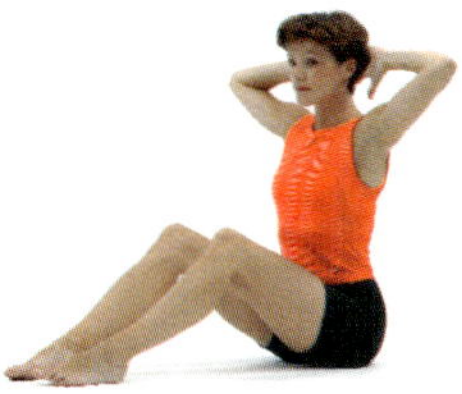
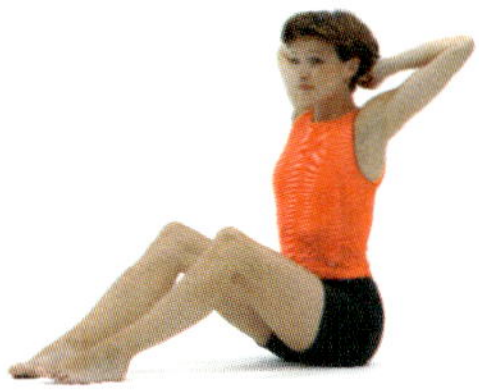

- En position assise, genoux fléchis, la traction du tranchant des mains devant les genoux permet ce travail ;
- l'intensité de la tonification du dos augmente progressivement en tirant les bras vers le haut et vers l'arrière ; en tirant les coudes vers l'arrière, mains posées derrière la tête ; en tirant les coudes vers l'arrière tout en poussant l'occiput vers l'arrière, les poings fermés faisant résistance.

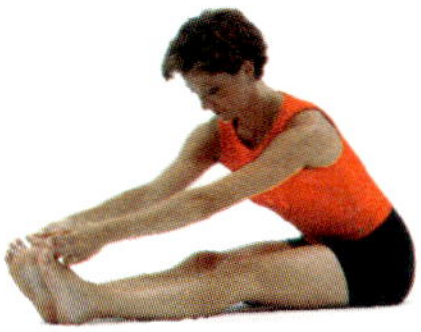

Dos droit, incliner le tronc, jambes tendues. Si la saisie des orteils est possible, fléchir les coudes, épaules basses, tout en poussant le sommet du crâne vers le haut.

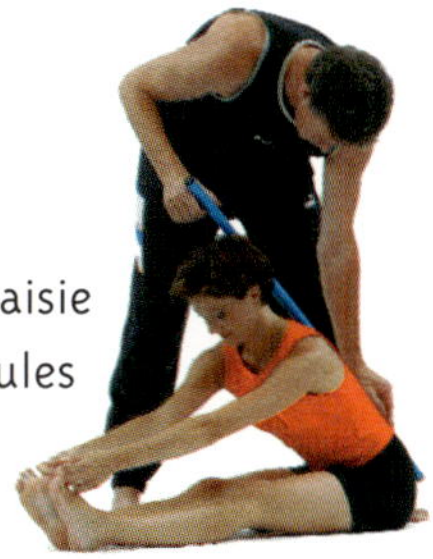

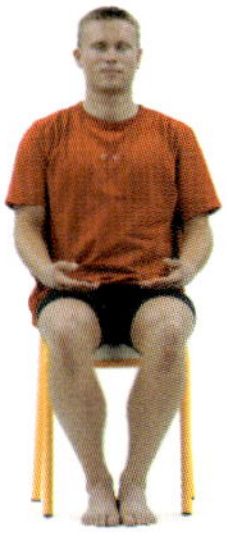

Position assise sur une chaise (voir page 180).
Le dos est droit, les épaules détendues, les bras relâchés, les pieds à plat sur le sol.

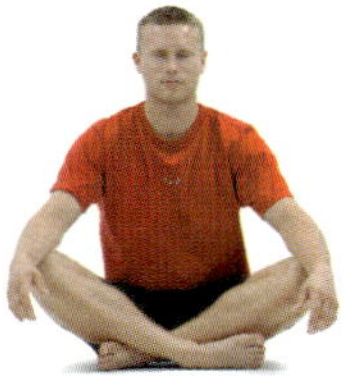

Assis en tailleur sur le sol ou sur un coussin, une couverture pliée.

La position du héros (*Virâsana*)*

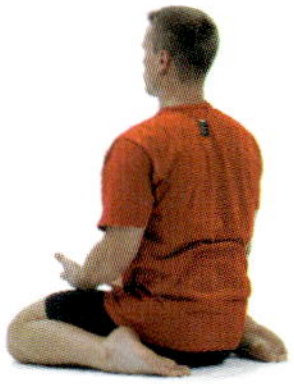

Dans les relations yogiques, cette posture assise se réalise en gardant les genoux l'un contre l'autre et en plaçant les pieds (dessus du pied sur le sol) de chaque côté des hanches.
Mais l'observation nous montre qu'il est difficile de s'installer dans la position et surtout d'y rester pour la méditation. Il est donc nécessaire de passer par des phases intermédiaires.

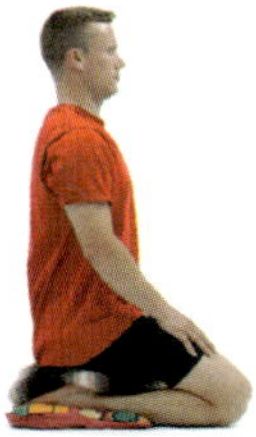

- S'asseoir les fesses sur les talons (position communément appelée « à la japonaise »), le dos étant toujours droit, les épaules basses. Cette posture, sollicitant principalement les chevilles, les genoux et le dessus des pieds, peut entraîner certaines douleurs. Dans ce cas, il suffit de placer un coussin ou une couverture pliée entre le dessous des cuisses et les mollets (ajouter si nécessaire un coussin ou une couverture pliée sous les cous-de-pied).

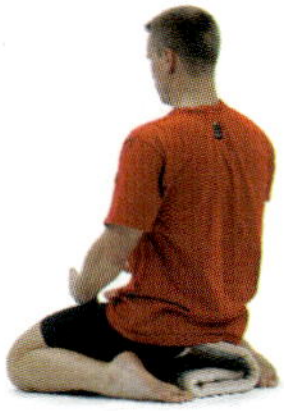

- Progressivement, écarter les pieds de façon à les amener de chaque côté des hanches. S'aider de coussins ou de couvertures pliées et placées sous les fesses. Avec le temps et de l'entraînement, la distance entre les fesses et le sol diminuera.

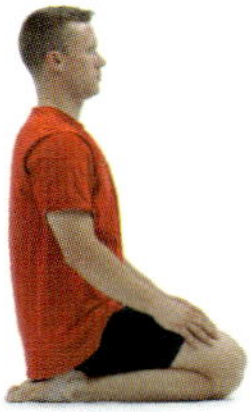

*Certains auteurs la nomment «*Vajrâsana*», la posture du tonnerre ou de la foudre.

La posture parfaite (*Siddhâsana*)

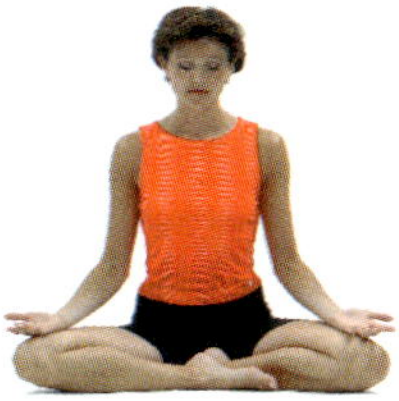

Un *siddha* est un être libéré, d'une grande pureté, sorte de saint, de sage inspiré qui possède des pouvoirs supranormaux *(siddhi)*.
Dans cette posture, les jambes sont croisées de telle sorte que la plante du pied droit soit appliquée contre la cuisse gauche, le talon (droit) près du périnée. La jambe gauche est pliée, le pied gauche placé sur la cheville droite, le talon (gauche) appuyé contre le pubis. Puis placer la plante du pied gauche entre la cuisse et le mollet droit.
Il est possible de s'asseoir au bord d'un tapis roulé ou d'une couverture pliée de façon à porter le poids du corps sur les genoux.
Au cours de la pratique, ne pas hésiter à détendre les jambes et à inverser leur position (inverser les consignes).

La posture de l'angle tenu (*Baddhakonâsana*)

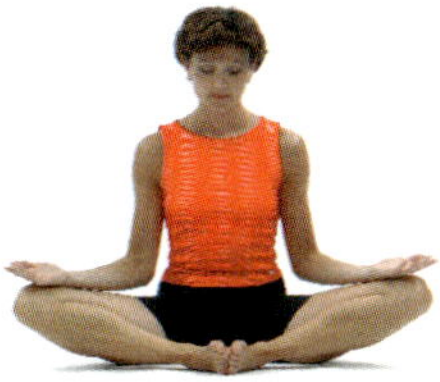

En position assise, les plantes de pieds l'une en face de l'autre, les genoux sont largement écartés.

Cette posture nécessitant une grande mobilité des hanches, il est tout à fait possible, dans un premier temps, de placer des coussins ou des couvertures pliées entre le sol et les tibias. Il faut laisser se détendre les cuisses en respirant calmement. Le buste sera redressé, la cage thoracique ouverte, les épaules tirées vers l'arrière, la nuque dégagée.

La pose du lotus (*Padmâsana*)

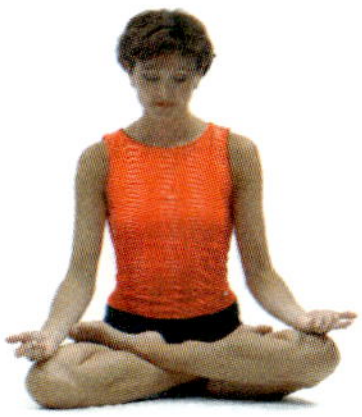

Avec la posture sur la tête, *padmâsana* est la posture la plus connue du grand public. Le Bouddha y est souvent représenté, méditant.
Dans cette posture au sol, les jambes sont croisées de telle sorte que le pied droit soit sur la cuisse gauche et le pied gauche sur la cuisse droite. Les plantes de pieds sont tournées vers le haut, les talons appuyant sur le bas de l'abdomen.
« Pour que les hanches soient bien symétriques, il est recommandé de

poser le genou qui ne touche pas le sol sur une serviette roulée. Intervertissez le croisement des jambes tous les deux jours pour équilibrer le corps de façon symétrique ».*

Au cours de la pratique, inverser la position des jambes.

La position du demi-lotus (*Ardha padmâsana*)

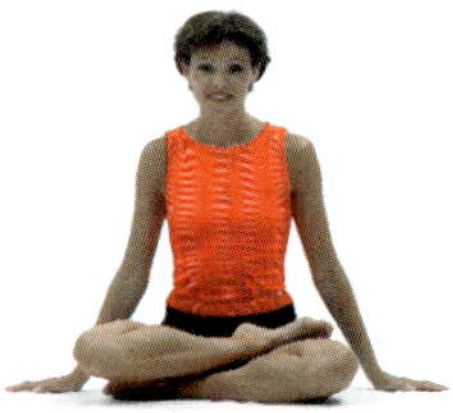

La jambe gauche est pliée de façon à placer le talon à peu près en face du périnée. Les genoux sont écartés au maximum. Plier ensuite la jambe droite et poser le dessus du pied sur la cuisse gauche.

Tout en gardant le tronc vertical, il faut s'intérioriser dans les articulations des chevilles, des genoux et des hanches de façon à ce qu'elles « s'ouvrent », se détendent. Bien évidemment il ne faut pas se presser et il est nécessaire d'inverser la position des jambes. Cette posture, en effet, prépare au lotus complet. (Il est possible aussi de s'asseoir au sol ou sur un coussin et, les talons placés devant le périnée, de laisser tomber les genoux sur le sol).

Progression pédagogique

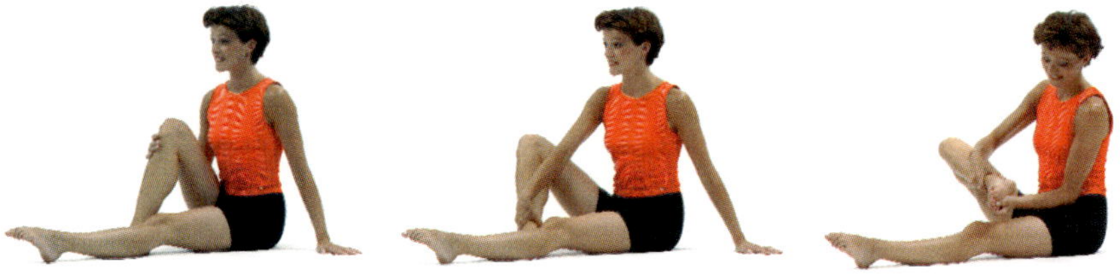

Assis sur le sol, fléchir le genou droit. Saisir la cheville droite avec la main droite et rapprocher le mollet droit de la cuisse droite pour fixer l'articulation du genou. Enrober le pied droit avec la main gauche.

*Iyengar, Lumière sur le yoga, B.K.S. Ed. Buchet/Chastel, page 82.

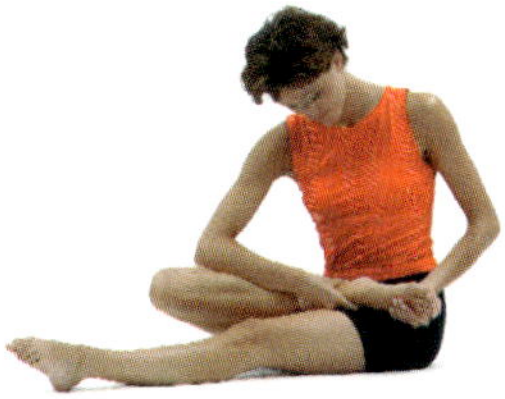
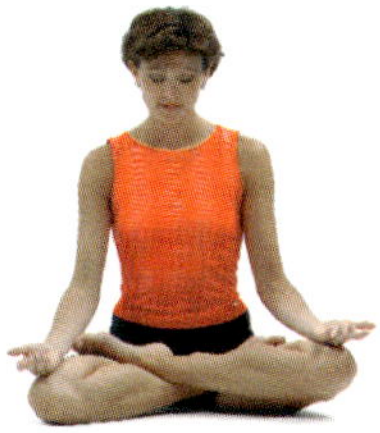
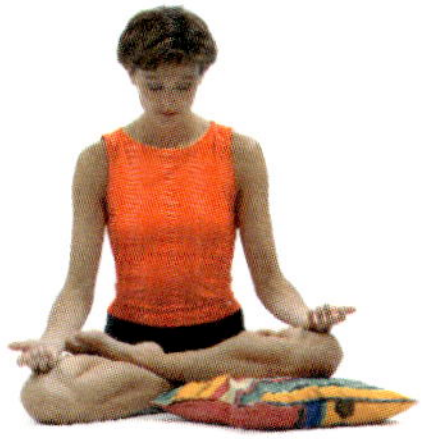

Poser le dessus du pied droit sur la cuisse gauche, le talon le plus proche possible du périnée.
S'installer ensuite en lotus ou en demi-lotus selon les possibilités.

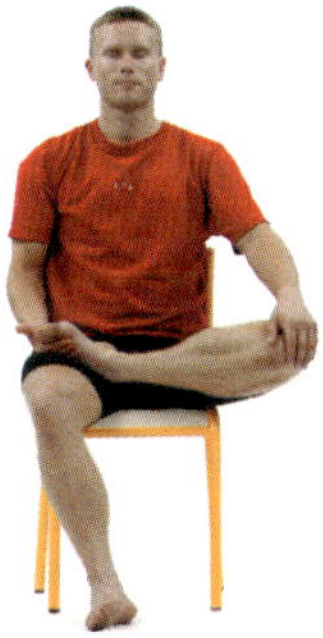

Nota : pour assouplir les hanches, s'installer dans la posture ci-contre ou assis sur le sol.

La position particulière des mains pour la méditation (voir page 227, les *mudras*) :

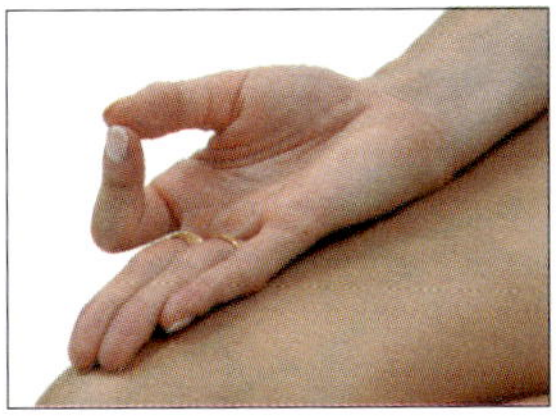
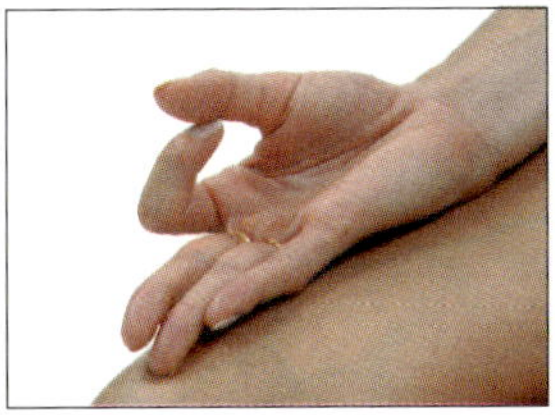
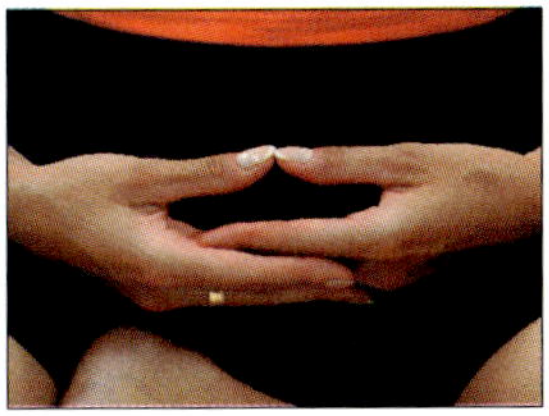

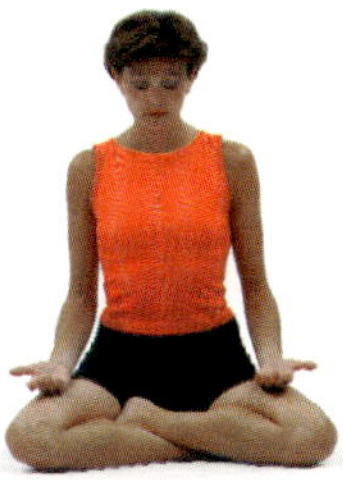
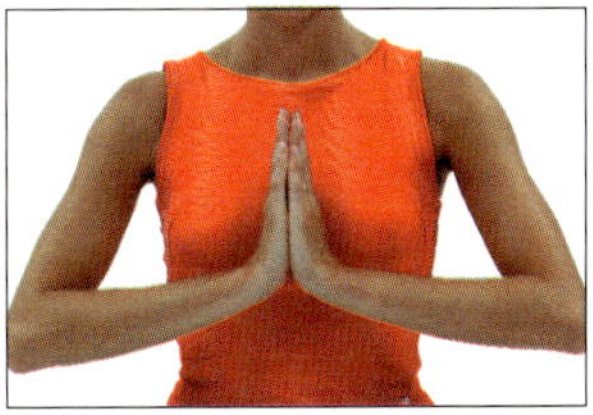

N - EXERCICES DE RESPIRATION RYTHMÉE (PRÂNÂYÂMA*)

Nous avons vu les bienfaits d'une bonne respiration. L'air que nous respirons ne contient pas seulement l'oxygène vital à notre organisme, il véhicule le *prâna** présent aussi dans les aliments, la boisson, etc. L'une des manifestations mesurables de ce *prâna** serait la présence des ions négatifs de l'air qui expliquerait qu'à certains endroits nous nous sentons revivifiés (bord de mer, montagne) alors que, dans d'autres lieux (pièce à air conditionné, grandes villes...), nous ressentons une plus grande fatigue.

Le *prânâyâma** est la maîtrise de ce souffle et de l'énergie qui circule dans tout l'organisme et en assure l'équilibre et le bon fonctionnement. Les effets du *prânâyâma** sur le psychisme étant très puissants, ils ne seront abordés que si l'adepte a une bonne pratique des postures, des respirations de base et une bonne hygiène de vie.

Les exercices sur le *prâna** sont aussi un bon support à la concentration et servent à dénouer certains blocages d'énergie.

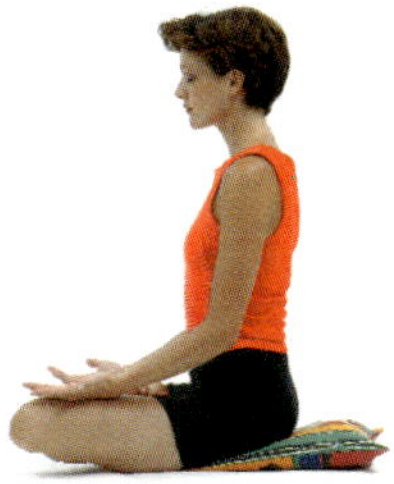

Il faut s'installer dans une position stable et aisée, assis, les jambes croisées confortablement, et surtout avoir le dos droit (ou même sur une chaise en cas de difficulté – voir p. 180).

La respiration complète peut être réalisée plusieurs fois. Effectuer également des respirations en *ujjâyî** de façon à amener son attention aussi intérieurement que possible.

Le *prânâyâma** se fait sans volonté de réussite, sans idée de but à atteindre. Comme pour le travail des *âsanas** (postures), il faut respecter une progression. Avant les exercices, l'appareil ventilatoire aura été préparé grâce à *kapâlabâthi** et à *bastrikha*.

*Kapâlabâthi** : expiration en rentrant le ventre ; laisser faire l'inspiration en relâchant l'abdomen.

*Bastrikha** : effectuer des soufflets, les mains au niveau des côtes en égalisant de longues inspirations et de longues expirations.

*Ujjâyî** : exercice respiratoire consistant à ralentir le passage de l'air vers les poumons en rentrant le menton dans la poitrine et en contractant la gorge. La glotte fermée plus ou moins, un son est émis qui peut être un support auditif pour la concentration.

Sitali : la respiration rafraîchissante. La langue, dont l'extrémité sort entre les lèvres, est pliée sur la longueur. L'inspiration se fera profondément dans cette espèce de tube en émettant un sifflement et en levant la tête vers le ciel. Puis la langue est rentrée, la bouche fermée tandis que le menton se place contre la gorge ; l'expiration longue se fait par le nez ; cet exercice constituant un cycle, celui-ci sera répété plusieurs fois.

Sitkari : la langue, pliée vers l'arrière, est appuyée sur les dents qui sont serrées. L'inspiration s'effectue entre ces dents serrées en émettant un sifflement. Fermer la bouche et expirer par le nez ; répéter ce cycle plusieurs fois.

*Nadî-shodhana** : c'est la respiration alternée (inspire de la narine droite - expire de la narine gauche - inspire de la narine gauche - expire de la narine droite) : cycle à répéter plusieurs fois. L'inspire et l'expire sont freinées en bouchant la narine droite avec le pouce droit, la narine gauche avec l'annulaire droit.

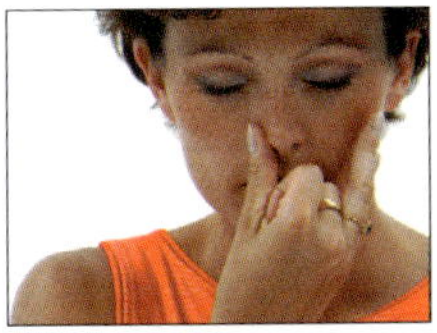

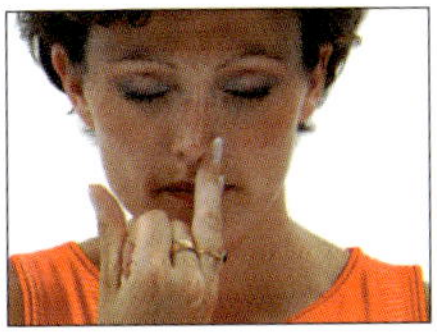

Anuloma :
inspire des deux narines - expire narine gauche }
Inspire des deux narines - expire narine droite } 1 cycle

Viloma :
inspire narine gauche - expire des deux narines }
inspire narine droite - expire droite } 1 cycle

Pratiloma :
inspire des deux narines - expire gauche
(rétention vide) }
inspire des deux narines – expire droite } 1 cycle
inspire narine droite- expire des deux narines }

Suryabedana :
inspire narine droite - rétention (*kumbhaka**) }
expire narine gauche } 1 cycle
reprendre ce même sens : droite – gauche }
*Chandra-bedana** : inspire gauche – expire droit

Krama :
c'est l'inspiration par paliers
(comme pour respirer une fleur).

Enfin, un *prânâyâma** qui consiste à se concentrer au niveau du plexus solaire à l'inspiration et à renvoyer cette énergie sur l'expiration là où on le veut :

- *soit dans un endroit du corps où réside un blocage,*
- *soit dans l'un des différents chakras* pour le développer,*
- *soit dans tous les endroits du corps pour une détente générale.*

Ordre de progression du *prânâyâma**

Pour être à l'aise dans la pratique, il est nécessaire de respecter un ordre de progression qui est d'essayer d'allonger :

1) le temps d'expiration,
2) le temps d'inspiration,
3) le temps de rétention poumons pleins,
4) le temps de rétention poumons vides,

étant entendu que cette progression s'effectue non en quelques séances, mais sur plusieurs mois (voire plusieurs années en fonction des possibilités, de l'intensité de la pratique...).

Tableau chronologique de la progression

INSPIRATION	RÉTENTION À PLEIN	EXPIRATION	RÉTENTION À VIDE
inspire libre	o	expire libre	o
inspire libre	o	long expire	o
long inspire	o	long expire	o
inspire libre	rétention à plein	expire libre	o
inspire libre	o	expire libre	rétention à vide
inspire libre	rétention à plein	long expire	o
inspire libre	o	long expire	rétention à vide
long inspire	rétention à plein	long expire	o
long inspire	o	long expire	rétention à vide
long inspire	rétention à plein	long expire	rétention à vide

Les *kriyâs** sont des exercices spéciaux de *prânâyâma** : nous avons vu *kapâlabâthi**, *bastrikha** et *ujjâyî** ; le premier agissant au niveau du diaphragme, le second au niveau de la cage thoracique, le troisième au niveau de la gorge.

Les *bandhas** (fermeture) sont des rétractions au niveau du plancher pelvien (*muladara*), au niveau du diaphragme (*uddiyâna** ou *nauli*), au niveau de la gorge (*jalandha-bandha*).

Les rythmes respiratoires

Aux différents exercices de *prânâyâma**, se combinent des rythmes respiratoires qui ont des effets complètement différents les uns des autres ; ils aident à la pratique de la concentration.

Ces rythmes sont généralement indiqués grâce à des temps et ils permettent de donner, au début de la séance de yoga, un rythme respiratoire précis selon les postures travaillées, le moment de la journée, les effets recherchés… (voir « La pédagogie » p. 71).

Le rythme langana : 1 - 0 - 2 - 1/2

Signifie que si l'inspire est de une seconde (1), il n'y a pas de rétention poumons pleins (0), il y a deux secondes d'expir (2) et une demi-seconde de rétention poumons vides. Ce rythme est favorable au calme, à l'intériorisation.

Le rythme brahmana : 2 - 1 - 2 - 0

En fait, dans ce rythme, l'inspir et l'expir sont égalisés puisque physiologiquement, l'expir est plus long. C'est un rythme qui tonifie, stimule, s'il est utilisé par exemple avec *suryabedana*.

*Le rythme samana** : 1 - 1/2 - 2 - 1/2

C'est un rythme qui permet une respiration égale, tranquille.

Le rythme carré : 1 - 1 - 1 - 1

Il s'agit maintenant de progresser dans quatre directions :

- *savoir adapter ces rythmes au type de prânâyâma* choisi (viloma, nâdî shodhana*…) ;*

- *augmenter le temps de chaque élément du rythme (inspir-expir-rétention) ;*
- *compter ses respirations pour favoriser le développement de la concentration ;*
- *être le plus souvent possible le témoin de sa respiration.*

O - EXERCICES DE CONCENTRATION - LE OM

1 - Apprendre à fixer son attention

Les exercices de *prânâyâma** et la relaxation nous montrent comment fixer l'attention sur la respiration, comment observer le corps pour le détendre et se plonger dans une attitude de non-faire avec une conscience vigilante.

Dans la pratique des postures de yoga, l'attention doit être focalisée sur le ou les points précis du corps qui sont sollicités et qui entraînent des effets bien particuliers ; et plus la conscience se dirigera vers ces endroits bien déterminés, plus les effets seront puissants. Après ce stade, vient celui de la vigilance qui est une attention globale (corps, respiration, mental) ; elle permet d'être réceptif à toutes les manifestations de l'être (émotions, tensions, pensées). Cette vigilance sera le début, peut-être, de l'état de méditation.

Cependant, notre système nerveux est affaibli par notre mode de vie, nos sens sont constamment sollicités par des objets extérieurs, notre éducation et nos systèmes de valeurs ne nous permettent pas de développer nos possibilités latentes et nous éloignent de notre centre. Et même si cela peut paraître contradictoire a priori, ce recentrage n'est pas du « nombrilisme », mais, au contraire, une pleine ouverture au monde, qui passe par l'écoute. Il faut pouvoir se donner les moyens de tout « débrancher » (et aussi au sens propre du terme, pour le téléphone par exemple !) et de se donner un temps pour respirer, se relaxer, se concentrer. Quand on fait l'inventaire de ce qui peut nous accaparer dans une journée, on s'aperçoit que beaucoup de choses ne sont pas indispensables et que l'énergie dépensée ne correspond peut-être pas aux besoins réels.

Outre cette concentration sur les actes de la vie quotidienne que nous avons déjà évoquée, différentes techniques ont été élaborées dans plusieurs enseignements traditionnels (arts martiaux, zen...).

Quant au yoga, il propose des exercices, souvent extrêmement simples, qui, grâce à un entraînement progressif, régulier et patient, peuvent aider à fixer l'attention mais aussi, pour les personnes qui le désirent, accéder, dans la sérénité, à des valeurs véritablement spirituelles et redécouvrir notre nature divine oubliée.

2 - Exercices de concentration

Les différentes facettes du yoga, sur le plan technique, forment un tout, et c'est surtout l'état d'esprit dans lequel elles sont vécues qui en fera ressortir toute la saveur et la valeur. Les quelques techniques proposées ici devront donc s'intégrer dans un tout, vivre réellement en yoga et non « faire du yoga ». Toute liberté étant donnée cependant à chacun pour choisir sa façon d'aborder cette discipline, miroir grossissant de la façon d'être dans la vie.

a/ Se concentrer grâce à la posture

- *Le placement de la colonne vertébrale en étirant tout l'arrière du corps, du sacrum jusqu'au sommet du crâne ; à la fois pour en diminuer ses courbures naturelles ou celles devenus anormales (à cause de mauvaises attitudes ou de sa profession par exemple) et pour obtenir une sensation de verticalité plus intense.*
- *La stabilité de la position, grâce à la posture assise et aux points de contact des fessiers et des genoux avec la terre.*
- *La position du regard (même les yeux fermés) qui est entre 70 centimètres et 1,50 mètre devant soi.*
- *La position exacte des mains et surtout des doigts qui varie selon*

les enseignements, les écoles, les maîtres (dont nous avons parlé p. 201).

- *L'attention portée sur un objet précis pour favoriser la concentration (la respiration, la flamme d'une bougie...).*
- *Le relâchement de tout le corps (visage, mâchoire, épaules...), tandis que la colonne vertébrale est solide et érigée comme le mât d'un navire.*
- *Les postures d'équilibre, quelles qu'elles soient.*

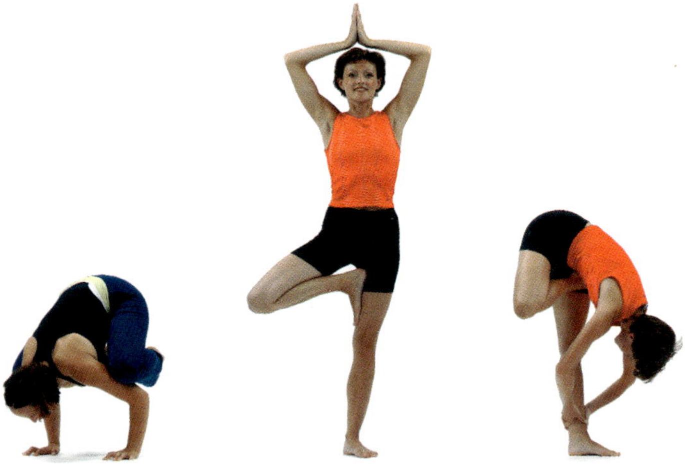

b/ *Ajapa japa**

Comme pour le *prânâyâma**, la posture doit être confortable, en position assise (lotus, tailleur ou diamant). L'attention, grâce à cet exercice, est non seulement fixée sur la respiration, mais permet aussi de vérifier si elle est vraiment exercée. En effet, il faut compter ses respirations en les augmentant en nombre au fur et à mesure des séances.

Exemple : si l'on a choisi 27 respirations, on comptera de la façon suivante : 27, j'inspire, 27, j'expire ; 26, j'inspire, 26, j'expire... et ainsi de suite jusqu'à zéro. Puis la séance suivante, on choisira 28 respirations, puis 29, etc.

Mais *ajapa japa** signifie surtout le fait de répéter une prière... (*mantra** en sanskrit) et cette prière, selon *Iyengar* « toute créature vivante la répète inconsciemment dans chaque inspiration » ; la prière *So-ham* (*So** = Lui, l'esprit universel ; *aham** = je suis) ; avec chaque expiration, la prière *Hamsa*.

Quelle est la personne qui, au cours de son existence, n'a pas formulé un souhait ? Pourquoi alors ne pas prier avec plus de conscience et plus de force ?

Ce *japa** yoga permet de provoquer dans l'organisme des vibrations en harmonie avec la vibration cosmique (répétition par exemple du OM). La création entière n'est qu'une vibration sonore et, dit l'Evangile, « au commencement était le verbe ». Tous les textes sacrés énoncent cette même idée-force. Grâce à ces exercices, nous pouvons essayer de nous mettre, tout comme des récepteurs de radio, sur cette longueur d'onde cosmique dont l'émission est malheureusement brouillée par de nombreux parasites ; en particulier si notre mental n'est pas libre, cette fréquence est impossible à obtenir.

c/ Concentration sur une forme ou un symbole visuel

Cette concentration commence généralement par *trâtak** (ou fixation du regard) sur l'image ou la forme qui doit conduire à se représenter clairement, mentalement, l'objet sur lequel on est concentré. Un exemple de concentration sur une forme est celui du *yantra**, un symbole mystique qui se présente comme une forme géométrique. On le place devant soi au niveau des yeux, l'attention portée sur le point central, sans se fatiguer la vue ; après un moment, il faut se le représenter mentalement, en fermant les yeux. La visualisation devenant de plus en plus facile, l'exercice peut se prolonger peu à peu. La concentration peut aussi s'effectuer sur le corps d'énergie (voir chapitre « Respiration-*prânâyâma** ») en imaginant, en dessinant mentalement un espace lumineux tout autour de son corps.

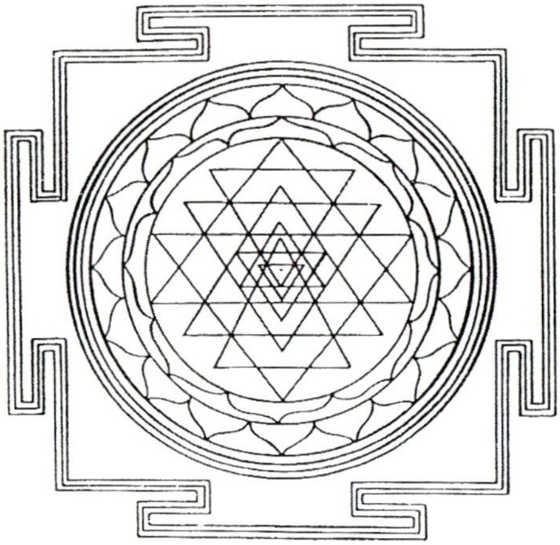

*Mandala** inspiré de l'art bouddhique

d/ Concentration grâce à l'utilisation des sens

Développer ses capacités sensorielles pour en avoir une plus grande maîtrise, tel est l'objectif de ces exercices de concentration. En fait, si l'on se réfère aux « piliers » du yoga selon *Patanjali**, ce stade de la pratique yogique n'est encore qu'une étape pour accéder à une véritable concentration (*dhâranâ**).

Pour pouvoir se concentrer sur un point unique, le corps a été entraîné grâce aux postures, l'esprit a été affiné, calmé par le *prânâyâma** et les sens ont été maîtrisés par *pratyâhâra** : ce ne sont plus les sens qui entraînent l'individu mais l'esprit qui les domine.

Il est à noter que cette maîtrise des sens n'empêche nullement la spontanéité et que le méditant (l'adepte de la méditation) trouve sa joie dans ce qu'il est. Pouvant se contrôler, s'arrêter, il peut vivre en paix. Les sens calmés, la concentration se portera sur les pensées, produit de l'esprit, difficiles à diriger car très fluides et inconstantes.

- L'OUÏE

Nous avons déjà évoqué l'exercice (appelé *antar* mauna**) qui consiste à se mettre à l'écoute de tous les bruits extérieurs pouvant être perçus pour, peu à peu, goûter le silence intérieur. Mais la concentration peut être aiguisée en portant son attention sur un seul des bruits extérieurs à soi, sans être perturbé par les autres, en prolongeant à chaque tentative le temps d'écoute. Cet exercice favorise la disponibilité mentale tout en augmentant la capacité d'attention et d'écoute qui sont des qualités éducatives indispensables lorsqu'il s'agit de répondre à la demande des enfants par exemple.

- LA VUE

Ce sens, constamment sollicité, est l'un des facteurs principaux de dispersion du mental. Les exercices de concentration sur une forme ou un symbole visuel (voir le chapitre correspondant) peuvent être complétés par une sorte de gymnastique oculaire, de massages, pour défatiguer et entretenir la musculature de l'œil et de son pédicule (nerf optique, iris, cristallin).

Bien avant que la fatigue des yeux n'apparaisse, on peut se donner les moyens de prévenir une certaine gêne, voire des troubles oculaires plus importants : attend-on d'avoir soif pour creuser un puits ? Mais il ne s'agit pas non plus de se contenter de ces simples recommandations sans d'ailleurs faire attention à son alimentation, son attitude générale ou le soin apporté à son corps.

Dans les exercices qui vont suivre, ce sont les muscles externes de l'œil qui sont sollicités. Outre ces exercices sont aussi conseillés :

- *Les bains de soleil, avec toutes les précautions possibles : nuque et tête couvertes, pas de prolongation excessive, pas d'exposition pendant les heures chaudes. Il s'agit, les yeux fermés, de se laisser caresser par les rayons solaires en tournant la tête à droite et à gauche, doucement. Ce bain va décontracter les yeux et sera aussi bénéfique pour tout le corps.*

- *L'air :* *le plus souvent possible, le contact avec l'air de la montagne et de la mer est bénéfique. Éviter les pièces fermées et mal aérées, évidemment.*
- *Des activités simples comme la marche qui non seulement entretient tout le corps, mais agit sur les points d'acupuncture liés à l'œil (sous la plante des pieds). Et toute activité faisant travailler les muscles du corps en améliorant la circulation (natation, bicyclette...).*
- *L'eau froide : tonifie les tissus.*
- *Les massages : ne pas frotter mais effleurer les paupières (et tout le corps si possible).*
- *L'utilisation de couleurs : calmante (bleu, vert), stimulante (rouge, jaune).*
- *Une bonne hygiène...morale : confiance en soi, pensées positives, équilibre de vie, goût de l'effort.*
- *Un travail pour développer la mémoire, l'imagination et l'attention.*

Exercices pour les yeux

Les clignotants

Fermer les yeux en fronçant les sourcils et les rouvrir plusieurs fois de suite. Même exercice mais en ne fermant et n'ouvrant qu'un œil alternativement. Ces exercices décontractent la zone yeux-sourcils-front.

Le palming

Frotter les paumes des mains l'une contre l'autre très fort jusqu'à sentir beaucoup de chaleur. Placer ces paumes sur les yeux fermés et rester ainsi au moins deux minutes en visualisant un paysage qui détend et qui repose. Faire cet exercice aussitôt qu'une fatigue oculaire apparaît.

Les dessins

Il s'agit de dessiner, avec son regard, différentes figures ou formes géométriques dans un sens puis dans un autre, les yeux fermés si possible :

- *Dessiner une croix avec le regard en le portant vers le ciel, vers la terre, à droite et à gauche (7 à 8 fois).*
- *Dessiner un cercle dans un sens et dans l'autre (7 à 8 fois).*
- *Dessiner un 8 horizontal - en changeant de sens (7 à 8 fois).*
- *Visualiser un croissant de lune. Sur ce croissant, une balle de tennis va et vient d'une extrémité à l'autre (7 à 8 fois).*

Fixer l'extrémité d'un crayon avec lequel on dessine des formes géométriques variées dans l'espace en essayant de voir le bout du crayon le plus haut possible, le plus bas possible, loin à gauche, loin à droite.

S'habituer à suivre du regard : une balle de tennis au cours d'un match, un numéro sur une plaque minéralogique, le vol d'une mouche. Observer un objet à surface importante (plus de deux mètres), puis une surface moindre sur cet objet, puis une surface encore plus petite jusqu'à observer un point. Cet exercice développe l'acuité du regard.

- LE TOUCHER

La sensibilité du toucher n'est pas très développée dans notre monde occidental ; pourtant, c'est un sens qui nous renseigne sur nos contacts avec le monde extérieur et la peau a plusieurs fonctions : protection, sécrétion, respiration, absorption, et un rôle sensoriel tactile. Cette peau, qui enveloppe la totalité du corps humain, est très résistante et très élastique comme l'on peut s'en apercevoir au fur et à mesure des mois de grossesse par exemple.

La sensibilité tactile peut être affinée par l'exercice. Chez les non-voyants, ce sens se développe très vite, suppléant celui de la vue. Il s'agit alors d'entretenir cette sensibilité grâce à une hygiène corporelle (douches, bains, crèmes), mais aussi de la développer.

Diverses techniques de massages peuvent y contribuer (seul ou à deux) ainsi que l'exercice suivant : par exemple, différentes matières (petits morceaux de bois, de plastique, de mousse, de métal...) sont jetées sur une table. Les yeux fermés, seulement grâce au contact d'un ou deux doigts, il faut essayer de reconnaître chaque matière. Si la perception tactile est très développée, il faut choisir une même matière, le bois, par exemple, mais de texture et de qualité différentes.

- L'ODORAT ET LE GOÛT

Nous connaissons l'importance de l'alimentation sur tout notre organisme ; or, c'est le goût qui nous renseigne sur la nature et les propriétés des aliments (le siège du sens gustatif est au niveau de la langue).

Lorsque l'on parle du goût d'un aliment, on réunit en fait dans cette expression plusieurs sensations : la saveur gustative, l'olfaction (l'odeur propre des aliments est refoulée vers les fosses nasales), les sensations thermiques, les sensations tactiles.

Quant à l'odorat, c'est lui qui nous renseigne sur la qualité des différentes odeurs. Chez l'homme, ce sens est en constante régression, alors que la majorité des mammifères a un sens olfactif très développé. Le sens de l'odorat a son siège au niveau des fosses nasales dont la muqueuse est le point de départ.

Mais, outre cet aspect purement physiologique, les yogis considèrent que la langue et le nez, ainsi que la peau, sont les principaux organes d'absorption du *prâna** (voir le chapitre « Respiration-*prânâyâma**»). Il est donc très important, d'une part, de bien mastiquer les aliments pour y puiser le maximum d'énergie ; d'autre part, de rendre consciente sa respiration (le *prâna** obéit à la pensée) et enfin, d'être vigilant sur son hygiène nasale, les cornets du nez étant en étroit rapport avec les centres nerveux vitaux.

L'homéopathie et l'aromathérapie confirment ces observations : l'aromathérapie traite avec les essences aromatiques (produits huileux, volatiles et odorants ; extraits de végétaux) qui modifient le champ magnétique des sujets, le champ de vibrations du système sympathique. En homéopathie sont prescrites des substances (végétales, minérales ou d'origine animale) à doses infinitésimales que l'on doit conserver sous la langue.

Deux exemples d'exercices pour développer ces sens : s'amuser à reconnaître différentes odeurs d'aliments ou de parfums. Certaines personnes en ont d'ailleurs fait leur profession. Qui, automatiquement, à la campagne, ne hume pas le parfum des fleurs ?

L'autre exercice, plus difficile, consiste à sentir un parfum imaginaire ou à goûter un aliment créé mentalement jusqu'à ce qu'une sensation soit perceptible.

e/ Concentration grâce à la respiration
Respiration visualisée

VISUALISATION D'UNE RESPIRATION NORMALE, REGULIÈRE

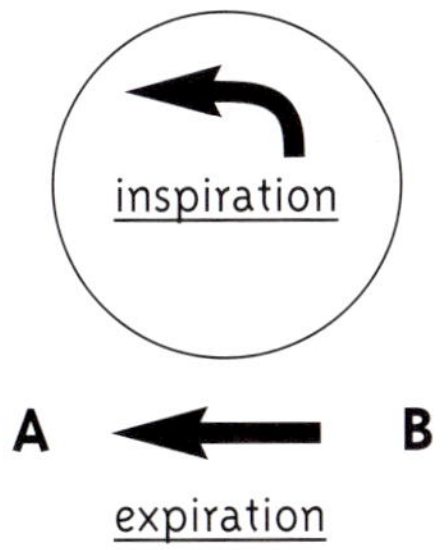

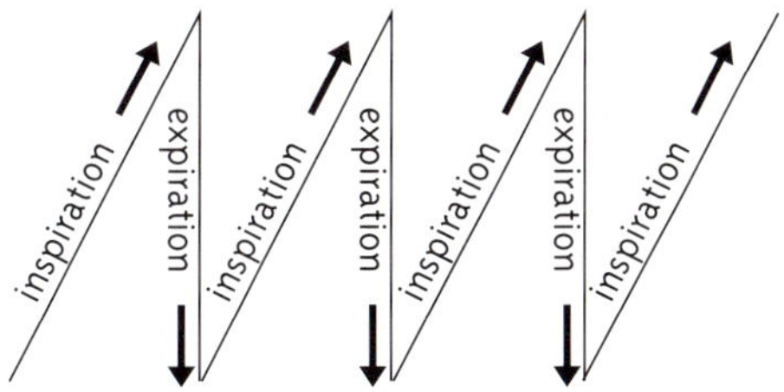

• *En A, en inspirant vous suivez des yeux le cercle dans le sens inverse des aiguilles d'une montre ; en expirant, vous vous concentrez sur le tracé de la circonférence en sens contraire. Au moins dix respirations. Puis, si cet exercice ne pose pas de difficultés, vous fermez les yeux et, à l'intérieur de votre espace frontal, vous représentez mentalement ce cercle (vous le « visualisez ») et de nouveau, vous en suivez le pourtour dans un sens et dans un autre selon qu'il s'agit de l'inspire ou de l'expire.*

● En B, le principe est le même qu'en A : cette fois cependant vous harmonisez la respiration et la concentration sur un trait montant (à l'inspiration) et sur un trait descendant (à l'expiration). Puis, après une dizaine de respirations les yeux ouverts, visualisez ces M attachés et suivez-en les jambes à l'inspire et à l'expire.

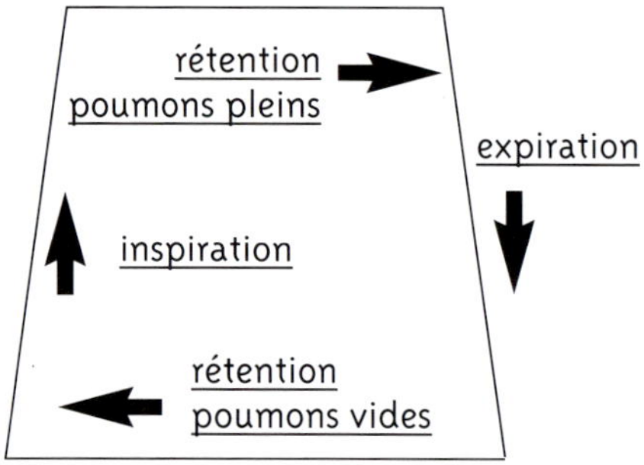

C

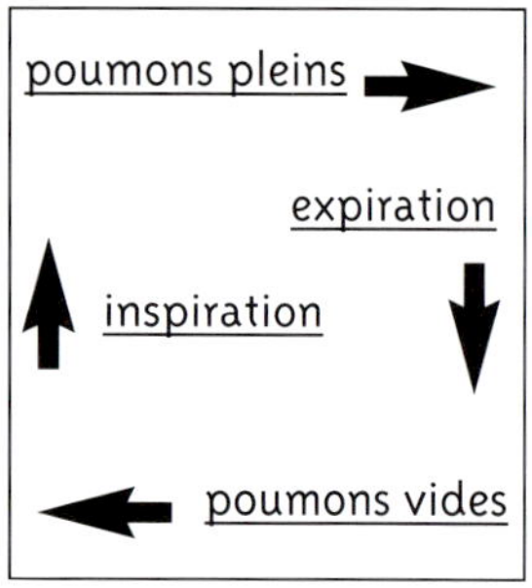

D

● En C, après avoir inspiré, en suivant le côté de cette figure géométrique, vous gardez les poumons pleins (rétention ou apnée) en vous concentrant sur le tracé du haut ; puis vous expirez en descendant visuellement le second côté et en rétention poumons vides parcourez le bas. Une dizaine de fois (puis les yeux fermés) en faisant bien coïncider votre rythme respiratoire... et le suivi du tracé.

● En D, le principe de travail est le même qu'en C, mais les quatre temps de la respiration (et donc le temps de concentration sur chaque côté du carré) sont identiques. N'hésitez pas au début, si vraiment vous le souhaitez, à vous servir d'un métronome pour être certain de bien égaliser l'inspiration, l'apnée poumons pleins, l'expiration et l'apnée poumons vides. Dix fois les yeux ouverts et, si possible, dix fois les yeux fermés.

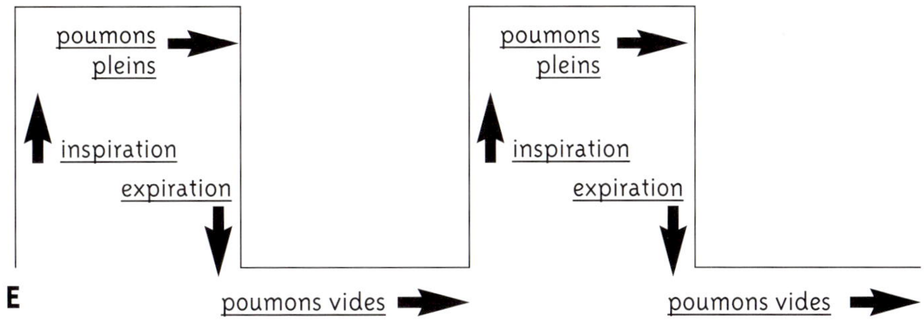

● *Mêmes indications que pour l'exercice précédent (D).*
D'abord les yeux ouverts, puis les yeux fermés.

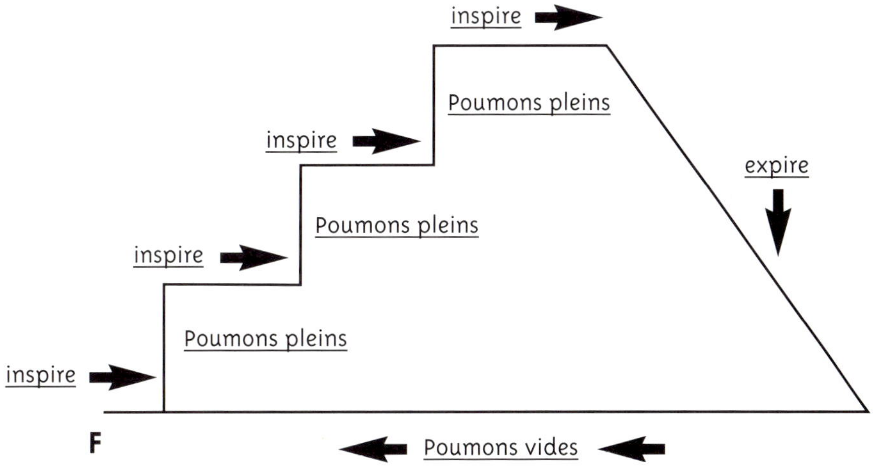

● *En F (respiration par paliers) : il s'agit dans cet exercice d'inspirer par petites gorgées tout en montant cette sorte d'escalier. « Escaladez » la face perpendiculaire de ces marches en rétention poumons pleins et une fois en haut, expirez en suivant la pente. Revenez en position initiale en vous promenant sur le sol, poumons vides .Dix fois yeux ouverts, puis dix fois yeux fermés.*

f/ Autres concentrations possibles

- *Se voir en train de réaliser des postures, ce qui pourra également faire progresser dans le travail corporel.*
- *Se remémorer les différents moments de la journée passée. On peut améliorer cette forme de concentration (qui favorise aussi la mémoire) en se souvenant de tous les évènements de la journée à rebours.*
- *Se concentrer sur les chakras* (espaces de vibrations) et leur forme symbolique correspondante.*
- *Pour développer la maîtrise de la concentration, on peut créer des images rapides sur lesquelles se porte l'attention pendant un temps choisi.*

Quel que soit le style de concentration adopté, le corps doit être détendu, dans une position confortable et le mental ne doit pas être préoccupé. C'est pourquoi une préparation corporelle et respiratoire est pratiquement indispensable pour ce type d'exercices. Se concentrer ne veut pas dire non plus se couper totalement du monde. Il y a un temps pour tout ; ces exercices doivent être expérimentés avec beaucoup de modération, à certains moments privilégiés pendant lesquels l'adepte pourra ainsi se « recentrer ».

LE OM

La posture de méditation et les exercices pour s'y introduire sont en fait une rencontre : rencontre entre le yoga de l'oreille (répétition de *mantra**, écoute du souffle) et le yoga de la vue (visualisation, concentration sur un point...).

Une fois que l'on est installé dans l'immobilité (comme le serpent qui a su empiler ses vertèbres), l'attention peut être dirigée vers des « objets de concentration », très différents selon chaque individu. Cette attention devra permettre de mieux maîtriser les chevaux sauvages (les sens) qu'il ne faut pas tuer, mais avoir sous contrôle, afin qu'à tout moment on puisse les faire « rentrer dans la maison ». Il existe dans la longue tradition de la méditation une grande variété de techniques : celles qui nous intéressent ici sont celles basées sur la voix et plus particulièrement sur les sons. Nous avons voulu aborder le « OM » qui est une facette du yoga peu utilisée en Occident ; pourtant, pour le yogi, il n'y a pas de symbole plus puissant que la syllabe « OM ». Pourquoi ? « AUM » s'écrit A.U.M., mais il se chante traditionnellement « OM ». On peut aussi le chanter « Aoum » pour qu'il y ait des vibrations différentes (le « U » se prononçant « OU » en sanskrit, comme d'ailleurs en anglais et en espagnol. Il n'y a qu'en français que le « U » se prononce « U »).

Mais la façon dont on écrit « AUM » peut être aussi « OM » (« AU » et « O » se prononçant de la même façon). Comme le mot latin « omne », le mot sanskrit « AUM » signifie « tout » et exprime les concepts de « omniscience, omniprésence, omnipotence ». En dehors du son traditionnel, tous les exercices sont possibles avec ce son ; ce qui compte c'est l'intention, c'est l'état d'esprit dans lequel on le pratique et le but recherché.

Parmi les pratiques du yoga, la prononciation du son « AUM » est peu courante en Occident tandis qu'en Inde, voire dans toute l'Asie, cette syllabe accompagne partout les voyageurs. « OM » est le parfum du dhoop, encens à base de santal, omniprésent dans les ashrams, temples et cavernes.

Selon André Van Lysebeth, en Inde, le « OM » est sacré. Pourquoi ? L'univers serait perçu par une vibration sonore « OM ». L'origine de l'univers est ce son qui n'a ni espace, ni temps, sans commencement, sans fin.

Le AUM est considéré comme le verbe par lequel les mondes furent créés, la racine de tout langage, le souffle de la vie, il est l'origine de tout et les traditions les plus anciennes nous disent : « L'Univers serait constitué d'une émission de sons provenant du son primordial : le « AUM ». Et comme tout est dans tout, par la pratique du AUM, le yogi cherche à éveiller sa conscience et unir son univers intérieur à l'univers qui l'entoure.

Dans le *Mândûka-upanishad* (textes philosophiques sacrés), la syllabe « AUM » est analysée dans ses éléments vocaux, d'après lesquels le « O » est considéré comme une combinaison de « A » et de « U ». De sorte que nous sommes en présence de trois éléments « A.U.M. ». « OM » étant l'expression de la plus haute conscience, ces trois éléments sont présentés comme les trois degrés de la conscience. En décortiquant ce vocable, nous pouvons mieux comprendre sa signification, sa symbolique.

Il est dit dans les *Yoga-sûtra** de Patanjali*, que chanter le « A.U.M. » c'est s'ouvrir à *îshvara**, à la constellation d'énergie, au divin. *Ishvara** est le véritable « *guru* intérieur » grâce auquel on franchit les *klesha** (obstacles intérieurs), on s'en libère. Cette libération se réalise grâce à la répétition (*japa-yoga**) de A.U.M. qui remplace tous les autres *mantra**.

- ***A.U.M.**, c'est un nom dont on doit méditer la signification.*
- ***A.U.M.**, c'est l'arc qui va donner à l'esprit (la flèche) la concentration nécessaire pour atteindre la cible : le ciel, Brahman*.*
- *Mais **A.U.M.**, c'est aussi un son sacré dont la répétition ne peut s'effectuer que dans un état d'esprit de rituel (et de sacrifice au sens de « don à »).*
- ***A.U.M.**, c'est un support de méditation en tant qu'image (yantra* correspondant à âjnâ*).*
- ***A**, c'est le cri d'émerveillement du petit enfant qui vient de naître ; c'est la naissance et la dissolution de la création du monde (couleur jaune de diffusion d'énergie). C'est l'état de veille où l'être a une conscience subjective du monde extérieur.*
- ***U**, (prononcé « ou ») prolongement de la création (dans la voûte du palais). C'est la couleur blanche de la lumière qui se diffuse dans l'espace. C'est l'état du rêve, de la conscience du monde intérieur.*
- ***M**, c'est la fermeture, la sonorité au niveau nasal ; c'est la conscience du sommeil profond, la non-dualité entre sujet et objet (samâdhi*). C'est la lumière dans le noir des ténèbres. C'est la dernière vibration avant le silence où les portes des sens sont closes, où la force vitale est le cœur, où la fermeté est dans le yoga avec la concentration entre les sourcils (âjnâ*).*

*- Répéter le **OM**, c'est chanter le symbole sonore de l'absolu ; c'est se mettre en harmonie avec le son originel représentant la réalité spirituelle suprême, expression de la conscience de Brahmâ* dans tous les domaines.*

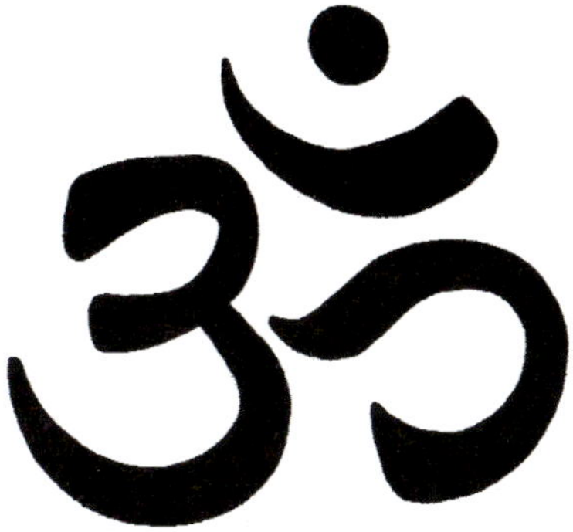

Représentation graphique de OM

P - EXERCICES COMPLEMENTAIRES : BANDHA*, MUDRÂ*, DHAUTI*

La pratique du yoga, les techniques de concentration, de respiration, les temps de méditation peuvent être complétés par divers exercices bénéfiques et indispensables pour l'adepte qui veut progresser dans la pratique du *prânâyâma** ou la connaissance des circuits et espaces d'énergie (*chakras**, *nâdîs**).

Nous verrons successivement les techniques concernant les *bandhas**, les *mudrâs** et les *dhautis**. *Bandha** signifie ligaturer, enchaîner, bloquer, contracter. Ce peut être aussi une posture dans laquelle certaines parties du corps ou organes sont contrôlés. Leur connaissance est indispensable pour la pratique du *prânâyâma**. En effet, par cette pratique, si le *prâna** (véhicule de l'énergie) circule dans le corps, des techniques sont nécessaires pour le contrôler et le diriger.

Un peu à l'image des écluses réglant le débit de l'eau dans les canaux afin que les péniches y circulent en bon ordre et en toute tranquillité.

Les trois principaux *bandhas** sont :

- *uddiyâna bandha**,
- *jalandhara bandha,*
- *mûla bandha**.

a/ Uddiyana *bandha**

*Uddiyana** signifie « s'élever » (c'est le plus spectaculaire des *bandhas**, en fait assez simple à réaliser). D'une part, le diaphragme s'élève très haut dans le thorax, entraînant avec lui les organes abdominaux ; d'autre part, le *prâna** s'élève également, depuis le bas de l'abdomen vers la tête.

Ce *bandha** est très conseillé dans la pratique du yoga car il masse en profondeur l'abdomen tout en musclant, tonifiant la paroi abdominale ; grâce aux mouvements du diaphragme, la circulation sanguine est favorisée dans le ventre ; le tube digestif étant stimulé, la digestion est facilitée, comme l'évacuation des gaz, ce qui combat l'aérophagie. Ce *bandha** se pratique avec l'estomac vide et après avoir évacué vessie et intestins.

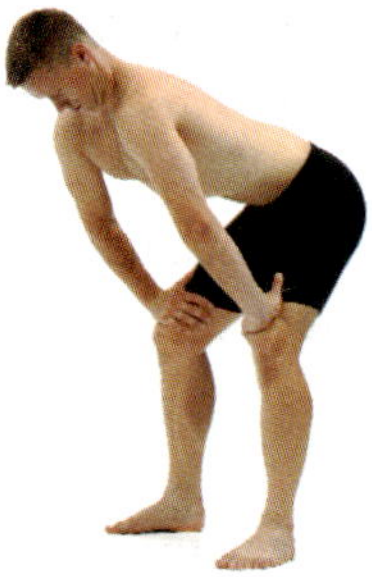

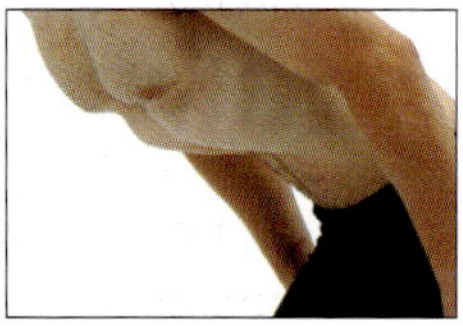

En partant de la position debout, on plie les jambes, les paumes des mains posées sur les cuisses ; le menton est rentré, dirigé vers le sternum ; les pieds sont écartés de la largeur du bassin. Après avoir expiré, on garde les poumons vides pendant tout l'exercice. Il s'agit, d'une part, de tirer la masse abdominale vers la colonne vertébrale et, d'autre part, de contracter les abdominaux et de les monter vers le sternum en poussant les mains sur les cuisses. Cette posture doit être maintenue de 5 à 10 secondes. Avant d'inspirer, on gonfle le ventre de façon à préparer le réceptacle de l'air et à éviter une trop brusque inspiration.

Ce *bandha** peut être aussi réalisé en posture assise, ce qui prépare bien aux exercices de *prânâyâma**.

b/ *Jalandhara bandha*

Jala signifie « filet, tissu, maille ». En effet, dans ce *bandha**, le cou et la gorge étant pressés contre le menton (appuyé dans le creux entre les clavicules et le sternum), le débit de la respiration peut être contrôlé. Beaucoup d'exercices de *prânâyâma** se pratiquent dans cette posture, la circulation du sang et du prâna* étant de ce fait régularisée ; le souffle est bloqué soit au niveau de la gorge, soit au niveau du thorax, les muscles du cou sont contractés, les sinus carotidiens sont comprimés, la glande thyroïde est stimulée. Les effets de ce *bandha** sont extrêmement importants et nombreux. Grâce à la position du cou et du menton, le pratiquant va apprendre, avec toute sa conscience, à respirer dans la gorge et dans la région haute ou claviculaire. Avec *ujjâyi**, *jalandhara bandha** va être un excellent exercice de contrôle respiratoire.

Quant à l'étirement du cou, il va provoquer un allongement de la colonne vertébrale (surtout au niveau des dorsales), une stimulation des centres rachidiens, une action sur le bulbe céphalo-rachidien (qui régit la circulation sanguine et la respiration).
La compression des sinus carotidiens va en outre abaisser la tension artérielle et provoquer un ralentissement du rythme cardiaque.

Enfin, les conséquences de la stimulation de la thyroïde sont innombrables. On sait que cette glande exerce une action sur le métabolisme cellulaire ; elle agit ainsi sur l'énergie libérée par les cellules et l'ensemble des transformations des glucides, lipides et protides utilisés par celles-ci ; cette action métabolique générale joue un rôle important dans la régulation de la température centrale, entraînant une élévation des échanges respiratoires et une augmentation du volume sanguin circulant ; cette glande a aussi un rôle fondamental au cours de la croissance et, par son action, donne aux différents tissus de l'organisme une certaine résistance et un aspect normal (cartilages de conjugaison, appareil génital, ongles, poils, dents, cellules du système nerveux).

Afin de bien préparer le *jalandhara bandha**, il est conseillé de pratiquer les postures de la chandelle et de la charrue qui vont favoriser l'étirement des cervicales.

c/ Asvini *mudrâ et *mûla bandha****

Ces deux exercices se complètent : *asvini mudrâ** permet le contrôle des sphincters anaux, fortifie le plancher pelvien, masse les organes abdominaux et touche tout le système génital ; *mulâ bandha** stimule le système parasympathique pelvien, les terminaisons nerveuses de la glande coccygienne en plus des effets déjà cités pour *asvini mudrâ**. Outre ces aspects anatomo-physiologiques, ce *bandha** et ce *mudrâ** permettent un contrôle du *prâna** au niveau de *muladhara* et rendent ainsi disponible toute l'énergie située dans cette région. *Mûla** signifie « racine, source, origine, cause, base ou fondement » ; *asvini** « cheval » ou « jument ». En effet, ce *mudrâ** (posture de verrouillage, ligature) évoque les mouvements de l'anus lors de l'expulsion du crottin. C'est *asvini mudrâ** qui va aider à la pratique de *mûla bandha**.

Ces deux exercices se pratiquent dans n'importe quelle position, mais la position allongée sur le dos, jambes pliées, pieds sur le sol et la position fœtale (cuisses sur le ventre, bras entourant les genoux) sont les plus favorables.

*Asvini mudrâ** consiste à contracter volontairement les sphincters anaux puis à provoquer une dilatation volontaire alternativement plusieurs fois de suite ; tandis que, dans *mulâ bandha**, seule est effectuée la contraction plus poussée et plus longue. Selon l'habitude de la pratique, ces deux exercices pourront se faire avec ou sans rétention de souffle pendant la séance de yoga ou dans la journée.

d/ *Vajroli mudrâ (contraction vaginale)**

Les sphincters anaux ont été mieux sentis et contrôlés. Dans la même position (allongé sur le dos, jambes pliées, plantes des pieds sur le sol), le ventre, le fessier et les cuisses sont détendus.

*Vajroli mudrâ** consiste à contracter et à dilater les muscles du vagin (avec ou sans rétention de souffle selon l'habitude, l'aisance respiratoire).

Cet exercice permettra de contrôler l'énergie latente dans cette région, de tonifier la musculature du vagin et, en même temps, de la détendre ; c'est tout le périnée en fait qui est sollicité par ces exercices (*asvini**, *mûla** et *vajroli**).

e/ *Yoni mudrâ**

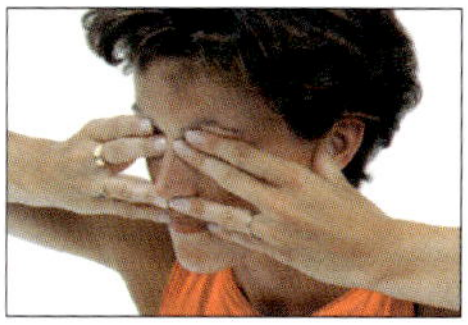

*Yoni** signifiant « source » ou « matrice », cette position va permettre à l'adepte de regarder en lui-même et, en s'intériorisant, de sentir ce qui se passe au plus profond de son être ; de plus, le *prânâyâma** pendant cette posture entraîne l'apaisement du mental, défatigue, tonifie et stimule le système nerveux (voir chapitre « Techniques de *prânâyâma** »).

Dans la posture du tailleur ou du lotus, on se sert des pouces pour se boucher les oreilles (en appuyant sur le tragus afin de vraiment s'isoler des bruits extérieurs). On pose délicatement l'index et le majeur sur les paupières et l'auriculaire sur la lèvre supérieure. Quant aux annulaires, ils vont boucher alternativement la narine droite et la narine gauche de façon à n'inspirer que par la narine droite en expirant par la gauche, puis d'inspirer par la gauche en expirant par la droite. Ce contrôle respiratoire qui peut être pratiqué de cinq à dix minutes permet une respiration régulière, lente, profonde, calme avec tous les effets que cela implique.

Cette posture est également appelée *parangmukhi mudrâ**, c'est-à-dire une posture qui verrouille les sens afin d'être « tourné à l'intérieur ».

f/ *Shânti mudrâ** (ou *prâna mudrâ**)

Comme tout *mudra**, c'est-à-dire une expression symbolique du corps qui a une résonance psychique, *shânti mudrâ** favorise la prise de conscience du processus respiratoire et permet au mental de se concentrer. Une impression de paix (*shanti**) intérieure se manifeste très rapidement et la dernière phase de l'exécution de cette posture plonge l'adepte dans une attitude d'ouverture, de réceptivité, d'« intuition cosmique » et favorise ainsi l'imprégnation du *prâna**.

En tailleur, en lotus ou sur une chaise (du moment que le dos est bien droit et le devant du tronc bien ouvert), les dos des mains réunies sont placés sur la région formée par le bas-ventre et le dessus des cuisses (comme dans la position de méditation zen).

Après une phase d'expiration avec contraction abdominale et *mûla bandha**, on laisse se faire l'inspiration tandis que les bouts des doigts vont se tourner vers le bas-ventre ; le reste du corps est détendu (visage, épaules...), les coudes légèrement écartés, la sangle abdominale relâchée pour faciliter l'acte respiratoire (inspiration) : au fur et à mesure de la descente du diaphragme, les mains montent vers le plexus solaire ; après la phase abdominale de l'inspiration, les coudes s'écartent, les mains se placent parallèlement aux côtes pour favoriser l'ouverture thoracique ; les mains continueront leur ascension pendant la phase claviculaire du processus respiratoire, puis passeront devant la gorge, le visage ; enfin, poumons pleins, les bras et les mains dessineront dans l'espace une sorte de chandelier, paumes tournées vers le ciel. À l'expiration, les mains suivent le trajet inverse. Cet exercice est à réaliser au moins cinq fois.

Chaque pratiquant aura des sensations et des impressions différentes selon sa pratique, son niveau de conscience et tout ce qui forme et transforme sa personnalité. Les adeptes du tai-chi-chuan pratiquent également ces exercices d'harmonisation, geste-conscience-respiration et, sentant leur globalité, ils peuvent percevoir quelquefois pendant l'entraînement une réelle possibilité d'unité avec le cosmos. *Shânti mudrâ** permet de se familiariser avec l'idée qu'une attitude corporelle entraîne une transformation psychique (l'inverse étant admis plus facilement). L'adepte devra être vigilant non seulement sur son état d'esprit, mais aussi dans ses attitudes. Le corps et l'esprit ne sont pas deux mondes séparés et ne recouvrent pas des réalités spécifiques. Il n'y a qu'à regarder jouer les jeunes enfants pour s'en convaincre : c'est tout leur être qui vit l'action.

g/ *Jnâna mudrâ**

*Jnâna mudrâ** ou « geste de l'initié » fait partie de ces exercices (comme par exemple les *bandhas**) ou de ces postures (*siddhâsana**) qui accompagnent la méditation et le *prânâyâma**.

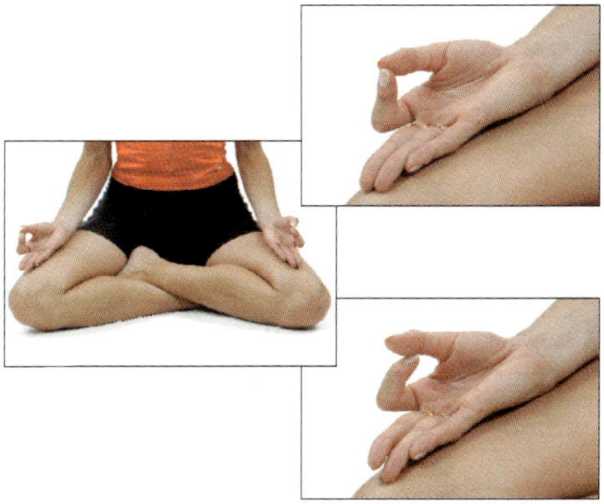

Ce *mudrâ** consiste à étirer les bras, poser le dos des mains sur les genoux en orientant la paume vers le ciel, l'extrémité du pouce en contact avec l'index tandis que les trois autres doigts restent tendus et joints (certains maîtres font placer l'ongle de l'index au milieu du pouce).

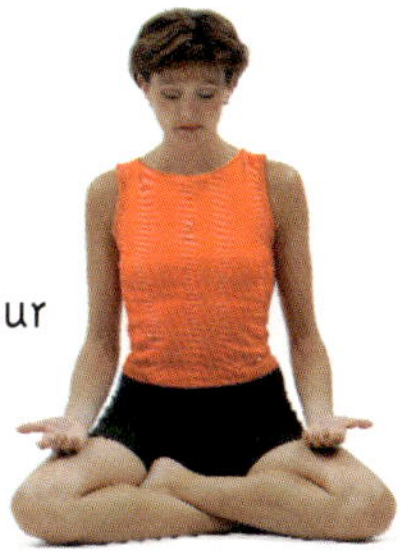

On peut simplement poser le dessus des mains sur les genoux et diriger les paumes vers le ciel. Cette posture de réceptivité est une acceptation de l'énergie cosmique, une « attente sans désir ».

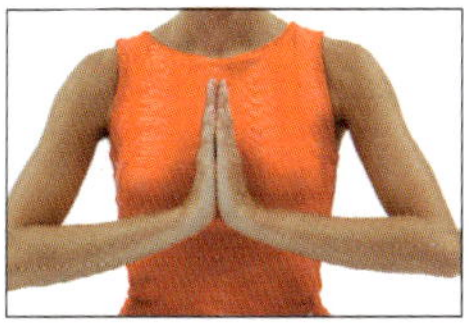

Il est possible de placer les mains en prière au niveau du cœur.

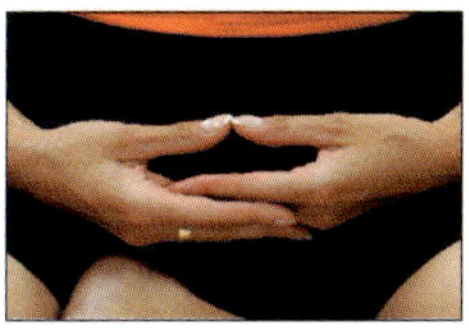

Enfin, s'offre une dernière possibilité : les mains sont placées comme dans la posture de la méditation zen alors que les ongles de l'index sont chacun en contact avec le milieu du pouce. Il est intéressant d'observer que, dans ce *mudrâ**, la forme représentée par les mains et les doigts est exactement celle formée au niveau de la ceinture pelvienne : symphyse pubienne, trou obturateur, tubérosité ischiatique.

Les éléments essentiels, dans ces *mudrâs**, forment un cercle, symbole de l'infini. Le pouce et l'index créent une union (yoga) entre l'âme individuelle (le petit Soi) et l'âme universelle afin que l'être tout entier s'intègre au cosmos.

h/ Les *dhautis**

Ces *dhautis** ou procédés de purification ne sont donnés ici qu'à titre indicatif, mais ils prolongent très logiquement les différents exercices déjà décrits et améliorent l'hygiène générale.
*Agnisara dhauti** est un *uddiyâna** à répétition, poumons vides. Il permet de bien masser la région abdominale.

Un autre *dhauti** est celui de la langue : on racle la langue avec par exemple l'arête d'une cuillère à café afin de nettoyer sa surface. La langue étant ainsi plus propre, les causes d'une mauvaise haleine sont évitées et le *prâna** de la nourriture mieux absorbé. Enfin, les saveurs étant mieux perçues par les papilles gustatives, la fonction digestive s'en trouve facilitée.

Puis *danta dhauti**, le nettoyage des dents : les yogis préconisent de remplacer le dentifrice par un mélange d'huile (d'olive par exemple) et de sel marin, et la brosse par l'index et le médium. Il est important également de se masser les gencives.

Ces exercices sont proposés dans le but de mieux faire circuler l'énergie dans le corps, d'avoir un meilleur contrôle musculaire et respiratoire. L'être humain ne doit plus habiter un corps qui lui soit étranger ; son corps, il sait s'en faire un ami, il le connaît bien et peut ainsi mieux répondre à ses besoins. Ces exercices ne doivent en aucun cas perturber l'adepte : c'est pourquoi ils doivent être pratiqués avec la plus grande modération en respectant une progression par rapport à ses possibilités.

Q - L'ÉTAT DE MÉDITATION

1 - Tentative de définition

« Méditer : au cœur de la conscience, observer la paix de l'esprit. »

Nos sens, du matin au soir, sont constamment tournés vers l'extérieur, alors que notre mental se situe dans le passé (souvenirs) ou dans le futur (projets). Vivre le moment « ici et maintenant » est tout un art que se propose de nous faire découvrir la méditation.

Le mot « méditation » doit être compris dans son sens oriental et non dans son acceptation occidentale ; en effet, méditer, en français, implique une action, une activité mentale : « méditer sur », la mort, le sens de la vie ou une question importante. En ce sens, méditer, c'est concentrer son attention de façon exclusive pendant un temps donné sur un sujet précis. Il faudrait donc parler de concentration et non pas de méditation. En Orient, par exemple, dans la « science de l'éveil » qu'est le yoga, la méditation n'est pas à proprement parler une activité, mais plutôt un « état d'être ». C'est un moment privilégié pour mieux percevoir, sentir la vie qui coule en soi et qui nous entoure. En revanche, pour faciliter l'entrée dans cet état de paix intérieure, de quiétude, il existe de nombreuses méthodes qui, suivies avec patience, persévérance, et grâce à une progression équilibrée, donnent des résultats indiscutables.

2 - Les supports de la méditation

Quelle que soit la méthode employée (méditation yogique, tibétaine, taoïste, zen), les objectifs sont identiques (se recentrer tout en élargissant le champ de conscience), et des principes similaires sous-tendent la pratique :

- *Le pratiquant est invité à s'installer dans une posture à la fois ferme et agréable, aisée. Ferme signifie stable, fixe, assurée, solide, et indique l'immobilité. Cette fermeté s'adresse aussi bien au corps physique qu'au mental, qui est invité à prendre une attitude déterminée, décidée, résolue. L'aisance est synonyme de confort, de douceur, grâce surtout à la « relaxation dans l'effort ». A priori, cette expression peut paraître contradictoire : comment peut-on être détendu alors qu'un effort demande de la tension ? En fait, il s'agit de limiter les contractions exigées par un effort pour ne garder que le strict minimum nécessaire à l'action. En effet, dans la posture de méditation, le tonus musculaire doit être suffisant pour maintenir le dos droit ; en revanche, les épaules et les mâchoires peuvent être détendues. Il faut donc être à l'écoute de soi pour bien faire la différence entre contractions, tensions justes (c'est-à-dire adaptées à la situation) et crispations ou tensions musculaires « parasites » qui sont inutiles. Méditer signifiant « retrouver son centre », le pratiquant doit donc trouver le point de juste équilibre entre effort-fermeté et aisance-douceur.*

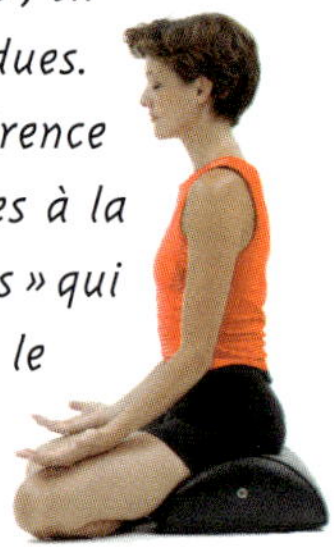

D'où l'intérêt d'une pratique psychosomatique favorisant l'intériorisation et entraînant une meilleure santé, une souplesse des muscles, une mobilité des articulations afin de ne pas être gêné par des raideurs ou un mental impatient, vagabond.

Dans la plupart des positions de méditation, la colonne vertébrale est étirée, sans tension, les yeux sont clos ou semi-ouverts et les doigts ainsi que les jambes ont une position particulière.

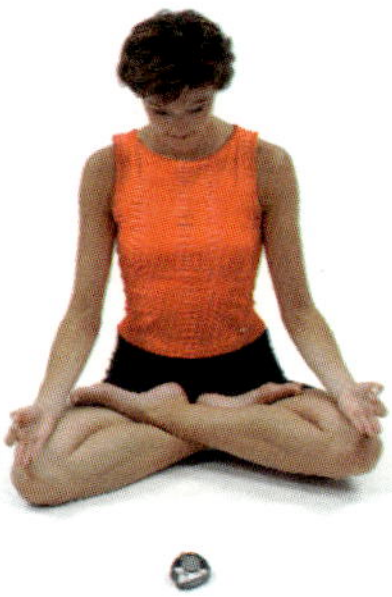

- *Une fois installé dans la posture, en phase d'initiation, l'adepte est invité à « domestiquer », à « apprivoiser » son mental, que l'on peut comparer à un cheval indiscipliné, à un singe ivre. Pour cela, l'attention se porte sur des objets de concentration ; ce sera par exemple l'observation du va-et-vient de la respiration ou celle de chaque partie du corps comme dans la relaxation ; ou bien le regard fixera un point précis sur le sol, la flamme d'une bougie, ou la trotteuse d'une montre.*

Puis, au fur et à mesure de l'entraînement, le pratiquant apprend à devenir un simple observateur, impartial, qui ne porte aucun jugement de valeur : « je respire », « j'observe le silence intérieur », « je vois défiler dans mon espace frontal, telle ou telle image », « telle pensée me vient », etc. Comme des nuages passant dans un ciel d'azur, l'adepte les laisse « passer » afin de se plonger dans un état de quiétude, de félicité.

3 - L'état d'esprit pour la pratique

La technique choisie, bien que précise et rigoureuse, ne doit être qu'un support au travail d'évolution qu'est le yoga et à la recherche de « ré-union » qu'est la méditation. Une fois la posture d'immobilité assurée, il faut trouver une attitude de disponibilité de façon à être prêt à recevoir. Cette pratique doit être accomplie avec modération tant pour la posture que pour le temps d'immobilité. S'installer quelque temps en tailleur pour, au fur et à mesure du travail corporel, pouvoir vivre le demi-lotus ou le lotus, postures qui favorisent la réceptivité de l'énergie « ciel ». « Vivre » la posture et non pas la « faire », car il faut considérer une posture comme une mise en situation et non comme une position à réaliser tel que le montre le modèle. Il faut donc se mettre à l'écoute de son corps, en accepter les limites et adapter les consignes en fonction de ses possibilités actuelles. Au début de la pratique, des tensions dans le dos, les jambes, les genoux, les chevilles apparaîtront et un dialogue tendre devra alors s'établir avec le corps ; ne pas vouloir à tout prix « rester » dans la posture : la volonté se développera par la pratique mais tranquillement et dans l'aisance.

L'observation devra surtout se porter sur les endroits du corps où sont perçues les crispations et les tensions, et, par la suite, il faudra affiner son attention en « sensationnant », c'est-à-dire en étant à l'écoute de ses sens pour pouvoir ensuite les domestiquer.

Une vigilance particulière sera accordée au mental dans la mesure où il trouvera de nombreux prétextes pour ne pas pratiquer ou arrêter la pratique devant la moindre difficulté. Plus tard, la méditation devra être vécue sans objectif, pour rien, « sans but ni profit ».

Outre les vêtements qui devront permettre une grande aisance, le lieu sera choisi en fonction des mêmes qualités demandées pour la pratique d'une séance de yoga. Ce lieu est important car c'est lui qui va favoriser l'harmonie entre la vibration intérieure de l'être et la vibration cosmique. Il existe des lieux (souvent dits « saints » ou « sacrés ») qui, depuis des millénaires, ont accueilli les vibrations de millions de pèlerins en quête.

En résumé, on peut dire que la pratique de la méditation doit correspondre à un mode de vie que les Indiens nomment *sattvique*.

C'est la voie du juste milieu qui me fait m'installer dans la posture d'une façon agréable, qui me donne la joie, la santé, le bien-être et qui me fait voir en tous les êtres une existence unique, indivisible et impérissable.

Enfin, pour compléter la pratique de la méditation, il est recommandé, dans cette posture, de lire les textes sacrés, de se nourrir des paroles, vibrations transmises par les *rishi** (sages) à travers les siècles.

En langage sacré, parole signifie « événement », « réalité profonde ». Cette démarche d'écoute de la parole sera donc une assimilation qui permettra la transformation du corps subtil, qui descendra dans le cœur et deviendra la sève de la vie quotidienne.

4 - Les effets de la méditation

« Dans tout être humain, il y a de la poussière d'étoiles qui sommeille. »

Bien que la méditation soit avant tout une aventure de la conscience, ses bienfaits sont indéniables tant sur le plan somatique que psychologique. Des expériences scientifiques ont montré qu'une pratique régulière régulait la fonction cardio-respiratoire et pouvait donc combattre l'hypertension artérielle et réduire l'anxiété. L'adepte, développant une sensation de verticalité de la colonne vertébrale, induit automatiquement dans son inconscient une attitude psychologique positive et favorise la libre circulation de l'énergie dans un corps plus conscient, plus habité. Habitué à observer les agitations de son mental, le méditant prend beaucoup de recul par rapport à ses pensées, ses réactions émotives, ses désirs. Cette sorte de cheminement ne le rend que plus lucide et plus libre. Il ne subit plus les conditionnements inhérents à toute éducation, les automatismes ou les pulsions difficilement contrôlables en temps ordinaire.

Grâce au *prânâyâma** (exercice de respiration favorisant la circulation de l'énergie) et à l'approche de *dhâranâ** (concentration) et bien qu'il faille pratiquer « sans but et sans profit », les conséquences de la méditation sont nombreuses :

- *le retour au centre grâce à la posture immobile et aux exercices respiratoires,*
- *la conscience de la verticalité de la colonne vertébrale qui favorise l'amplitude de l'espace respiratoire, induit une attitude psychologique positive et permet une meilleure circulation de l'énergie,*
- *l'acquisition d'un mode de vie « sattvique* », équilibré, savoureux et joyeux,*
- *la découverte du bien-être dans un corps plus habité, plus conscient, moins tendu.*

Par la pratique de la méditation, nous dit *Patanjali** (dans ses *Yoga-sutra**), nous pouvons abandonner les *klesha**, c'est-à-dire les obstacles à notre réalisation, ce qui cause notre peine, notre affliction. C'est la pratique de la méditation qui supprime également l'état d'aveuglement (*avidyâ**), d'ignorance, dans lequel nous font vivre notre épaisseur d'inhibition (la somme de nos blocages physiologiques ou psychologiques), d'incohérence, notre cuirasse caractérielle, qui nous emprisonnent et nous enchaînent.

Par la méditation, nous pouvons ralentir les tourbillons du mental (*vritti**) puis le contrôler afin de rendre notre esprit plus clair, notre vision plus juste, en devenant le spectateur conscient de nos actes.

Nous sommes dans un état de témoin permanent de l'activité de notre esprit qui habituellement est tourné vers l'extérieur. Grâce à l'entraînement, aux exercices de concentration, de respiration rythmée, l'adepte va, au contraire, tourner son regard à l'intérieur de lui-même. Cependant, cet examen ne l'empêche nullement de s'enraciner dans la réalité concrète, matérielle, d'être dans le monde. Car le méditant est un homme comme les autres, excepté qu'il maîtrise ses sens et qu'il est dégagé de leur emprise. Ce détachement le rend ainsi libre de toutes servitudes.

Enfin, la méditation permet de vivre ici et maintenant. C'est chaque jour que l'être humain a à naître, et au cœur même de l'ascèse, il doit conserver la spontanéité de la fête, éclairée par sa lumière intérieure à la fois amour et feu.

EXEMPLES DE SÉANCES PREPARÉES

Une séance pour débutant

1 - Temps de concentration ou de détente.

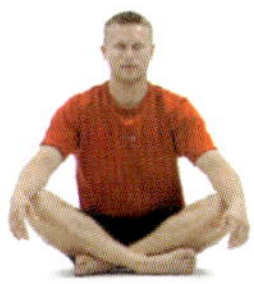
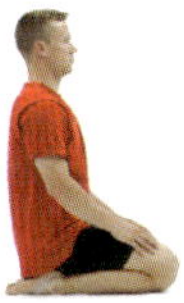
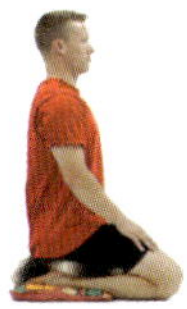
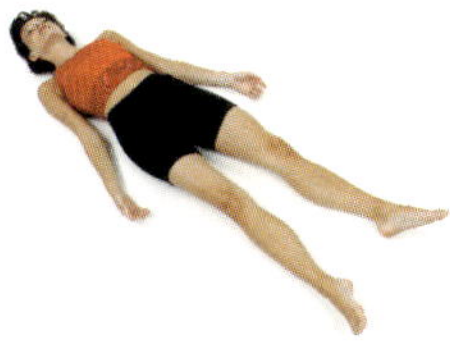

2 - Apprentissage des enchaînements (voir page 185)

3 - Apprentissage des postures de base, amenées progressivement grâce aux nombreuses variantes et aux adaptations si besoin :

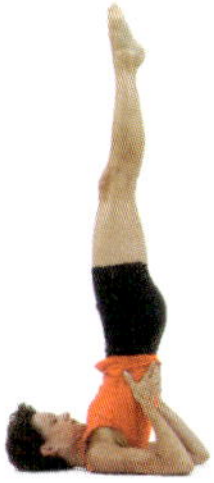
Page 140

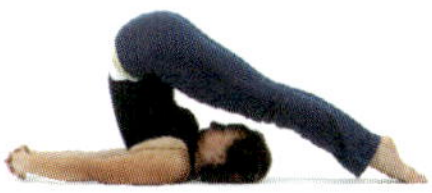
Page 143

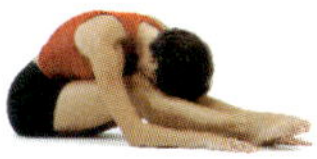
Page 110

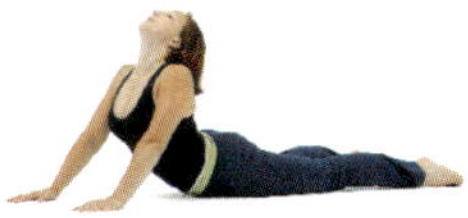
Page 118

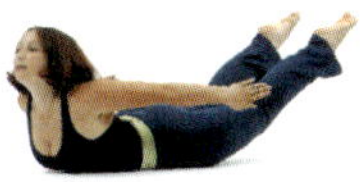
Page 123

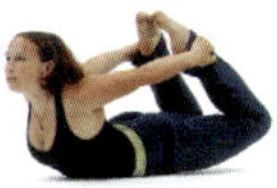
Page 120

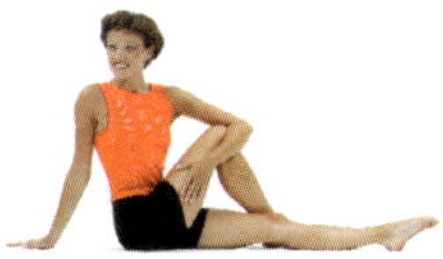
Page 135

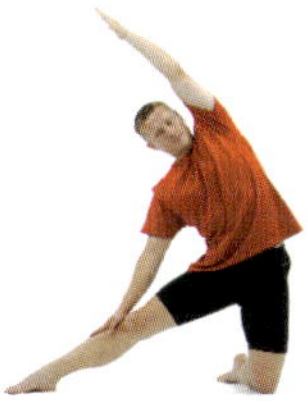
Page 133

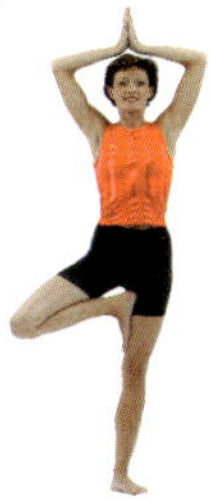
Page 149

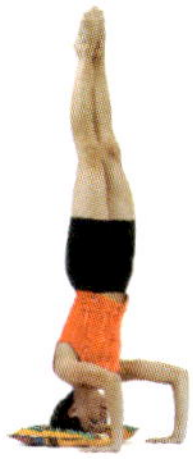
Page 146

4 - *Uddyâna* et/ou *nauli* page 222.

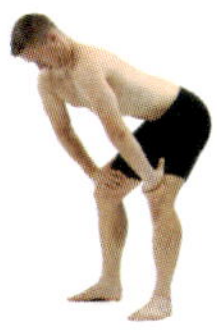

5 - Prise de conscience des trois étages respiratoires page 94.

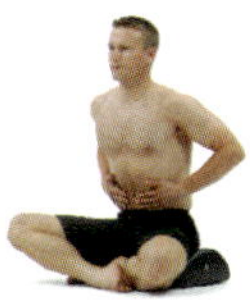
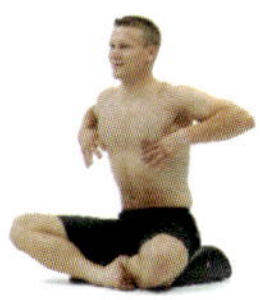
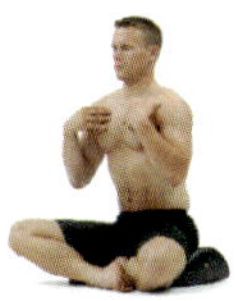

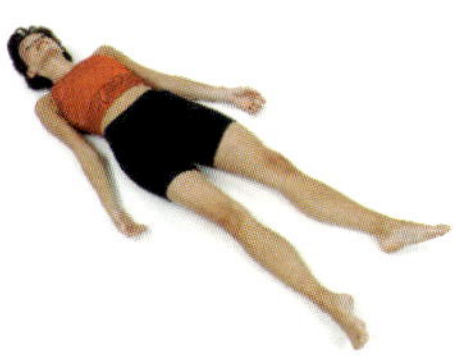

6 - Relaxation page 106.

Une séance pour non-débutant

1 -

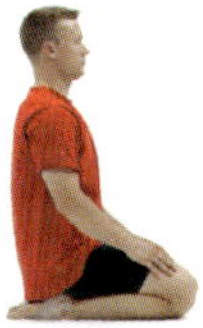

ou

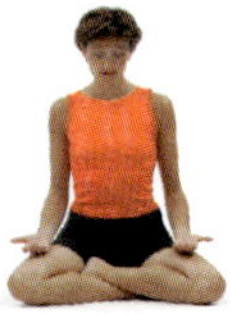

2 - Pratique des deux enchaînements page 185.

3 -

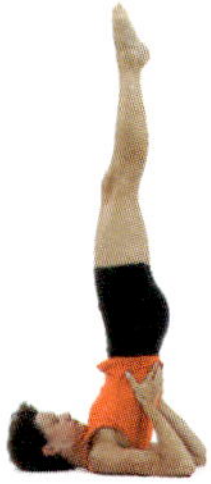

+

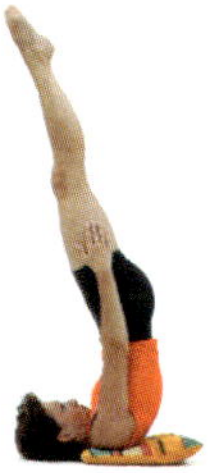

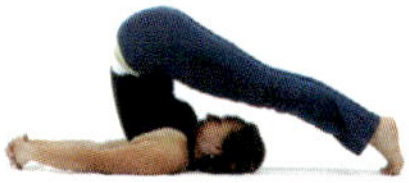

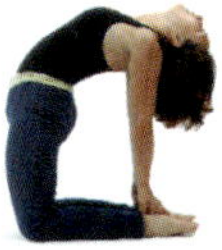

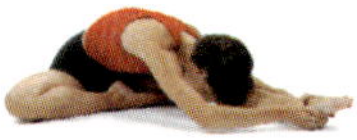

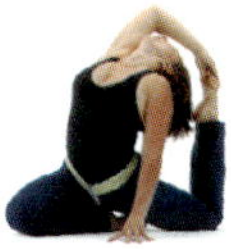

+ préparation et
variantes si besoins

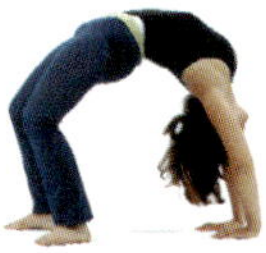

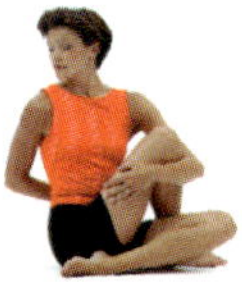

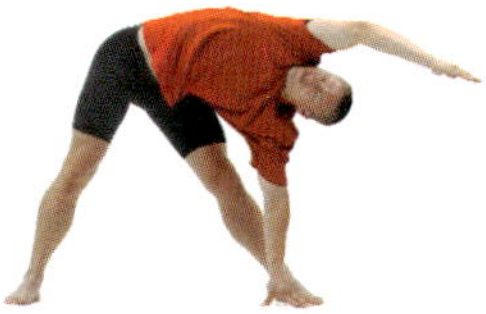

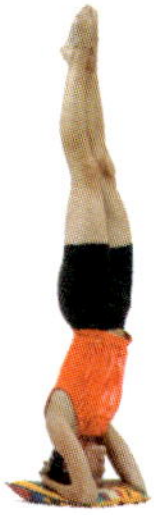

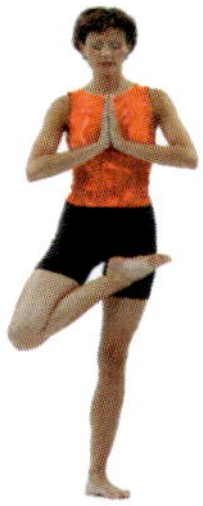

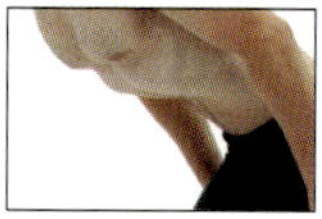

4 - Page 222.

5 - Prânâyâma page 203.

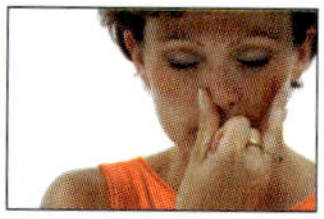

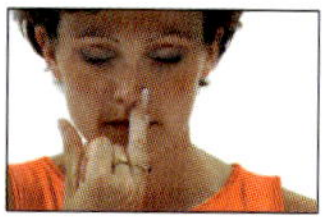

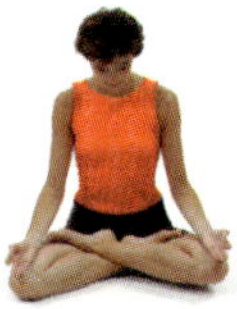

6 - Méditation (concentration poussée).

Pour débutant , la « posture au sommet ».
Exemple de posture au sommet : *Paschimatânâsana* page 110.

1 - Posture assise ou de relaxation + visualisation de la posture au sommet.

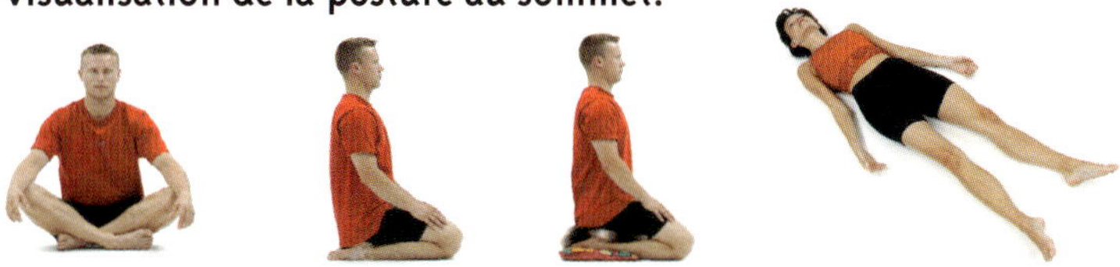

2 - Préparation.

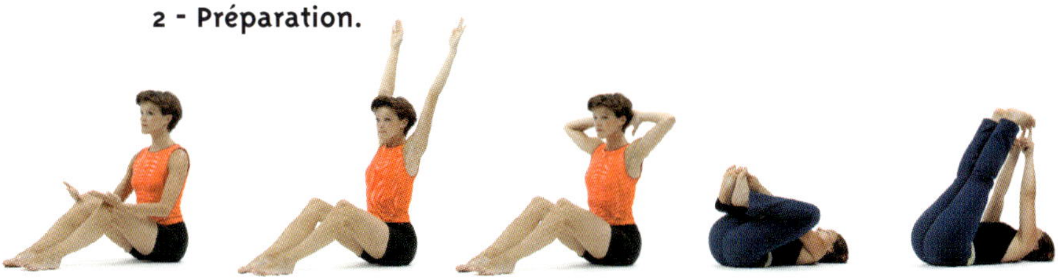

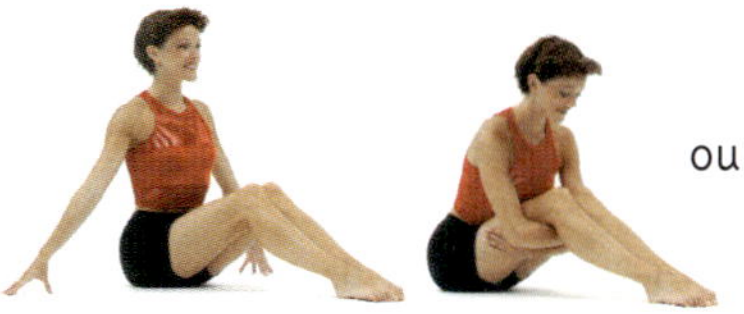

ou

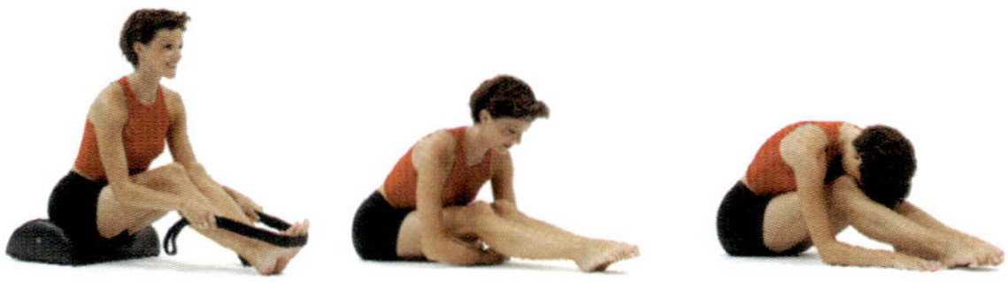

3 - Posture au sommet.

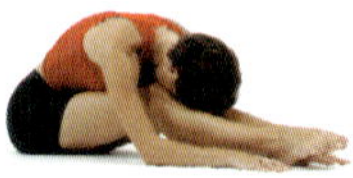

4 - Retour.

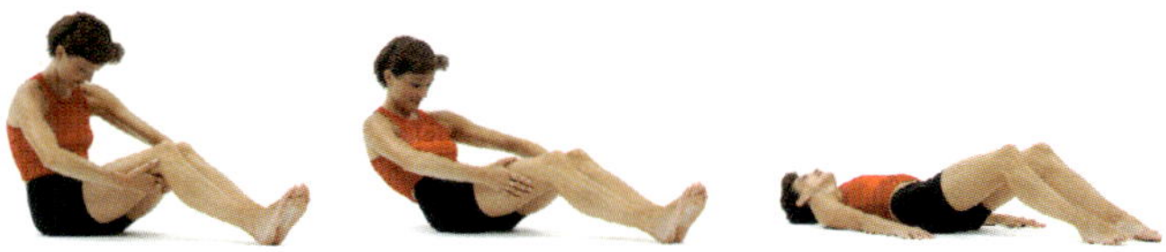

Exemple de posture au sommet : *Paschimatânasana* (suite)

5 -

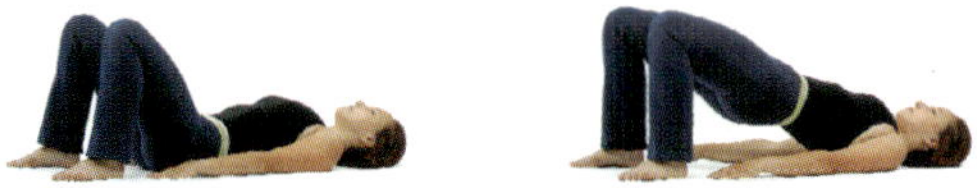

6 -

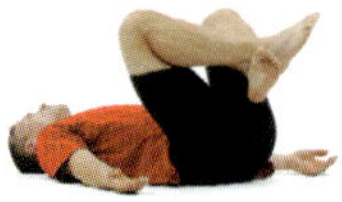

7 -

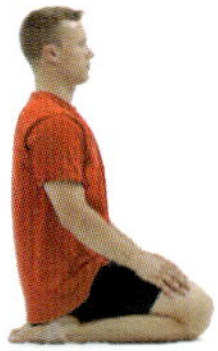

ou

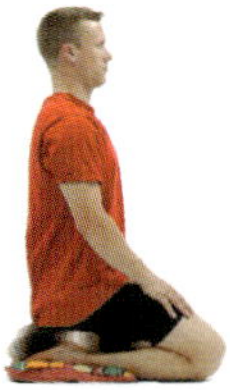

8 -

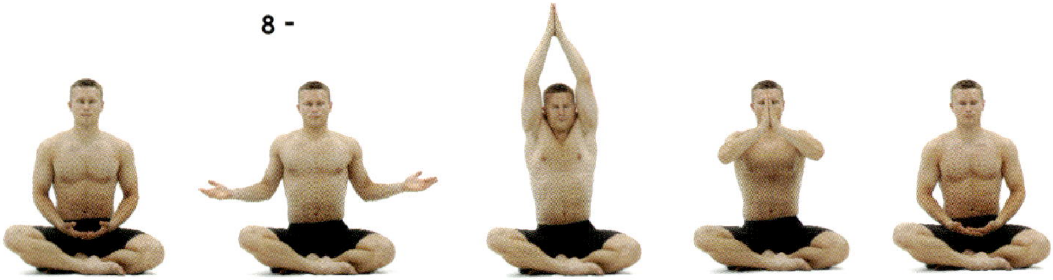

9 -

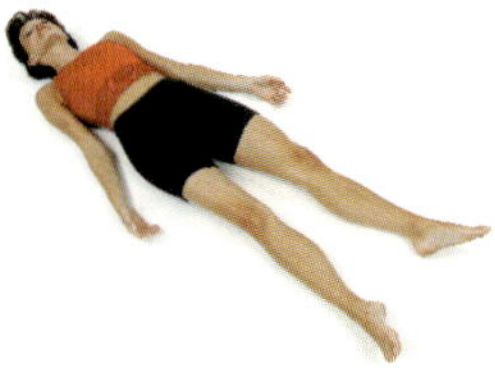

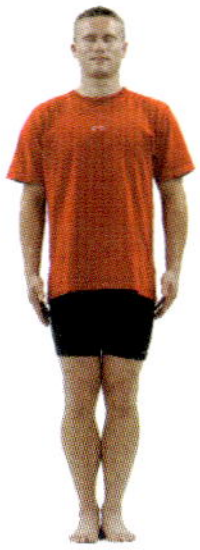

Pour non-débutant : la « posture au sommet ».
Exemple de posture au sommet : *Vrksasana*, page 148.

1 - Visualisation de la posture.

2 - Préparation du dos.

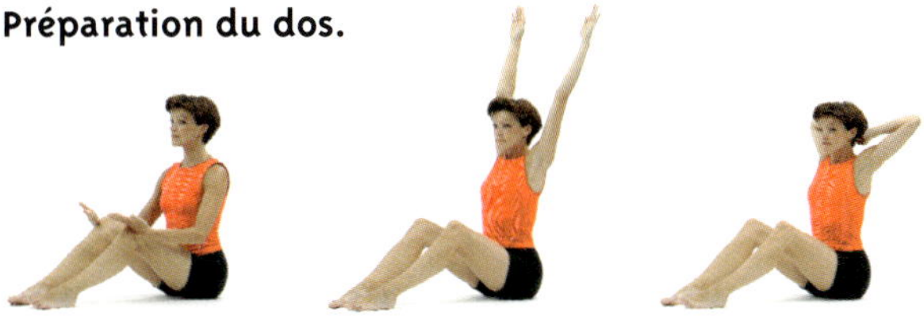

3 - Préparation des hanches.

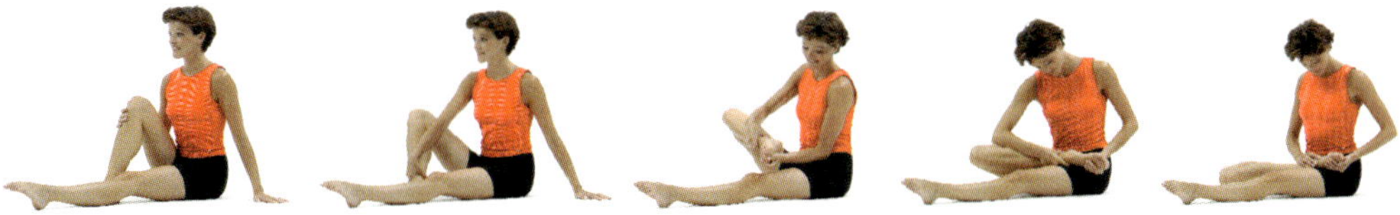

4 - La posture au sommet.

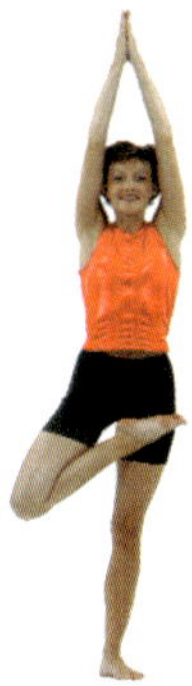

ou

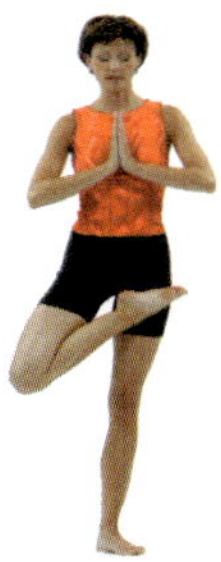

ou

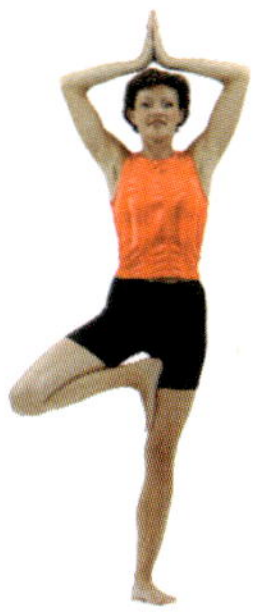

5 - Pour augmenter la concentration.

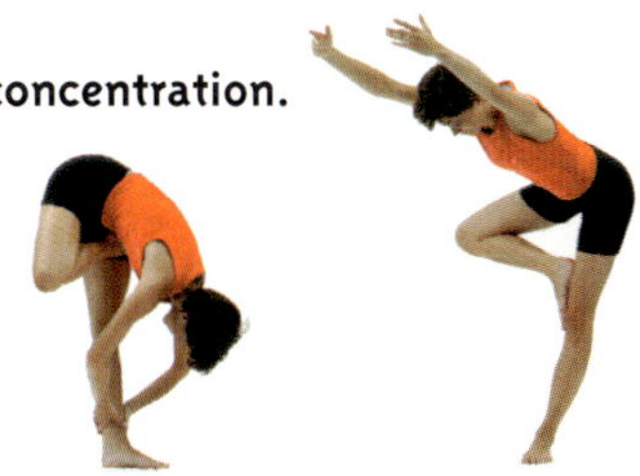

Exemple de posture au sommet : *Vrksasana* (suite).

6 - Étirement et détente du dos.

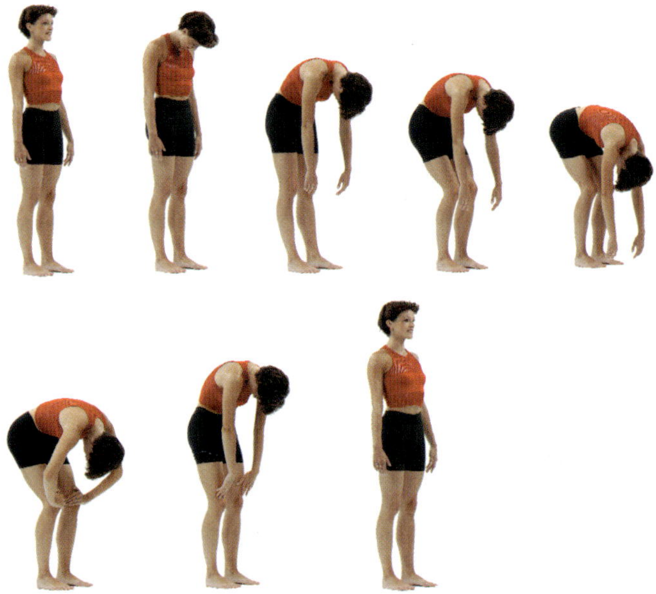

7 - *Prânâyâma.*

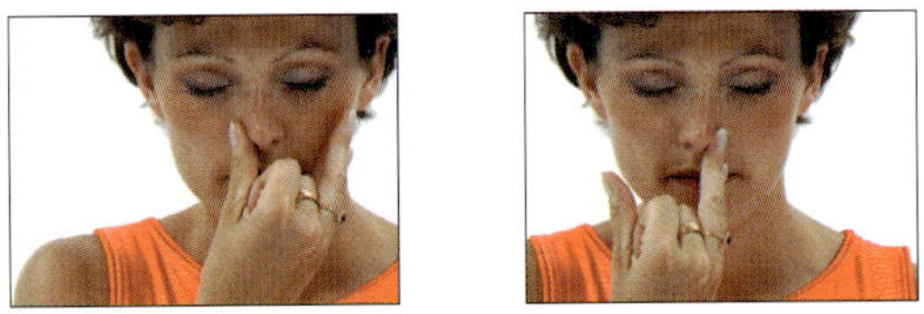

8 - Méditation.

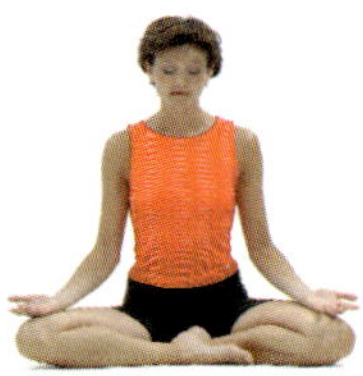

Bibliographie

TEXTES FONDAMENTAUX

- Les *Yoga-Sûtra de Patanjali*, Ed. Courrier du Livre.
- *Hatha-yoga pratipika*, Tara Michaël, Ed. Fayard.
- *La Bhagavad Gita*, Shri Aurobindo, Ed. Albin Michel.
- *Trois Upanishads*, Shri Aurobindo, Ed. Albin Michel.
- *Les Upanishads du yoga*, Jean Varenne, Ed. Gallimard.
- *La Bhagavad Gita*, Swami Sivananda, Ed. Centenaire.
- *Yoga-Sûtra de Patanjali*, T.K.V. Desikachar, Ed. du Rocher.
- *Le secret du Veda*, Shri Aurobindo, Ed. Fayard.
- *Six Upanishads majeurs* traduits par Lebail, Ed. Le Courrier du Livre.
- *La Bhagavad Gita* traduite par Kamensky, Ed. Le Courrier du Livre.

ANATOMIE – PHYSIOLOGIE

- *Préparation au BEES, Tome 1 – Les bases physiologiques de l'entraînement*, Ed. Amphora.
- *Précis d'anatomie et de physiologie humaine*, M. Lacombe, Ed. Lamarre-Poinat.
- *Physiologie respiratoire*, John B. West, Ed. Maloine.
- *L'anatomie par le mouvement*, Blandine Germain Calais, Ed. Deriès 1990.
- *Le corps humain*, A. Faller, Ed. Doin.

PRATIQUE DU YOGA

- *J'apprends le yoga. Je perfectionne mon yoga. Prânâyâma, dynamique du souffle. Ma séance du yoga*, 4 volumes d'André Van Lysebeth, Ed. Flammarion.
- *Yoga dipika (lumière sur le yoga) et Prânâyâma dipika (lumière sur le prânâyâma)*, 2 volumes de B.K.S. Iyengar, Ed. Buchet-Chastel.
- *Yoga Nidra*, Satyananda, Ed. II, cité Trévise, Paris.
- *Yoga à deux et massages relaxants*, J Choque, Ed. Corlet.
- *Etude et pratique du yoga* par Lucien Ferrer, 4 volumes, Ed. Le Courrier du Livre.
- *Les chakras*, Michel Coquet, Ed. Dervy-Livres.
- *Méditer, pourquoi, comment*, Durckheim, Ed. Fondation Savart.
- *Guide pratique de Hatha-Yoga*, Yvonne Millerand, Ed. Calmann-Lévy.

- *Gymnastique évolutive*, Nil Hahoutoff, Ed. Le Courrier du Livre.
- *Yoga pour futures mamans*, J. Choque, Ed. Albin Michel.
- *Yoga et expression corporelle pour enfants et adolescents*, J. Choque, Ed. Albin Michel.
- *Yoga et 3e âge*, J. Choque, Ed. Albin Michel.
- *Sports et yoga*, J. Choque, Ed. Albin Michel.
- *Yoga, santé et vie quotidienne*, J. Choque, Ed. Tarradou.
- *Les yogas pratiques* (Karma, Bhakti, Râja), Swami Vivekananda, Ed. Albin Michel.
- *La pratique de la méditation*, Swami Sivananda, Ed. Albin Michel.
- *La pratique du yoga intégral*, Shri Aurobindo, Ed. Albin Michel.
- *Yoga, entretiens sur la théorie et la pratique*, T.K.V. Desikachar, U.E.F.N.Y.
- *Le Hatha-Yoga*, Eva Ruchpaul, Livre de Poche Denoël.
- *Hatha-Yoga intégral*, Satchitananda, Ed. Le Courrier du Livre.
- *Pratique des poses renversées*, La Maya, Ed. Dangles.
- *Manuel de yoga*, Roger Clerc, Ed. Le Courrier du Livre.
- *Yoga de l'énergie*, Roger Clerc, Ed. Le Courrier du Livre.
- *Swara Yoga*, Satyanandra, Ed. Satyanandashram.
- *Pratique du yoga intégral*, Jo Bianchi, Ed. Maloine.
- *Théorie et pratique du Mandala*, Giuseppe Tucci, Ed. Fayard.
- *Le yoga de la verticalité*, Yogi Khane, Ed. Dervy.
- *La méditation pour tous*, J. Choque, Ed. Grancher.

POINTS DE VUE SUR LE YOGA : L'ÉVEIL INTÉRIEUR

- *Le yoga*, Mircea Eliade, Ed. Payot.
- *Technique du yoga*, Mircea Eliade, Ed. Gallimard.
- *Jnana yoga*, Vivekananda, Ed. Albin Michel.
- *Le guide du yoga*, Shri Aurobindo, Ed. Albin Michel.
- *La puissance du serpent*, Arthur Avalon, Ed. Dervy-Livres.
- *Milarepa* traduit par J. Bacot, Ed. Fayard.
- *Narayana* traduit par Jaimouny, Ed. Jérôme Martineau.
- *Sâdhanâ*, Rabindranâh Tagore, Ed. Albin Michel.
- *Spiritualité hindoue*, Jean Herbert, Ed. Albin Michel.
- *L'enseignement de Ramakrishna*, Jean Herbert, Ed. Albin Michel.

- *Le livre des secrets*, Bhagwan Shree Rajneesh, Ed. Albin Michel.
- *L'esprit guide*, entretiens avec K. Graf Durckheim, Ed. Albin Michel.
- *Le désert intérieur*, Marie-Madeleine Davy, Ed. Albin Michel.
- *La science du yoga*, commentaires sur les Yoga-Sûtra, Taimini, Ed. Adyar.
- *Yoga, porte de la sagesse*, John Blofeld, Ed. Dervy-Livres.
- *La conscience énergie*, Thérèse Brosse, Ed. Présence.
- *Yoga, méthode de réintégration*, Alain Danielou, Ed. de l'Arche.
- *Introduction aux voies du yoga*, Tara Michaël, Ed. du Rocher.
- *Corps subtil et corps causal*, Tara Michaël, Ed. Le Courrier du Livre.
- *Le yoga de la tradition hindoue*, J. Varenne, Ed. Retz.
- *Le yoga tibétain et les doctrines secrètes*, Evans Wentz, Ed. Maisonneuve.
- *Autobiographie d'un yogi*, Yogananda, Ed. Adyar.
- *Histoire de l'Inde*, Alain Danielou, Ed. Fayard.
- *Henri Le Saux,* Marie-Madeleine Davy, Ed. du Cerf.
- *Le yoga de la puissance*, Charles Antoni, Ed. Epi.
- *Yoga et ésotérisme*, Denis Boyes, Ed. Epi.
- *Yoga et destin de l'homme*, Nils Daum, Ed. Epi.
- *Le yoga et les femmes*, Monique Dupuis et Henriette Martin, Ed. M.A.
- *Yoga, de l'angoisse à l'extase*, Y. Drenikoff, Ed. Epi.
- *Le yoga, un art de vivre heureux*, Maude Forget, Ed. Chancerel.
- *Yoga, clé de Dieu, clé du monde*, La Maya, Ed. Dangles.
- *Attention, le yoga peut être dangereux pour vous*, Noëlle Perez Christiaens, Ed. Institut de yoga Iyengar.
- *Les hauts pouvoirs psychiques par la pratique du yoga*, Jean Varagnat, Ed. Dangles.
- *Yoga, troubles et handicaps*, Charles Wattelle, Ed. Epi.
- *Confiance en soi par le yoga*, Yesudian, Ed. du Signal.
- *Itinéraire vers l'harmonie*, Mathieu, Ed. L'Or du Temps.
- *De l'arbre de vie au schéma corporel,* A. de Souzenelle, Ed. Dangles.
- *Hara*, K.G. Durckheim, Ed. Le Courrier du Livre.
- *La voie du yoga*, Jean Papin, Ed. Dervy-Livres.
- *Raja Yoga*, Yesudian et Haich, Ed. du Signal, Lausanne.
- *Le yoga et l'homme d'Occident*, Maurice Maupilier, Ed. du Seuil.

- *Patanjali et le yoga*, Mircea Eliade, Ed. du Seuil.
- *La rencontre de l'hindouisme et du christianisme*, H. Le Saux, Ed. du Seuil.
- *Sois ce que tu es*, J. Klein, Ed. Le Courrier du Livre.
- *Qui est ton Maître ?* G. et J. Monod-Herzen, Ed. Le Courrier du Livre.
- *Yoga, la règle du jeu*, Gérard Blitz, U.E.F.N.Y.
- *La science spirituelle du Kriya Yoga*, Goswami Kriyananda, Ed. Arista.
- *Le yoga tantrique*, Julius Evola, Ed. Fayard.
- *Kundalini*, Pandit Gopi Krishna, Ed. Le Courrier du Livre.
- *De la connaissance de soi au seuil du silence*, Krishnamurti, Ed. Le Courrier du Livre.
- *Yoga et sagesse*, Hamsananda Sarasvati, Ed. Albin Michel.
- *Le maître spirituel et le disciple*, Hamsananda Sarasvati, Ed. Albin Michel.
- *Le yoga des pharaons*, Yogi Khane, Ed. Dervy-Livres.
- *Ashrams, les grands maîtres de l'Inde*, Arnaud Desjardin, Ed. Albin Michel.
- *L'enseignement du Dalaï-Lama*, Ed. Albin Michel.
- *La vacance*, Bruno Solt, entretiens avec Gérard Blitz, Ed. Dervy-Livres.

BIBLIOGRAPHIE DE C. KERNEIZ
(précurseur de l'enseignement du Hatha-Yoga en France)

- *Yoga for the West*, Rieder and Co, London, 1933.
- *Le yoga de l'Occident*, Adyar, Paris, 1934.
- *La leçon des évènements*, Adyar, Paris, 1935.
- *Terre et cosmos*, Adyar, Paris, 1936.

Aux Editions Tallandier, Paris :

- *Le Hatha-Yoga*, 1936.
- *Le vrai visage de l'astrologie*, 1937 et 1948.
- *Le Karma Yoga ou l'action dans la vie selon la sagesse hindoue*, 1939.
- *Le Hatha-Vidhya*, le monde et l'homme, 1945.
- *Santé et bonheur par le Hatha-Yoga*, 1945.

- *Activités et repos, leurs lois selon le Hatha-Yoga*, 1945.
- *Les âsanas, gymnastique immobile du Hatha-Yoga*, 1946.
- *Le moteur humain, comment l'alimenter*, 1946.
- *Prânâyâma, la science de la respiration*, 1946.
- *Yama, Nyama, technique de la vie*, 1946.
- *Amour et sexualité, un grand problème*, 1946.
- *La maîtrise du corps, santé, jeunesse, longévité*, 1946.
- *Pratyâhâra, la maîtrise de la pensée*, 1946.
- *Dhyâna Yoga, la maîtrise de la volonté*, 1946.
- *Dharma-Yoga, l'homme dans la cité*, 1946.
- *Le bonheur libre, buts et moyens de la destinée humaine*, 1947.
- *La relaxation à la lumière du Yoga*, 1973.
- *Le Yoga*, 1973.
- *Postures et respirations du Yoga*, 1973.
- *Karma Yoga*, 1973

DISCIPLINES COMPLÉMENTAIRES

- *Guide pratique d'expression corporelle – mime et de jeux théâtraux*, J. Choque, Ed. Ellebore.
- *L'eutonie*, Gerda Alexander, Ed. du Scarabée.
- *La pratique du Zen*, Taisen Deshimaru, Ed. Albin Michel.
- *Zen et Arts martiaux*, Taisen Deshimaru, Ed. Albin Michel.
- *La Tai-chi-chuan*, James Kou, Ed. F.F.T.C.C.
- *Zen et vie quotidienne*, Taisen Deshimaru, Ed. Albin Michel.
- *Questions à un maître Zen*, Taisen Deshimaru, Ed. Albin Michel.
- *L'école de la respiration*, Itsuo Tsuda, Ed. Le Courrier du Livre.
- *Techniques de méditation*, Marc de Smedt, Ed. Albin Michel.
- *Do-in*, J. Rofidal, Ed. du Signal.
- *Le Shiatsu aux pieds nus*, Yamamoto, Ed. de la Maisnie.
- *De la relaxation au stretching*, Michel Roy, Ed. Ellebore.
- *Savoir relaxer pour combattre le stress*, Jacobson, Ed. de l'Homme.
- *Le training autogène*, J.-H. Schultz, Ed. P.U.F.
- *Traité de sophrologie*, J.-P. Hubert, Ed. Le Courrier du Livre.
- *La sophrologie*, J.-P. Hubert, Ed. Ellebore.
- *Zen, tao et nirvana*, Thomas Merton, Ed. Fayard.

- *L'aventure de la sophrologie*, A. Caycedo, Ed. Retz.
- *La musicothérapie*, Jost Ghilhot-Lecourt, Ed. E.S.F.
- *Tai-chi-chuan et taoïsme*, J.-J. Sapin, Ed. Ellebore.
- *Travail corporel en training autogène*, M. Brioul, Ed. Ellebore.
- *Le do-in*, J.-L. Abrassart, Ed. Ellebore.
- *Le do-in*, J.-B. Rischi, Ed. Convergence.
- *Shiatsu*, Clara Truchot , Ed. Le Courrier du Livre.
- *L'ABC de la Relaxation*, J. Choque, Ed. Jacques Grancher.
- *Concentration et relaxation pour les enfants*, J. Choque, Ed. Albin Michel.
- *Massages pour les bébés et les enfants*, J. Choque, Ed. Albin Michel.

DICTIONNAIRES

- *Dictionnaire des APS*, Ed. Amphora.
- *Vocabulaire de l'hindouisme,* J. Herbert et J. Varenne, Ed. Dervy-Livres.
- *Dictionnaire des symboles*, J. Chevalier et A. Gheerbrant, Ed. Laffont-Jupiter.
- *Dictionnaire des synonymes*, Ed. Larousse.

Lexique

Abhinivesha : instinct de conservation qui crée la peur de la mort et celle de la souffrance.
Âjnâ : autorité, commandement, maîtrise.
Akâsha : le ciel lumineux, l'éther. L'espace et la lumière dans le corps subtil.
Ananda : bonheur, joie spirituelle, félicité, béatitude.
Anga : partie, membre.
Antar : préfixe marquant l'intériorité.
Arjuna : dans la *Bhagavad-Gîtâ*, nom du prince à qui Krishna enseigne le Karma-yoga.
Âsana : posture de yoga. Troisième membre (ou pilier, partie) du hatha-yoga tel qu'il a été décrit dans les Yoga-Sûtra de Patanjali.
Asmitâ : conscience de l'individualité.
Ashtânga-yoga : yoga en huit parties,membres (voir p. 30).
Âtman : principe essentiel à partir duquel s'organise tout être vivant.
Avidyâ : ignorance (en particulier dans le domaine spirituel).
Âyâma (ou â-yâma) : maîtrise, contrôle, retenue.
Bandha : contraction musculaire dans certaines postures de yoga.
Bhakti-yoga : yoga de la dévotion du culte, de l'union avec toute existence par l'amour.
Bouddha : la racine sanskrite Budh signifie l'éveil et bouddha, l'éveillé. Le Bouddha historique vécut il y a 2 500 ans. Nous avons tous au fond de nous la nature de Bouddha.
Brahmâ : l'Être suprême, le Créateur. La première déité de la Trinité hindoue.
Brahman : le Sacré, l'Absolu, la cause de l'univers.
Chakra (ou cakra) : roue de char, cercle, disque. Centre d'énergie à la croisée des trois canaux principaux dans lesquels elle circule. On énumère sept principaux chakras.
Chid-âkâsha : espace mental ; substance subtile du mental pouvant être perçue à l'intérieur de l'espace frontal, les yeux fermés.
Chit : faculté de percevoir le réel.
Chitta : l'esprit humain en tant que réserve d'émotions, de mémoires et de constructions rationnelles.
Deshimaru Taïsen : maître de zen (né au Japon en 1914). Il est le

fondateur d'une école zen à Paris et fut responsable d'enseignement en Europe et en Afrique.

Dhâranâ : concentration extrême sur un point précis. Sixième membre (ou pilier) du yoga mentionné par Patanjali.

Dharma : ordre universel cosmique. Loi éternelle.

Dhauti : méthode de nettoyage (estomac, œsophage).

Dhyâna : méditation profonde. Septième membre du yoga mentionné par Patanjali.

Ekagratâ : fait de rassembler toutes ses facultés mentales sur un objet.

Guna : mode d'existence dans la nature (voir les trois modes : sattva, rajas, tamas).

Guru (ou gourou) : maître spirituel, guide. Celui qui fait passer de l'ombre à la lumière spirituelle.

Hara : dans la tradition japonaise, centre de l'énergie, de l'activité au niveau des intestins, qui se développe grâce à la pratique de la méditation zen et aux arts martiaux.

Hatha-yoga : « ha », le soleil, « tha », la lune. Discipline dont l'objectif est d'équilibrer l'écoulement de l'énergie solaire et de l'énergie lunaire dans l'organisme grâce à des postures (âsana) et un contrôle rythmique de la respiration (prânâyâma).

Idâ : canal destiné au passage de l'énergie lunaire (narine gauche).

Îshvara : Être suprême, Dieu.

Îshvara-pranidhâna : toutes les œuvres, les actions sont offertes au Seigneur (l'un des cinq niyama).

Japa : prière que l'on répète. Litanie.

Japa-yoga : répétition d'une prière ou d'un mantra donné par un guru.

Jnâna-yoga : yoga dans lequel la raison joue un rôle prépondérant afin de différencier la vérité des apparences.

Kapâlabhâti : procédé de purification des sinus.

Karma (ou Karman) : action, travail, activité. Conséquences des actes.

Karma-yoga : yoga dans lequel l'action joue un rôle prépondérant.

Kathopanishad : l'une des principales Upanishads, écrite en vers

(dialogue entre le chercheur Naciketâ et le dieu des morts, Yama.)
Klesha : souffrance, angoisse.
Krishna : huitième avatar de Vishnou.
Kriyâ : cérémonie, rite expiatoire, procédé de purification.
Kumbhakâ : rétention du souffle en fin d'inspiration ou d'expiration.
Kundalinî : force ou énergie symbolisée par un serpent lové à la base de la colonne vertébrale.
Laya-yoga : yoga de la dévotion, de l'adoration.
Mahâ : grand, puissant, élevé, noble.
Maharshi : grand sage.
Mahâtmâ : grande âme.
Manas : faculté intérieure de perception, d'attention, de sélection. Intellect.
Mandala : toute figure géométrique apparentée au cercle.
Mantra : brève formule sacrée d'invocation (voir *Japa*).
Mauna : silence.
Mâyâ : puissance cosmique grâce à laquelle l'univers se manifeste et s'organise. Illusion.
Moksha : libération, délivrance, émancipation des liens du Karma, du cycle des naissances successives (synonyme de Mukti) ; salut.
Mudrâ : sceau, signe. En yoga, geste significatif destiné à maîtriser les puissances du corps subtil.
Mûla-bandha : exercice de contraction des sphincters de l'anus.
Nâdî : canal du corps subtil dans lequel s'écoule l'énergie.
Nâdî-shodhana : purification des nâdî.
Neti : exercice yogique consistant à nettoyer les cavités nasales.
Nidrâ : sommeil.
Nirodha : réfrènement, suppression, maîtrise.
Nirvâna : extinction du moi individuel pour s'immerger dans l'existence infinie.
Niyama : disciplines psychologiques positives qui visent à mettre le yogî en conditions favorables pour un progrès spirituel (hygiène de vie, étude de soi, contentement...). Deuxième membre (ou pilier) du yoga tel qu'il a été décrit dans les Yoga-Sûtra de Patanjali.
Pada : pied.

Patanjali : auteur (IVe siècle avant J.-C.) des Yoga-Sûtra.
Pingalâ : canal destiné au passage de l'énergie solaire (narine droite).
Prakriti : puissance créatrice, source originelle du monde manifesté.
Prâna : souffle vital, force de vie, énergie cosmique, fluide qui se manifeste dans tout l'univers.
Prânâyâma : contrôle rythmique de la respiration. Quatrième stade, membre (ou pilier) du yoga selon Patanjali.
Pratyâhâra : retrait des sens et émancipation de l'esprit de leur domination. Cinquième membre du yoga selon Patanjali
Purusha : le Seigneur, le Brahman.
Râja : un roi, un gouverneur.
Rajas : l'un des trois gunas qui se caractérise par le désir, la passion et l'action.
Râja-yoga : yoga « royal » axé essentiellement sur la méditation.
Rishi : sage qui a la vision directe de la vérité.
Sâdhaka : celui qui pratique un yoga.
Sâdhanâ : pratique d'une discipline spirituelle, quête.
Samâdhi : état de supra conscience dans lequel le disciple ne fait plus qu'un avec l'univers. Huitième et dernier membre du yoga selon Patanjali.
Samsâra : rondes des naissances et des morts, réincarnations successives.
Sankalpa : résolution mentale, détermination, pensées volontaires.
Sat : ce qui est vrai, réel.
Satori : mot japonais équivalent au sanskrit samâdhi.
Sattva : l'un des trois gunas qui se caractérise par l'harmonie, l'équilibre, la sincérité.
Savâsana : littéralement, posture du cadavre. Synonyme de relaxation. S'écrit parfois Shavâsana.
Shakti : puissance, force, énergie cosmique manifestée.
Shânti : paix.
Shishya : disciple.
Shiva : l'un des trois visages de la Trimûrti.
Shodhana : procédés yogiques de nettoyage du corps. Purification.

Shrî : formule de respect (Seigneur, Monsieur).
Siddha : qui possède des pouvoirs (siddhi).
Siddhâsana : la pose parfaite.
Siddhi : perfection yogique. Pouvoir supra normal.
Sthira : ferme, solide, stable, déterminé.
Sthiti : stabilité.
Sukha : joie, bonheur, plaisir, ouverture.
Sûrya namaskâra : salutation au soleil.
Sushumnâ : canal (nâdî) situé au centre de la moelle épinière le long duquel s'élève la kundalinî.
Sûtra : aphorisme (maxime énoncée en peu de mots).
Svâdhyâya : réflexion sur les Écritures Sacrées.
Swâmî : moine hindou.
Tamas : l'un des trois gunas qui se caractérise par l'obscurité, l'inertie, la lourdeur, l'ignorance (en particulier spirituelle).
Tapas : effort ardent, fervent, impliquant autodiscipline et austérité.
Trâtak (ou trâtaka) : exercice yogique qui consiste à fixer du regard un point précis pendant un certain temps, sans cligner des yeux.
Trimûrti : les trois visages d'Ishvara *:* Brahmâ, Vishnou, Shiva.
Uddiyâna-bandha *:* exercice yogique de soulèvement du diaphragme, poumons vides.
Ujjâyî : type de prânâyâma, exercice respiratoire consistant à ralentir le passage de l'air vers les poumons.
Vibhûti : déploiement, puissance divine, manifestations ; apparition d'une siddhi (force supra normale) dans la pratique d'un yoga.
Vikalpa : discrimination ; différenciation, idée fausse.
Vritti : état mental, manière d'être, façon d'agir.
Yama : comportement dans la vie, discipline (vérité, honnêteté, non violence...). Maîtrise des forces obscures, négatives. Premier membre du yoga selon Patanjali.
Yantra : figure géométrique tracée matériellement ou mentalement afin de maîtriser le mental et les forces cosmiques.
Yoga : action d'atteler, de joindre (dérivé de la racine « jug »). Discipline spirituelle utilisant une méthode, des techniques, afin d'unir l'être humain au Suprême (Dieu) et de devenir un être libéré, « éveillé ».

Yoga-mudrâ : tout geste utilisé en yoga en complément d'une posture donnée. Posture qui « verrouille », qui « scelle ».
Yoga-nidrâ : yoga du sommeil « éveillé », le corps est en repos complet, comme lors du sommeil, mais l'esprit est pleinement conscient.
Yoga-sûtra : texte de référence du yoga composé de 185 aphorismes attribué à Patanjali.
Yogî (ou yogin, au féminin : yoginî) : personne qui pratique le yoga et qui est parvenue à un haut niveau de réalisation spirituelle.
Za zen : (terme japonais) fait de s'installer dans la posture de méditation et de pratiquer.
Zen : (terme japonais, dhyâna en sanskrit) concentration, méditation profonde, sans objet, en silence pour réaliser l'état de Bouddha.